国家示范性高职院校建设项目成果

烹饪营养与卫生

主　编　杨　霞

副主编　彭志宏

参　编　张静雯　李亚欣　胡二坤

主　审　王亚伟

机 械 工 业 出 版 社

本书根据高职高专烹饪专业、食品专业和餐饮管理专业的人才培养方案、课程设置及教学大纲的要求进行编写，以“营养为本，烹饪为用”为理念，形成了自身的理论架构、体系和特色：从形式上，注重对学生综合职业能力和岗位实践能力的培养；从内容上，能够更好地与烹饪、食品和餐饮服务等行业的生产、加工、销售及服务过程相联系，使本书的体系更完整、更科学；从方法上，更加注重基础知识、拓展知识和技能应用，具有很强的可操作性。

本书可作为高职高专烹饪专业、食品专业和餐饮管理专业的配套教材，也可作为中等职业学校烹饪专业、餐饮管理专业及相关专业人员自学和培训用书。

为方便教学，本书配备了电子课件等教学资源。凡选用本书作为教材的教师均可登录机械工业出版社教材服务网 www.cmpedu.com 免费下载。如有问题请致信 cmpgaozhi@sina.com，或致电 010-88379375 联系营销人员。

图书在版编目（CIP）数据

烹饪营养与卫生/杨霞主编. —北京：机械工业出版社，2011.2（2022.5 重印）

河南职业技术学院 国家示范性高职院校建设项目成果

ISBN 978-7-111-33393-7

Ⅰ. ①烹… Ⅱ. ①杨… Ⅲ. ①烹饪—营养卫生—高等学校：技术学校—教材 Ⅳ. ①R154

中国版本图书馆 CIP 数据核字（2011）第 020287 号

机械工业出版社（北京市百万庄大街 22 号 邮政编码 100037）

策划编辑：徐春涛 责任编辑：孔文梅 徐春涛 刘 静

封面设计：张 静

责任印制：单爱军

北京虎彩文化传播有限公司印刷

2022 年 5 月第 1 版 • 第 11 次印刷

184mm×260mm • 15.25 印张 • 376 千字

标准书号：ISBN 978-7-111-33393-7

定价：45.00 元

序

三载寒暑，数易其稿，我院国家示范性高职院校建设成果之一——工学结合的系列教材终于付梓了，她就像一簇小花，将为我国高职教育园地增添一抹春色。我院入选国家示范性高职院校建设单位以来，以强化内涵建设为重点，以专业建设为龙头，以精品课程和教材建设为载体，与行业企业技术、管理专家共同组建专业团队，在课程改革的基础上，共同编著了30余部教材，涵盖了我院的机电一体化技术、电子信息工程技术、汽车检测与维修技术、烹饪工艺与营养四个专业的 30 余门专业课程。在保证知识体系完整性的同时，体现基于工作过程的基本思想，是本批教材探讨的重点。

本批教材是学院与行业企业共同开发的，适应区域、行业经济和社会发展的需要，体现行业新规范、新标准，反映行业企业的新技术、新工艺、新材料。教材内容紧密结合生产实际，融“教、学、做”为一体，力求体现能力本位的现代教育思想和理念，突出高职教育实践技能训练和动手能力培养的特色，注重实用性、先进性、通用性和典型性，是适合高职院校使用的理论和实践一体化教材。

本批教材由我院国家示范性重点建设专业的专业带头人、骨干教师与相关行业企业的技术、管理专家合作编写，这些同志大都具有多年从事职业教育和生产管理一线的实践经验，合作团队中既有享受国务院政府特殊津贴的专家、河南省“教学名师”，又有河南省教育厅学术技术带头人、国家技能大赛优胜者等。学院教师长期工作在高职教育教学一线，熟悉教学方法和手段，理论方面有深厚功底，行业企业专家具有丰富的实践经验，能够把握教材的广度和深度，设定基于工作过程的教学任务，两者结合，优势互补，体现“校企合作、工学结合”的主要精髓。相信这批教材的出版，将会为我国高职教育的繁荣发展做出一定贡献。

河南职业技术学院院长　**王爱群**

前　言

本书是烹饪专业、食品专业和餐饮管理专业的专业基础课教材，是河南职业技术学院与机械工业出版社共同开发的理论与实践一体化的高职教材，是根据高职高专烹饪专业、食品专业和餐饮管理专业的人才培养方案、课程设置及教学大纲的要求编写而成的。

本书的编写以“营养为本，烹饪为用”为理念，形成了自身的理论架构、体系和特色，从形式上，注重对学生综合职业能力和岗位实践能力的培养；从内容上，能够更好地与烹饪、食品和餐饮服务等行业的生产、加工、销售及服务过程相联系，更多地列举和介绍了与当今的食品营养与安全等方面相关的新知识与新动向，使本书的体系更完整、更科学；从方法上，更加注重基础知识、拓展知识和技能应用，具有很强的可操作性。

本书由河南职业技术学院杨霞担任主编，负责全书的整体设计和统稿工作，由王亚伟担任主审。具体编写分工如下：胡二坤编写第一章、第二章和第三章；彭志宏编写第四章和第十二章；杨霞编写第五章、第七章、第八章和第九章；李亚欣编写第六章；张静雯编写第十章、第十一章和第十三章。

郑州颐顺轩餐饮管理有限公司总经理李志顺对本书的编写提出了许多可行性建议，编写过程中还参考了众多专家、学者的有关资料，在此一并表示衷心的感谢。

由于编者水平有限，编写时间仓促，书中难免有疏漏、错误和不足之处，恳请读者批评指正。

编　者

目　录

第一章 概 述

学习目标

1. 掌握食品、营养、保健食品、食品卫生、食品安全及相关的基本概念。

2. 熟悉食品安全性评价的四个阶段，了解食品安全事件的发生过程。

3. 熟悉营养学的常见误区、世界卫生组织提出人体健康的十条标准和食品安全管理的主要对策。

4. 建立正确食品营养与安全的概念，以维持和增强机体健康，尽量减少食源性疾病对人类的危害。

食品是人类赖以生存和发展的物质基础，其最重要的功能是营养，它不仅为人体的生长发育和维持健康提供了所需的能量和营养物质，还在预防人体多种疾病方面起着举足轻重的作用。

一、营养与人体健康的关系

1. 营养与营养素

（1）营养的概念 “民以食为天”，说明食品与人体健康和生存的关系密切。食物是人类赖以生存的物质基础，是人类热能和营养素的来源。人们每天摄取的各种食物是维持机体新陈代谢和保持正常生命活动以及生产劳动的最基本条件。人体通过摄取、消化、吸收和利用食物中的营养素来维持其生命活动。营养是人类摄取食物满足自身生理需要的生物学过程。

食品是指各种供人食用或饮用的成品或原料，以及按照传统既是食品又是药品的物品，但是不包括以治疗为目的的物品。食品是可供人类食用或饮用的物质，包括加工食品、半成品和未加工食品，不包括烟草或只作药品用的物质。食品的作用一是为人体提供必要的营养素，满足人体的营养需要，这是主要的作用；二是满足人们的不同嗜好和要求，如色、香、味、形和质地等；三是使人体产生特殊的生理反应，如兴奋、镇静和过敏等。

（2）营养素 食物中具有营养作用的有效成分称为营养素或营养成分。营养素是保证人体健康和正常生长发育的物质基础，归纳起来可分为六大类：蛋白质、脂类、碳水化合物、维生素、矿物质和水，此外还包括其他一些生物活性物质。其中由于蛋白质、脂类和碳水化合物的摄入量较大，通常称为常量（宏量）营养素；而维生素和矿物质的需要量较小，称为微量营养素。近年来，多数学者认为膳食纤维也是一类营养素，称为第七营养素。正常人体需要的各种营养素都需从饮食中获得，因此，营养素是一些从食物中摄取的物质，它们通过新陈代谢可以为身体提供所需的能量，并促进生长发育，维持身体的各项功能和修补细胞组织。

1）营养素的功能。各种营养素在人体内都有一定的独特功能，概括为以下三个方面：

① 提供能量。供给我们维持身体活动所需要的能量，维持体温，保持生命活动和工作能

力。能量是活动的动力，人体维持心脏跳动、血液循环、肺部呼吸、腺体分泌、保持体温恒定都需要消耗能量。这些消耗的能量主要源于食物中的碳水化合物、脂肪和蛋白质这“三大营养素”。

② 构成机体组织。作为“建筑”材料，构成和修补身体组织，从体重 3kg 的小婴儿成长为体重 50～60kg 的成人，其骨骼、肌肉、牙齿、血液和器官组织的生长发育都靠食物供给各种“建筑”材料。人体的组织和器官需要不断地更新和修补。例如，血液中的红细胞平均 120d 更新一次，都要靠食物提供材料，如蛋白质、脂肪和矿物质等。

③ 调节机体的生理机能。提供调节生理机能所需要的各种物质，以维持正常的渗透压、酸碱平衡等一系列生理生化活动，保证机体健康，如可使心脏有规律地跳动，神经系统维持正常活动，肌肉保持正常的收缩，体液进行正常的流动等，这些是食物中的矿物质与维生素的重要作用。还有的营养素能促进胃肠正常蠕动，保持正常的排泄粪便功能，如碳水化合物中的纤维素类等。

2）必需营养素。根据营养素能否在体内合成或由其他物质转变而来，又分别把营养素分为必需营养素和非必需营养素。人体必需营养素包括以下五类：必需氨基酸，必需脂肪酸，维生素，无机盐和水。

目前，科学研究确认的必需营养素共有 44 种，它们都是小分子物质，人体每日都有一定的需要量，它们在体内都有不同的生理功能。若人体摄入量不足，则会产生某营养素缺乏性功能失调或疾病。因此，必需营养素已成为营养学研究的重点，也是在研制开发保健食品时优先考虑的添加对象。随着科研工作的深化，人们还在不断发现一些人体不可缺少但必须从外界摄入的新的必需营养素，如有机锗、黄酮类等。

这些人体必需营养素存在于天然食品中。从营养学和食品科学或食品加工的角度来说，应尽量使这些营养素不受破坏。

机体的合理营养是通过平衡膳食来实现的，但是由于没有一种天然食物含有人体需要的全部营养素，因此，多样化的天然食物是实现平衡膳食的物质基础，而强化食品则是实现合理营养的补充措施。

2．人体健康

（1）人体健康的基本概念　“健康”是一个动态、发展的概念，世界卫生组织（WHO）对健康的定义为：健康不仅仅是没有疾病或不虚弱，而是身体的、心理的健康以及社会的幸福和完美状态。健康应该是在生理上、智力上和体能上都处于良好状态，能够最大限度地发挥机体的潜能。

世界卫生组织提出了人体健康的十条标准：精力充沛，能从容不迫地担负日常繁重的工作；处世乐观，态度积极，乐于承担责任，事无巨细不挑剔；善于休息，睡眠良好；应变能力强，能适应环境的各种变化；能抵抗一般的感冒和传染病；体重适中，身体匀称，站立时头、肩、臀位置协调；眼睛明亮，反应敏捷，眼和眼睑不发炎；牙齿清洁，不疼痛，齿龈颜色正常，无出血现象；头发有光泽，无头屑；肌肉丰满，皮肤有弹性。

（2）影响健康的因素　影响人体健康的因素可以从三个方面考虑，即遗传、环境与营养。有些疾病或是功能缺陷是由遗传决定的，人从一出生就携带了自身特有的遗传基因，并保持一生。环境对健康有很大影响，如缺碘地区容易发生甲状腺肿。遗传和环境因素对个人来说，其本身是不易改变的。在营养没有什么变化时，三种因素对人体健康影响的大小是相对固定的。如果通过营养改善措施增大营养对健康的影响比重，遗传和环境的影响就会相应地减少。这样，将会降低一些遗传和环境因素对健康的危害。所以，营养对个人的健康来说是一个可变因素。例如，可以通过在食品中强化碘来预防甲状腺肿，等。

3. 营养与人体健康的关系

从古代起，我国就有朴素的营养观点，提出“五谷为养，五果为助，五畜为益，五菜为充”的养生思想，对我们祖先的健康起了一定的作用。19 世纪末至 20 世纪初，随着现代营养学的发展，人们对营养与健康的关系有了更加深入的理解。营养缺乏和营养过剩均可以损害人体健康，引起疾病，如骨质疏松、缺铁性贫血以及糖尿病、动脉粥样硬化、肿瘤等。营养对健康的影响不仅被科学家们所关注，而且也越来越受到各个国家的重视。

营养素缺乏会引起营养缺乏病，在适当补充所缺乏的营养素后，疾病很快得到控制。但是目前在我国，明显的营养素缺乏是不多见的，特别是在城市中，往往表现为潜在性缺乏。因此，营养对健康的影响往往表现为长期、潜在的过程，常常不被人们注意，如糖尿病、心血管病、原发性高血压、肿瘤等一些慢性疾病，其疾病的形成经历了一个相当长的阶段。当出现症状时，健康已经受到很大的伤害，不可逆转。因此，维持健康需要长期的合理营养，营养学的主要任务就是通过平衡膳食达到合理营养，从而保持和增进健康，预防疾病。

4. 目前我国居民的营养健康状况

2004 年发布的中国居民营养与健康状况调查的结果表明：随着社会经济的持续稳定发展及人民收入、消费水平的提高，居民食物质量和营养摄入有较明显的改善；但营养不良的矛盾仍然突出，表现在两类营养不良同时较严重存在和与之相关的慢性疾病快速增长两个方面。

（1）当前我国居民的营养和健康状况

1）营养摄入和食物消费。

① 能量、蛋白质和脂肪。从总量看，全国居民摄入能量每日达到 2 253.5kcal（1kcal=1.484kJ），是 RNI（推荐摄入量）2 600kcal 的 86.7%。其中，农村人口达到 2 297.9kcal，是 RNI 的 88.4%，能量供给基本满足需求。但是需要指出的是，全国城乡能量摄入从 1982 年以来呈下滑走势（见表 1-1）。

表 1-1 几种营养素的摄入量

	1982 年	1992 年	2002 年	RNI	2002 年数据占 RNI 的比例（%）
能量/kcal	2 491.3	2 328.3	2 253.5	2 600	86.7
蛋白质/g	66.7	68	66.1	80	82.6
维生素 A（视黄醇当量）/μg	—	476.0	478.8	—	59.9
维生素 B_1/mg	2.5	1.2	1.0	1.3	76.9
维生素 B_2/mg	0.8～0.9			1.3	61.5～69.2
钙/mg	694.5	405.4	390.6	800	48.83

蛋白质摄入大致接近需求。近 20 年来城市居民蛋白质摄入总量一直没有增加，但由于动物性食物消费量明显增加，城乡居民摄入的优质蛋白比例上升，占蛋白摄入总量的比例从 17%上升到 31%。

同 10 年前相比，城乡居民脂肪的摄入提高了 30.7%，其中城市提高了 10.2%，农村提高了 50.3%。农村居民脂肪供能比已经达到 28%，而城市居民的这一比例则达到了 35%。按照 RNI 要求，人们从脂肪获取的能量在获取的食物总能量中的比例以 20%～25%为宜，即使比照世界卫生组织规定的上限——30%，我国城市居民能量摄入中来自于脂肪的部分也显然偏高；农村居民的这一比例也已经接近上限，应引起足够的重视。

② 微量营养素和常量元素。维生素 A、维生素 B_1、维生素 B_2 的摄取量分别是 RNI 的 59.8%、76.9%、61.5%，缺乏程度严重。10 年来，全国居民维生素 A 摄取量几乎没有改善，其中城市不升反降，农村略有增加。维生素 B_1 从 1982 年到 2002 年逐次下跌，离 RNI 规定的 1.3mg 越来越远。维生素 B_2 每人每日标准的摄入量 20 年来一直维持在 0.8～0.9mg，和 RNI 的 1.3mg 也相去甚远。

钙缺乏依然十分严重。全国城乡居民钙的摄入量都与 RNI 相差悬殊，且 20 年来摄入量呈下降趋势。

③ 城乡居民食物消费。食物消费情况见表 1-2，从 1992 年到 2002 年，我国居民畜禽类食物、奶及其制品、蛋及其制品消费出现大幅度增长，农村增长幅度大于城市。城乡居民谷类食物消费量均呈下降趋势，并且对米、面之外的其他谷类和薯类的消费比例偏低且仍在较快下降，豆类和奶类（尽管增长幅度较大）制品的消费量过低，以及食盐摄入过多等均应引起高度重视。

表 1-2　食物消费情况

	1992/g	2002/g	比 1992 年增长（%）
畜禽类食物	—	79.5	35.0
奶及其制品	—	26.3	76.5
蛋及其制品	—	23.6	47.5
鱼虾类食物	—	30.1	9.5
谷类食物	593.8	471.5	−20.6

2）生长发育和营养缺乏病。从总体上看，我国儿童和青少年生长发育水平呈现稳步提高态势，营养缺乏病的患病率有不同程度的下降；但是营养不良依然没有彻底解决，尤其是农村地区问题仍比较严重。

① 体重。根据 2002 年调查，我国新生婴儿平均出生体重为 3 309g，低出生体重率为 3.6%。5 岁以下儿童低体重率比 1992 年下降了 57%，其中城市下降了 70%，农村下降了 53%，但由于农村地区问题基数大，还存在较大差距。2002 年，全国平均的低体重率为 7.8%，由于城乡经济发展不平衡，营养状况较差，贫困农村低体重率依然高达 14.4%，几乎是全国平均数的两倍。

② 身高和生长迟缓。2002 年全国城乡 3～18 岁各年龄段儿童和青少年与 1992 年相比，身高平均增加 3.3cm；5 岁以下儿童生长迟缓率比 1992 年下降 55%，其中城市下降 74%，农

村下降 51%。农村与城市相比，3～18 岁男性平均低 4.9cm，女性平均低 4.2cm；全国城乡 5 岁以下儿童生长迟缓率为 14.3%，其中农村地区为 17.3%，贫困地区高达 29.3%。

③ 贫血。城市男性患病率从 1992 年的 13.4%下降到 2002 年的 10.6%；城市女性患病率从 23.2%下降到 17.0%。调查显示，农村男性贫血患病率为 12.9%，比 10 年前下降了 2.5 个百分点；农村女性贫血患病率为 18.8%，比 10 年前下降了 2 个百分点。

3）与营养相关的慢性非传染性疾病。几种常见的与营养相关的慢性非传染性疾病的患病率见表 1-3。

表 1-3　18 岁以上居民患病率

	发病人数/亿	本年龄段人口总数的百分比	10 年内的增长速度
高血压	1.6	18.8%	31%
糖尿病人	0.2	2.6%	39.1%
超　重	2.0	22.8%（大城市 30.0%）	39%
肥胖病人	0.6	7.1%（大城市 12.3%）	97%
血脂异常病人	1.6	18.6%	—

根据调查发现，与营养相关的慢性非传染性疾病，诸如高血压、血脂异常主要呈现出总量大、增长快的特征，还表现出城乡差别小的特点。糖尿病的情况有所不同，统计数据说明，城市患病率明显高于农村，一类农村明显高于四类农村，呈现经济发展、收入水平和患病的正相关关系。

（2）我国食物与营养发展中存在的主要问题

1）两类营养不良并存。受我国二元化经济的影响，全国营养不良的表现也呈现出强烈的二元化特征，也就是营养摄入不足和摄入失衡的双重性。在地域分布上，我们曾经将营养摄入不足的主要关注对象放在农村，将营养摄入失衡的主要关注对象放在城市。但 2002 年的调查结果表明，城市中也有“不足”，农村中也有“过剩”。“富贵病”已经不再是城市人的专利。

2）贫困农村营养攻坚任务繁重。从此次调查结果看，贫困农村人口受到营养不良影响的比例较高，这对于该类地区未来的社会经济发展将产生巨大的制约作用。解决贫困农村营养不良，使该类地区居民的体格与智力得到充分发展，从而提高其劳动创造和参与竞争的能力，是我国政府的一项重要职责。

3）城乡慢性病的快速发展趋势必须得以遏制。在我国城乡，与营养有关的慢性非传染性疾病已经形成了对居民健康和生命的威胁。同时，它也必将影响到我国的经济建设和社会发展。由于这些疾病同居民的膳食营养结构直接相关，如何通过提倡合理膳食，改善人们的不良饮食，并加以人工干预措施，遏制住这些疾病在广大城乡地区中大面积、快速增长的势头，是非常急迫的事情。

4）婴幼儿和学生营养应高度重视。营养工作应该从母亲怀孕做起，直至生命全过程。其中婴幼儿和学生的营养问题尤为重要。受营养知识、经济条件、饮食喂养习惯等因素的制约，我国婴幼儿和学生的营养状况仍然不令人满意。尤其是农村和贫困地区，这个问题更加突出。婴幼儿和学生是祖国和人类的未来，他们的发展质量决定了我国未来人口的素质，因此应将关注和提高婴幼儿和学生的营养水平当做战略问题抓紧、抓好。

5）公众普遍缺乏营养科学知识和理念。随着经济的繁荣，我国居民对食物与营养的认识已经从“吃饱”到“吃好”的历史性阶段，但很多人理解的“吃好”是“色、香、味、形”，缺乏营养科学理念和均衡营养的要求。

所以，加强对居民的营养知识普及，使其主动学习和接受营养科学知识，树立正确的营养理念，改变我国“营养盲多于文盲”的现状是改善居民营养状况的关键和入口。

5．常见营养认识误区

营养是维持健康和良好发育的物质基础。随着物质生活的富足，人们对营养知识的渴求越来越迫切，希望从各种途径或多或少地获得各种有关的营养知识。但是，一些商业性宣传和民间性传说往往会对缺乏营养基础的人产生误导。基于片面的、零散的营养知识，人们往往会陷入营养的误区而无所适从。因此，要讲究营养，提高自身健康，就要求我们对营养有一个全面、深入地学习和理解，掌握科学的营养知识，走出营养误区。

（1）“吃得好”必定营养好　通常说“吃得好”是指大量地摄入山珍海味、鸡鸭鱼肉，生猛海鲜，只要吃得好必定营养好，其实未必。吃得好是指吃得合理，就是按照营养科学规律合理安排膳食搭配。山珍海味、鸡鸭鱼肉、生猛海鲜是典型的“三高”饮食，如果每天吃这些会使得脂肪摄入过多，不仅没有达到营养好的效果，还容易引起肥胖、高脂血症、心脑血管疾病，从而损害健康。食物多样化是实现平衡膳食的唯一有效途径，要做好粗细搭配、荤素搭配，多吃蔬菜水果，使各种营养素的来源保持合适的比例。

（2）价格高的营养价值也高　一般人认为，价格贵的食品，其营养价值必定比普通食品的高。其实，食品价格的高低很大程度上反映了该食品来源的难易程度，与食品的营养价值是不成正比关系的。任何天然食品都不会含有人体所需的全部营养素，都有其自身的营养特点和局限性。实际上，只有做到食物的合理搭配，在不同的经济水平条件下都能通过平衡膳食，实现合理营养的要求。

（3）滥用保健品　保健品是平衡膳食的有益补充，但决不能代替天然食品。实际上，各种营养保健品都有其特有的营养功效，每一种保健品只是在个别的营养素或生物活性物质方面含量高，如含铁、锌、维生素、DHA、生物类黄酮等，而其他营养素的含量则很低或没有。因此，它不能代替天然食品满足人体所有的营养需求。此外，人体对各种营养素的吸收和利用需要一个合适的比例，单一补充某种营养素会破坏食物各种营养素之间的平衡而影响其他营养素的吸收和利用。所以，“花钱买健康”而忽视日常饮食的合理搭配，肯定是事与愿违的。

（4）多吃植物油利于长寿　动物脂肪摄入量高的人，心血管疾病发病率较高；植物油摄入量高，则可以降低心血管疾病发病率。但这两类人的寿命并没有较大差别。其原因可能与植物油容易氧化，易造成细胞膜损伤，从而导致癌症发生有关。此外，植物油与动物脂肪的热量相同，都容易引起肥胖。若要长寿，则要控制植物油与动物脂肪的摄入量。如果多吃植物油，最好能够补充维生素E等抗氧化物质。

按照合理营养的要求，饱和脂肪酸、单不饱和脂肪酸、多不饱和脂肪酸摄入比率应该为1:1:1，最好是两份植物油配合一份动物油。正确的办法是要注重饮食的合理搭配，适当地吃一些动物性食品。“不吃脂、只吃油”的摄食行为是不科学的。

（5）早餐吃少，晚餐补齐　早上草草吃点东西，甚至不吃早餐就去上班或上学，而晚餐饭菜常常十分丰盛，以“补回”早餐的不足，这种情况屡见不鲜。其实，这种膳食习惯是很不合理的。因为人体活动，特别是脑力活动需要能量和各种营养素。从晚餐到次日早餐的间隔有十多个小时，胃早已排空，上午又是一天中活动量最大的时间段，必须消耗大量的能量，如果不吃早餐，血糖就得不到及时的补充而下降，就会严重影响脑组织的正常功能活动，使人常常表现为精神委靡，注意力不集中，思维迟缓，记忆力下降等。尤其对于青少年，还会影响大脑的重量和形态的发育，对大脑造成损害。

丰盛的晚餐使人食量增加，油脂摄入过多。晚饭后没有多少运动，容易造成能量过剩，引起脂肪储存而日益发胖。另外，由于夜里睡着后人体内血液流速减缓，大量血脂容易沉积于血管壁上，时间长了，容易造成动脉粥样硬化，尤其是老年人，这种情况更易发生。

因此，合理的膳食结构应是：早餐、午餐和晚餐占一天热能的百分比为25%～30%、40%和30%～35%。早餐、午餐高质量、高营养，热量适中，晚餐相对清淡一些。

（6）不吃鸡蛋　胆固醇与心脑血管疾病相关，因为鸡蛋含胆固醇高而不吃或少吃鸡蛋的现象很普遍。其实，胆固醇是一种人体需要的营养成分，在体内作为合成维生素D、性激素和胆汁的原料，同时，神经组织中存在较多的胆固醇。因此，绝对不吃胆固醇是不对的，特别是儿童和青少年，做到饮食适量才能增进健康，减少疾病。另外，鸡蛋所含有的蛋白质是优质蛋白质，是食物中蛋白质质量最好的。不论是老年人还是儿童，每天都需要一定量的优质蛋白质。一个鸡蛋含有的胆固醇为280～300mg，主要在蛋黄里。没有高血脂、心脑血管病的中老年人每天胆固醇的摄入量控制在300mg以内，不会对健康造成危害。

（7）进补就补蛋白质　所谓补，是针对缺而言，缺什么补什么，不缺就不补。根据2004年发布的中国居民营养与健康状况调查，我国居民膳食中蛋白质供应量是足够的，一般人群没有必要再补充蛋白质。且蛋白质补充过多，反而增加肝脏和肾脏的负担，增加钙的排出，更容易发生缺钙。在我国居民的膳食中容易缺少的营养素是维生素A、维生素B_2、维生素B_1、钙、锌，补充这些维生素和矿物质才是补得有针对性。

（8）经济条件好营养自然就好　“经济条件好营养自然就好”的言外之意是，只要经济不发达，便没有条件讲营养。这种认识是错误的。毫无疑问，营养水平与经济水平密切相关，但并不等同。即使在经济高度发达的国家，仍有许多人患营养不良症，其原因并非由于贫困，反而由于营养知识缺乏所致。第二次世界大战后的日本经济非常困难，但日本政府非常重视营养问题，制定了《营养法》，为在困难时期保障日本国民，特别是儿童的健康起了重要的作用。

此外，讲营养也要因地制宜，在正确的营养知识指导下就可以在经济允许的范围内实现平衡膳食，满足合理营养的需要。中国农村地区儿童营养不良的原因，不是因为食物短缺，而是由于父母缺乏营养知识，不能正确地利用当地天然食物资源喂养孩子，造成膳食不平衡而引起的。

食物的价格并不一定与其营养价值对等。在我国贫困地区，有些农民家长将自产的蛋白质营养价值很高的鸡蛋卖掉，给营养不良的孩子买昂贵的但蛋白质营养价值很差的罐装饮料和糖果，这是缺乏营养知识而犯的典型错误。

（9）洋快餐营养又方便　洋快餐有汉堡包、热狗、炸鸡等，多偏重于肉食、油炸食物。营养构成为高脂肪、高淀粉的纯热能食品，缺乏矿物质、维生素和膳食纤维，因此被称为“垃圾食品”或“能量炸弹”。这些食品本身的胆固醇含量很高。例如，一个105g的汉堡包含有30mg的胆固醇；而一只重154g的鸡腿，竟含有多达103mg的胆固醇。此外，快餐食品烹调方式以煎炸为主，脂肪、蛋白质在高温下容易形成致癌物质，摄入过多会损害人的健康。因此，要尽量少吃洋快餐，尤其是儿童和青少年，同时应注意多吃蔬菜和水果。

（10）饮用水越纯净越好　常年喝蒸馏水或纯净水其实并不好。饮用水中含有多种微量成分，包括钠、钾、钙、镁等金属元素，以及酸根离子和少量的有机物。含有某些微量元素或化合物的矿泉水甚至能够对某些疾病有辅助治疗作用。蒸馏水因几乎不含溶质，能够把人体的一些物质溶解出来，可能会造成某些矿物质的缺乏。

（11）水果比蔬菜的营养好　事实上，大多数水果的营养价值不如日常的蔬菜。水果和蔬菜最重要的营养作用是为身体提供维生素C、胡萝卜素、矿物质和膳食纤维。若论胡萝卜素，水果中的含量远远赶不上菠菜、油菜、莴笋叶、香菜等深绿色叶菜，以及胡萝卜、南瓜等红黄色蔬菜。若论维生素C，在苹果、梨、桃、香蕉等水果中的含量仅是每百克零点几毫克至几毫克，以维生素C含量高而著称的柑橘类水果的维生素C含量是每百克30～40mg；而辣椒、青椒、菜花、苦瓜等蔬菜中的维生素C含量可达近百毫克。在矿物质和膳食纤维的含量方面，蔬菜也比水果有优势。

（12）瘦肉不含大量脂肪　不同肉类中的脂肪含量差别相当大，即使是同一种动物的肉，由于其年龄、部位、营养状况的差别，肌肉中的脂肪含量也不同。一般来说，瘦猪肉中的脂肪含量是各种畜禽肉中最高的，达25%～30%；而兔肉最低，仅为0.5%～2%；鸡肉（不带皮）的脂肪含量也比较低；牛肉的脂肪含量一般在10%以下。

（13）没有咸味的食品就不含钠　盐的成分是氯化钠，然而除此之外，钠还有各种化合形式。因血液中含有大量的钠离子，所以动物性食品毫无例外都含较多的钠。此外，加工食品中也含有大量的钠。因此，即使吃没有咸味的食品，照样可以获得不少钠。对于那些需要控制盐分摄入的人来说，必须要注意钠的潜在来源。

（14）纯天然食品一定对人体无害　食品化学分析发现，许多纯天然食品中含有害物质。例如，生豆荚中有溶血物质；发芽马铃薯中有毒素；某些鱼类中含有组胺等可导致中毒的物质等。如果对这些食品处理不当就会发生危险。因此，“纯天然”并不是“安全”、“营养”的代名词。

（15）晚上只吃菜不吃饭可减肥　单纯性肥胖的主要原因是能量摄入过多，消耗太少，能量在体内转为脂肪积聚，形成肥胖。产生能量的三大营养素是蛋白质、脂肪和碳水化合物。1g脂肪可产生9kcal的能量，1g蛋白质和碳水化合物可产生4kcal的能量。少吃饭可少摄入碳水化合物，可减少摄入能量，但多吃菜会多摄入脂肪，产生的能量更高，达不到减肥的目的，反使摄入的营养素不能平衡，不利于健康。

二、食品卫生安全与健康

食品是维持人体生命活动的物质基础，它供给人体所需的各种营养素，满足人体的能量需求，保障人体的健康。但有时食物中有可能含有或者被污染而含有一些有毒、有害的因素，引发食源性疾病，危害人体健康与生命。随着社会进步和人民生活水平的逐步提高，人们日益关注食品的安全与卫生问题，食品卫生与安全已成为重要的公共卫生问题。

1．食品卫生与安全的概念

所谓食品卫生，是为确保食品安全性和适合性在食物链的所有阶段必须采取的一切条件和措施。食品安全是指食用食品不会使消费者受害。一种食品是否安全不仅取决于食品本身，还在于食品制作以及食用方式是否合理、得当。

食品的质量安全必须符合国家法律、行政法规和强制性标准的要求，不得存在危及人体健康和人身财产的不合理危险。食品安全是对最终产品而言，而食品卫生是食品安全的一部分，是对生产过程而言的。

2．食品安全性风险评价

安全性是任何食品的第一要素，获得营养和安全的食品是每个公民的权利。食品的不安全因素主要有以下几种情况：原本就存在于食物中的有毒物质，如大豆中的有害成分、蘑菇中的毒素；食物在种植、养殖和生产过程中带入的有毒物质，如农药残留物、兽药残留物等；食品加工时有意或无意添加到食品中的添加物，如滥用添加剂等；食品在贮运中产生的有毒物质，如大米中的黄曲霉毒素等。

（1）食品安全的相对性　人类消费的任何一种食品要保证绝对安全（危险性为零）几乎是不可能的。随着时间的推移和科学技术水平的提高，对食品安全性的认识可能会发生改变，如对一些有毒、有害物质我们目前还未能评价其危害性或未能检出有害成分。必须认识到，食品中的化学成分，无论是天然的还是添加的，不仅无法证明它是绝对安全的，而且也不可能达到绝对安全的目标。实际上食品天然的或添加的某种成分，只要摄入量充分大和食用时间足够长，都会在一些人身上引起有害的结果，也就是说所谓“安全”是相对的。绝对安全性，甚至是人们可以接受的安全性，是不能简单地在所有的环境下对所有的人都能达到的。

对于食品生产或安全管理者来说，食品安全是指在可接受危险度下不会对健康造成损害。虽然食品中的危害总是存在的，但危险性不仅有高有低，而且可以采取一定的预防措施控制或减少危害。食品安全管理者的任务就是将可能发生食品对消费者健康损害事件的危险性减少到尽可能低的程度。

（2）评价目的　食品的安全性风险评价主要目的是评价某种食品是否可以安全食用。具体就是评价食品中有关危害成分或者危害物质的毒性以及相应的危险性程度，这就需要利用足够的毒理学资料确认这些成分或物质的安全剂量。食品安全性评价在食品安全性研究、监控和管理方面具有重要的意义。

食品安全性评价是在人体试验和判断识别的基础上发展起来的。食品安全性评价中采用的毒理学评价适用于评价食品生产、加工、保藏、运输和销售过程中使用的化学和生物性物质，以及在上述过程中产生的、被污染的有害物质，也适用于评价食品中其他有害物质。

（3）评价程序　食品安全性毒理学评价程序通常有 4 个阶段：① 急性毒性试验。② 遗传毒性试验，传统致畸试验，短期喂养试验。③ 亚慢性毒性试验（90d 喂养试验、繁殖试验、代谢试验）。④ 慢性毒性试验（包括致癌试验）。

现代食品安全性评价除了进行传统的毒理学评价研究外，还需有人体研究、残留量研究、消费水平（膳食结构）和摄入风险评价。

3. 食品安全管理的主要对策

（1）世界卫生组织的全球安全战略　2000 年 5 月第 53 届世界卫生大会的决议（WHA 53.15）在 WHO 的历史上首次将食品安全列入全球公共卫生的重点领域，并于 2002 年提出 WHO 全球食品安全战略计划，其目标是降低食源性疾病对健康及社会的影响。措施如下：

1）加强食源性疾病监测体系。

2）改进危险性评价方法。

3）创建评价新技术产品安全性的方法。

4）提高 WHO 在法典中的科学和公共卫生作用。

5）加强危险性交流和宣传。

6）增进国家、国际协作。

7）在发展中国家加强职能部门的建设。

（2）改善和提高我国食品安全水平的主要对策

1）加强国家食品安全控制系统，包括人力建设与各部门之间的分工。

2）持久开展食品污染和食源性疾病的监测，为摸清食品污染和食源性疾病的现状和评价控制措施有效性提供科学依据。

3）将危险性分析用于食品安全立法，包括标准的制定。这是 WTO 有关协定中特别强调的，只有这样才能做到基于科学和协调一致。

4）大力加强实验室检测能力。这是摸清食品污染和食源性疾病的现状和在国际贸易中保护国家利益的技术保障。

5）强调企业的自身管理。因为从农场到餐桌的食物生产和消费的全过程中，企业应为食品安全的主体。

6）建立有效保证食品安全的卫生监督体制和技术支撑体系。

7）重视宣传教育，包括对政府部门、企业和消费者的广泛、持久的宣传教育。

复习思考

1. 保健食品与药品使用量、使用目的有什么区别？
2. 营养学的常见误区有哪些？
3. 世界卫生组织提出的人体健康的十条标准是什么？
4. 分析影响健康的因素。
5. 简述目前我国居民营养健康状况。
6. 食品安全性毒理学评价程序通常有哪几个阶段？
7. 简述食品安全管理的主要对策。

技能应用

在日常饮食中，许多从事烹饪工作的人员，并没有学习过营养卫生知识，但他们照样能够制作出各种各样的菜肴和面点来，而且养育了一代又一代人，所以有人认为学不学营养卫生课都没有关系，甚至有些烹饪专业的同学也持有这种观点，你认为对吗？请简要阐述一下学习烹饪营养与卫生的重要性。

知识拓展

近年来国际国内重大食品安全事件

经过多年的发展，我国的食品供给格局发生了根本性的变化：品种丰富，数量充足，供给有余。在满足食品数量需求的同时，质量却存在着严重不足。随着经济日益全球化和国际食品贸易的日益扩大，危及人类健康、生命安全的重大食品安全事件屡屡发生、令人防不胜防。新技术影响食品品质，环境恶化导致农牧渔产品受到污染，以及境外食品安全问题可能影响我国食品安全问题等，成为人们关注的热点。食品安全的重要性日益提高为公共卫生问题。全世界的政府都致力于改善食品安全性。这些努力是对不断增长的食品安全问题以及消费者的日益关注作出的反应。

1．疯牛病

1986 年在英国发现，90 年代流行达到高峰，流行趋势于 90 年代后期明显下降，但发病率每年仍以 23%的速度增加，并由英国向西欧、全欧和亚洲扩散，受累国家超过 100 个。2000 年 7 月英国有 34 万个牧场的 17 万多头牛感染此病，屠宰焚毁 30 多万头，目前病人约 100 例，有科学家推测处于潜伏期的病人约 50 万人，发病后表现为进行性痴呆、记忆丧失、共济失调、震颤、神经错乱，最终死亡。

2．二噁英

1999 年，比利时、荷兰、法国、德国相继发生因二噁英污染导致畜禽类产品及乳制品含高浓度二噁英的事件。二噁英是一种有毒的含氯化合物，是目前世界已知的有毒化合物中毒性最强的。它的致癌性极强，还可引起严重的皮肤病和伤及胎儿。

3．O-157 事件

自 1996 年 6 月从日本多所小学发生集体食物中毒事件而发现元凶为“O-157”大肠杆菌以来，日本全国至当年 8 月患者已达 9 000 多人。其中 7 人死亡，数百人住院治疗。“O-157”是一种长约 0.002mm、宽约 0.001mm 的杆菌。“O”是德语对这种细菌称谓的第一个字母。大肠杆菌因其抗原抗体反应不同，截至目前被分为 173 种。“O-157”于 1982 年被美国科学家定为第 157 种而得名。感染上大肠杆菌“O-157”的患者往往都伴有剧烈的腹痛、高烧和血痢。病情严重者并发溶血性尿毒症症候群（HUS）和脑炎，危及生命。“O-157”引起的食物中毒事件近年来不仅在日本，而且在美国、澳大利亚以及欧洲、非洲等地也发生过。据美国疾病控制和预防中心估计，“O-157”在美国每年可造成两万人生病，250～500 人死亡。

4．丙烯酰胺

2002年4月，瑞典斯德哥尔摩大学的科学家发布一项研究报告指出，包括炸薯条在内的多种油炸淀粉类食品中含有致癌物质丙烯酰胺。这份报告指出，1kg炸薯片的丙烯酰胺含量是1 000μg，炸薯条是400μg，而蛋糕和饼干中的含量则为280μg。丙烯酰胺这种物质人们并不陌生，在诸如塑料和染料等许多材料中都有使用。动物试验证明它有致癌危险，但2002年以来的多项研究却又陆续证实，在对马铃薯等含有淀粉的食品进行烤、炸、煎的过程中也会自然产生丙烯酰胺，这就逐渐开始掀起了一场新的食品安全风波。

过去的几年，我国进入食品安全事件多发期，福寿螺、陈化粮、红心鸭蛋、抗生素蟹、避孕丸蛇、孔雀石绿鱼、哮喘药猪、大头奶粉、死猪腊肉、地沟油、高浓度甲醇白酒、铝超标薯片、问题油条、工业盐泡菜、化学鸡蛋、工业漂白剂“吊白块”粉丝……甚至一些名牌的问题食品也接连不断，这些食品安全事件严重影响了我国居民的身心健康。

第二章　食物的消化与吸收

学习目标

1. 掌握消化系统的组成概况。
2. 理解消化道的活动特点。
3. 了解各种营养素在人体里的消化吸收状况。

食物经由人体消化系统分解成小分子物质进入体内，由血液循环或淋巴循环运送到全身各处，并在体内发生分解、合成或转化等代谢，从而发挥其生理作用。因此，了解食物在体内的消化吸收过程有助于理解营养素的生理功能。

一、食物的消化

人体进行生命活动的过程，需要通过消化吸收不断地从外界摄取各种营养物质，以供新陈代谢的需要。食品中天然的营养物质（如碳水化合物、脂类、蛋白质等），一般都不能直接被人体利用，必须先在消化道内分解，变成小分子物质（如葡萄糖、甘油、脂肪酸、氨基酸等），才能透过肠壁细胞进入血液循环和淋巴循环而被利用。食物在消化道内进行分解的过程叫做消化，消化后的小分子物质透过消化道黏膜的上皮细胞进入血液循环的过程叫做吸收，消化和吸收是两个紧密联系的过程，不能被吸收的食物残渣则由消化道末端排出体外。

消化系统的功能就是消化食物，吸收养料、水分和无机盐并排出残渣（粪便），一般包括物理性消化、化学性消化和微生物消化。物理性消化是指消化道对食物的机械作用包括咀嚼、吞咽和各种形式的蠕动来磨碎食物，使消化液与食物充分混合，并推动食团或食糜下移等。化学性消化是指消化腺分泌的消化液对食物进行化学分解，如把蛋白质分解为氨基酸，淀粉分解为葡萄糖，脂肪分解为脂肪酸和甘油，这些分解后的营养物质被小肠黏膜吸收，进入血液和淋巴系统，残渣通过大肠排出体外。微生物消化是指消化道内共生的微生物对食物中的营养物质进行发酵的过程，主要发生在人体大肠部位。

1. 人体消化系统的构成

消化系统由消化道和消化腺两大部分组成。消化道是一条自口腔延至肛门很长的管道，包括口腔、咽、食管、胃、小肠（十二指肠、空肠、回肠）、大肠（盲肠、结肠、直肠）和肛门，全长 8～10m。消化腺有小消化腺和大消化腺两种，小消化腺如胃腺和小肠腺，分散在于消化道的管壁内；大消化腺有三对唾液腺（腮腺、颌下腺、舌下腺）、肝和胰，它们均借助导管，将分泌物排入消化道内。

（1）口腔　口腔对食物的消化作用是接受食物并进行咀嚼，咀嚼过程包括物理的研磨、撕碎和唾液的掺和。唾液对食物起着润滑作用，同时浆液状唾液中的淀粉酶开始降解淀粉。唾液中大量的碳酸氢盐起一定的缓冲剂的作用，唾液溶解了食物中的各种化学成分，从而舌头上的味蕾能够辨认出食物的甜、酸、苦、辣、咸等滋味。口腔中最后一个简单动作是吞咽，在进行吞咽食物动作时，由于条件反射勺状软骨将通向喉头的路关闭，这样使食物只能进入食道，而避免进入呼吸道。

（2）食道　食道又称食管，是一条又长又直的肌肉管，食物借助重力作用和食道肌肉的收缩作用从咽部输送到胃中，食道长约 25cm，有三个狭窄处，食物经过食道约需 7s。

（3）胃　胃是消化道最能膨大的部分，上接食管，下通十二指肠，形状和大小随其内容物的多少而有所不同，充满时胀大，空虚时可缩成管状，像一个有弹性的口袋。有两个口，入口叫贲门，出口叫幽门。

胃的作用有三个，即储存食物、使食物与胃液相混合、以适当的速度向小肠排出食糜。这三个作用都是胃蠕动的结果，胃的蠕动是从胃的中部开始，有节律地向幽门方向进行的收缩活动。一方面使食物与胃液充分混合，以利于胃液的消化作用；另一方面还可以搅拌和粉碎食物，并推动胃内容物通过幽门向十二指肠移动。

食物通过胃的速度取决于食物的营养成分，如碳水化合物通过胃的速度要比蛋白质和脂肪的快些，水可以直接通过胃到达小肠，这决定了不同食物具有不同的饱腹感。正常人胃排空的时间为 4～6h。

（4）小肠　小肠长 5～7m，是消化道中最长的一段。小肠上端起于胃的幽门，下端经回盲瓣连接大肠，可分为十二指肠、空肠和回肠三部分，小肠在腹腔与盆腔内形成许多环状迂曲，是食物消化和吸收的最重要场所。

小肠黏膜上具有环状皱褶并拥有大量绒毛及微绒毛，构成了巨大的吸收面积（总吸收面积可达 200～550m^2），小肠的不断蠕动使食物和分泌物混在一起，再加上食物在小肠内停留的时间较长，约 3～8h，使大量营养物质在小肠里消化吸收。

（5）胰脏　胰脏是一个大的小叶状腺体，位于小肠的十二指肠处。胰脏分泌的消化液及胰腺内的胰岛细胞可产生胰岛素、胰高血糖素，通过胰脏直接进入小肠。

（6）肝　肝区包括肝、胆囊和胆管。肝的功能很复杂，主要有以下三点。

1）参与物质代谢。肝几乎参与体内的一切代谢过程，人们称它为物质代谢的“中枢”。它是体内糖、脂类、蛋白质等有机物合成与分解，转化与运输，储存与释放的重要场所，也与激素和维生素的代谢密切相关。

2）分泌胆汁。肝细胞分泌胆汁，帮助肠道内脂肪的消化和吸收，并促进脂溶性维生素的吸收。成人的肝每日可分泌胆汁 500～1000mL。

3）排泄吞噬。肝脏可以通过生物转化作用对非营养性物质（包括有毒物质）进行排泄；对进入人体内的细菌、异物进行吞噬，以保护机体。

（7）大肠　大肠长约 1.5m，在空肠、回肠的周围形成一个方框。根据大肠的位置和特点，分为盲肠和阑尾、结肠、直肠、肛管。大肠在外形上与小肠有明显的不同，一般大肠口径较粗，肠壁较薄。在大肠中有三种类型的运动。

1）收缩。为食物提供一个混合作用，促进水分的吸收。

2）蠕动。通过慢而强的蠕动推进食物从结肠中通过。

3）排便。当有力的蠕动移动粪便进入直肠时，产生一种排便作用。

大肠中含有以大肠杆菌为主的大量细菌，这些细菌影响粪便的颜色和气味。在消化道中没有被充分消化吸收的成分可通过细菌作用进一步发生改变，如大豆及豆制品中含有一定量的水苏糖或棉籽糖，人体中没有分解它们的酶，故不能被消化，但它们可被肠道微生物发酵产气，转化成氢气、二氧化碳和短链的脂肪酸等，称之为“胀气因子”。大豆加工成豆腐、豆浆等制品时，胀气因子被去除。没有消化的蛋白质残渣也可被细菌转化为有气味的化合物。此外，大肠内细菌还可以合成维生素K、生物素和叶酸等营养素。

2．消化道活动的特点

消化道的运动主要靠消化道的肌肉层的活动来完成，消化道中除了咽、食管上端和肛门的肌肉是骨骼肌外，其余均由平滑肌组成。消化道平滑肌具有肌肉组织的共同特性，如兴奋性、伸展性、紧张性、节律性、敏感性等，但这些特性的表现均有其自己的特点。

（1）兴奋性　消化道平滑肌收缩的潜伏期、收缩期和舒张期所占的时间一般较长，而且变异很大。所以消化道兴奋性低、收缩缓慢。

（2）伸展性　消化道平滑肌能适应实际的需要而作很大的伸展。作为中空的容纳器官来说，这一特性具有重要生理意义，如消化道中的胃，可容纳几倍于自己初始体积的食物。

（3）紧张性　消化道平滑肌经常保持在一种微弱的持续收缩状态，即具有一定的紧张性。消化道各部分，如胃、肠等之所以能保持一定的形状和位置，这同平滑肌的紧张性有重要的关系，紧张性还使消化道的管腔内经常保持着一定的基础压力。平滑肌的各种收缩活动也就是在紧张性基础上发生的，如胃壁平滑肌通常处于持续性缓慢收缩状态，称为紧张性收缩。

（4）节律性　消化道平滑肌在离体后，置于适宜的环境内，仍能进行良好的节律性运动，但其收缩很缓慢，节律性远不如心肌规则。

食物进入消化道后，依靠肠和胃壁肌肉有节律地运动，分泌消化液、酶和胆碱，将食物充分混合、消化后被肠壁细胞吸收。如果没有这种蠕动，食物便无法消化和吸收。当体内缺乏钾、纤维素等营养素时肠的收缩会明显地减慢，导致肠内消化过的废物积存太久，水分就会重新被大肠吸收，造成大便秘结，引发便秘、痔疮、结肠癌等的发病。

（5）敏感性　消化道平滑肌对电刺激不敏感，但对于牵张、温度和化学刺激则特别敏感，轻微的刺激常可引起强烈的收缩。消化道平滑肌的这一特性是与它所处的生理环境分不开的，消化道内容物是引起内容物推进或排空的自然刺激因素。机械性的刺激可以增加消化道黏膜伤害，破坏黏膜屏障。化学性的刺激会增加胃酸的分泌，过高的胃酸对胃和十二指肠黏膜都有侵蚀作用，是溃疡病发病的重要原因之一，因此，饮食过程要减少生冷、辛辣、产气等食物对消化道的刺激。

二、食物的吸收

当食物中的各种营养素被充分地消化以后，就开始被小肠黏膜吸收，最后都进入血液循环，运输到全身各个组织细胞。消化道不同部位的吸收能力和吸收速度是不同的，这主要取决于各部分消化道的组织结构，以及食物在各部位被消化的程度和停留的时间。在口腔和食管内，食物实际上是不被吸收的。在胃内，食物的吸收也很少，胃只能吸收酒精和少量水分。小肠是吸收的主要部位，一般认为，糖类、蛋白质和脂肪的消化产物大部分是在十二指肠和空肠吸收的，回肠有其独特的功能，即主动吸收胆盐和维生素 B_{12}。对于大部分营养成分，当它到达回肠时，通常已吸收完毕，因此回肠主要是吸收功能的贮备。小肠内容物进入大肠时已经没有多少可被吸收的物质了。大肠主要吸收水分和盐类，一般认为，结肠可吸收进入其内的 80%的水和 90%的 Na^+和 Cl^-。营养素吸收的方式主要有以下三种。

1. 自由扩散

物质透过细胞膜时从浓度高的一侧向浓度低的一侧透过（顺浓度梯度），这个过程不需要消耗能量，不需要载体协助。自由扩散的速度取决于该物质与细胞膜双层脂质分子的溶解度和自身分子的大小。

2. 主动运输

物质透过细胞膜时逆浓度梯度，该过程需要载体蛋白质，是一个耗能过程。例如，当血液和肠腔中的葡萄糖比例为 200:1 时，其吸收仍可进行，而且吸收的速度还很快。

3. 易化扩散

易化扩散是被动扩散的一种，顺浓度梯度透过，而且不需要消耗能量，但对于非脂溶性物质或亲水物质，如 K^+、Na^+、氨基酸等，不能透过细胞膜的双层脂质，需要膜上有特殊的蛋白质载体，它和某种进入细胞的离子或物质有特殊的亲和力，当这些物质与载体结合后，可以使膜上蛋白质载体的空间构型改变，形成离子通道。

三、主要营养物质的消化与吸收

1. 蛋白质的消化与吸收

（1）蛋白质的消化　唾液中虽有少量唾液蛋白质酶能分解蛋白质，但在整个消化过程中，其作用不大。蛋白质食物主要是在胃和小肠中进行消化的。

在胃内，胃黏膜分泌胃蛋白酶原，经胃液中盐酸或已有活性的胃蛋白作用和自我催化，胃蛋白酶原被转化为胃蛋白酶，它能分别催化水解芳香族氨基酸、蛋氨酸和亮氨酸的羧基侧肽键。食物蛋白质经胃蛋白酶消化的最终产物为长链多肽、短链多肽和少量氨基酸。

小肠里，由胰腺分泌的胰液含有多种能水解蛋白质的酶原，这些酶原经过肠致活酶激活分别被转化成具有活性的胰蛋白酶、糜蛋白酶、弹性蛋白酶和羧肽酶。前三者催化断裂肽链内部肽键，称为内肽酶，而羧肽酶以及氨肽酶分别催化断裂羧基末端和氨基末端肽键，称为外肽酶。

胰蛋白酶催化断裂碱性氨基酸，如精氨酸、赖氨酸残基羧基侧肽键。

糜蛋白酶催化断裂芳香族氨基酸，如苯丙氨酸、酪氨酸或色氨酸残基羧基侧肽键。

弹性蛋白酶特异性较差，作用于各种脂肪族氨基酸，如缬氨酸、亮氨酸、丝氨酸等残基所参与组成的肽键。

羧肽酶 A、羧肽酶 B 分别作用于带有自由羧基的中性和碱性氨基酸残基所形成的肽键。胰蛋白酶作用后产生的肽可被羧肽酶 B 进一步水解，而糜蛋白酶和弹性蛋白酶水解产生的肽可被羧肽酶 A 进一步水解。

大豆、棉籽、花生、油菜籽、菜豆等含有能抑制胰蛋白酶、糜蛋白酶等多种蛋白酶的物质，通称为蛋白酶抑制剂，它们的存在妨碍蛋白质的消化吸收。但它们可以通过加热被除去，常压蒸汽加热半小时，即可被破坏。

胰液水解蛋白质所得的产物中氨基酸仅占1/3，其余为寡肽。在肠黏膜细胞中含寡肽酶，寡酶从肽链的氨基末端或羧基末端逐步水解得到二肽化合物，再经二肽酶催化水解，最后完全水解成为氨基酸。

（2）蛋白质的吸收　食物蛋白质被水解成氨基酸后立即被小肠黏膜吸收，同单糖的吸收一样，氨基酸的吸收也是主动转运过程，需要转运载体以及消耗能量。正常情况下，只有氨基酸及少量二肽、三肽能被小肠绒毛内的毛细血管吸收而进入血液循环。四肽及以上的氨基酸需要进一步水解才能被吸收。

各种氨基酸的吸收速度也不同，这取决于主动运输过程的不同转运系统，中性转运系统可转运芳香族氨基酸、脂肪族氨基酸、含硫氨基酸以及组氨酸、谷氨酰胺等，它的转运速度最快；碱性转运系统主要转运赖氨酸、精氨酸，其转运速度较慢，仅为中性氨基酸载体转运速率的10%；酸性转运系统转运天门冬氨酸和谷氨酸，转运速度最慢。

由于氨基酸是动物蛋白和植物蛋白的基本单位，可被人体直接吸收利用，重新合成人体蛋白质。但是外界天然蛋白质具有其本身的特异性，进入体内不能直接被利用，甚至产生过敏反应。

2．脂类的消化与吸收

（1）脂类的消化　脂类的消化主要在小肠，胃虽也含有少量的脂肪酶，它的最适pH为6.3～7，但胃是酸性环境，pH 为 1～2，不利于脂肪酶作用，所以一般认为脂肪在胃里不易消化。脂肪到小肠后，由于脂肪不溶于水，而体内的酶促反应是在水溶液中进行，所以脂肪必须先乳化才能进行消化。来自胆囊的胆盐在脂肪消化中起重要的乳化作用，它首先是净化脂肪，减少它的表面张力，使脂肪乳化成非常细小的乳化微粒。然后在小肠中依靠胰液分泌的脂肪酶，将脂肪进行分解，分解的产物是甘油二酸酯、甘油一酸酯、脂肪酸和甘油。

（2）脂类的消化与吸收　脂类的吸收主要在十二指肠的下部和空肠的上部。低于12个碳原子的中链脂肪酸、短链脂肪酸和甘油分子直接被小肠黏膜内壁吸收，直接通过血液循环经门静脉进入肝脏，在所有食物的脂类中只有牛奶的脂类是富含短链脂肪酸的，因而奶油的消化率最高。而长链脂肪酸的吸收是通过小肠黏膜进入到肠黏膜的末端淋巴管，与淋巴管中的甘油再进行酯化，重新合成具有机体自身特性的甘油三酯，并与胆固醇、蛋白质、磷脂等结合形成乳糜微粒，由淋巴系统进入血液循环。血液中的乳糜微粒是一种颗粒最大、密度最低的脂蛋白，是食物脂肪的主要运输形式。乳糜微粒随血流流遍全身，以满足机体对脂肪和能量的需要，最终被肝脏吸收。脂肪在肝脏中进一步裂解和再合成，积存于脂肪组织中，作为能量和合成材料的储蓄。

脂肪的消化吸收会受到某些因素的影响，如不饱和脂肪酸双键含量越多，熔点较低时，其消化吸收率也越高。常温下为液态的植物性油脂能很好地被消化吸收，利用率也高，而且不易产生饱腹感；而动物性油脂由于其熔点较高，消化率较低，无法达到与植物性油脂相同的效果。另外，当脂肪乳化剂不足时，可降低其吸收率。食物中过量钙的摄入量会影响高熔点脂肪的吸收，但不影响多不饱和脂肪酸的吸收，可能是钙离子与饱和脂肪酸形成不溶性的钙盐所致。

大部分油脂都可完全被吸收与利用，但是当大量吃脂肪含量高或过于油腻的食物时，油脂来不及消化，吸收也会减慢，并有部分从粪便中排出。一般脂肪的消化率为95%，豆油、玉米油、奶油及猪油等油脂均可在6～8h内完全被人体消化，消化吸收率随时间的延长情况为：2h 吸收约 24%～41%。4h 为 53%～71%，6h 为 68%～85%，8h 为 85%～96%。

3．碳水化合物的消化与吸收

（1）碳水化合物的消化　食品中的碳水化合物主要是淀粉，淀粉的消化从口腔开始，口腔内有三对大唾液腺及无数散在的小唾液腺，分泌唾液，内含 α-淀粉酶，可使淀粉水解成糊精和麦芽糖，因为食物在口腔中停留的时间较短，淀粉的水解程度不大。食物进入胃后因胃酸的作用，唾液淀粉酶很快失去活性，淀粉的消化也立即停止。

淀粉的消化主要在小肠进行。来自胰液的 α-淀粉酶可将淀粉的 α-1，4 糖苷水解成 α-糊精及麦芽糖，肠黏膜上皮细胞也有同样的酶，以进一步消化，将 α-糊精中的 α-1，6 糖苷键及 α-1，4 糖苷键水解，最后将糊精和麦芽糖等水解为葡萄糖。此外，蔗糖酶、乳糖酶也可将食品中的蔗糖、乳糖水解为果糖、葡萄糖和半乳糖。

由于人体没有 β-1，4 糖苷键的水解酶，故不能消化由 β-1，4 糖苷键组成的纤维素、半纤维素等。此外，还有一些多糖物质（如琼脂、果胶、植物胶、海藻胶等）也不能被消化，在现代食品工业中常用作减肥食品。

(2)碳水化合物的吸收　食物中的碳水化合物被消化成单糖后，在小肠几乎全部被吸收。各种单糖的吸收速率不同，己糖的吸收速率比戊糖的快，若以葡萄糖的吸收速率为 100，各种单糖的吸收速率依次为：半乳糖（110）>葡萄糖（100）>果糖（70）>木糖醇（36）>山梨醇（29）。半乳糖和葡萄糖的吸收是主动运输，戊糖和多元醇则以自由扩散的方式吸收，果糖以易化扩散的方式吸收。

复习思考

1. 简述消化系统的组成及其活动特点。
2. 营养素吸收的方式主要有哪三种？
3. 为什么说小肠是吸收的重要场所？
4. 脂类的消化部位主要在哪里？脂类的消化液有哪些？

技能应用

标准人的概念及计算方法

由于调查对象的年龄、性别和劳动强度有很大的差别，所以无法用营养素的平均摄入量进行相互间的比较。为此，一般将各个人群都折合成标准人进行比较。折合的方法是以体重 60kg 成年男子从事轻体力劳动者为标准人，以其能量供给量 10.03MJ（2 400kcal）作为 1，其他各类人员按其能量推荐量与 10.03MJ 之比得出各类人的折合系数。

标准人日=标准人系数×人日数

全家的标准人日数=成员 1 标准人系数×人日数+成员 2 标准人系数×人日数

混合系数=全家的标准人日数÷全家总人日数

该人群标准人的食物摄入量=人均食物摄入量÷混合系数

标准人的平均每日某营养素摄入量=平均每人每日某营养素摄入量÷混合系数

计算出人群标准人的食物和营养素摄入量后，就能够在不同年龄、性别和劳动强度的人群之间进行比较。

知识拓展

进入小肠的消化液

1．胰液

胰液是由胰腺的外分泌腺部分分泌，所分泌的胰液进入胰管，由位于十二指肠处的胆总管开口进入小肠。胰液为无色、无臭的弱碱性液体，pH 为 7.8～8.4，含水量类似于唾液。胰液中无机物主要为碳酸氢盐，其作用是中和进入十二指肠的胃酸，使肠细胞膜免受强酸的侵蚀，同时也提供了小肠内多种消化酶活动的最适 pH。有机物则为由多种酶组成的蛋白质：① 胰淀粉酶，为 α 淀粉酶；② 胰脂肪酶类，有胰脂肪酶、磷脂酶 A_2、胆固醇酯酶和辅脂酶；③ 胰蛋白酶类，主要分为两类，即内肽酶和外肽酶，胰蛋白酶、糜蛋白酶和弹性蛋白酶属于内肽酶，外肽酶主要有羧肽酶 A 和羧肽酶 B。胰腺细胞最初分泌的各种蛋白酶都是以无活性的酶原形式存在的，进入十二指肠后被肠致活酶所激活。除上述三类主要的酶外，胰液中还含有核糖核酸酶和脱氧核糖核酸酶。胰液中的所有酶类的最适 pH 为 7.0 左右。

2．胆汁

胆汁是由肝细胞合成的，储存于胆囊，经浓缩后由胆囊排出至十二指肠。胆汁是一种金黄色或橘棕色有苦味的浓稠液体，其中除含有水分和钠、钾、钙、碳酸氢盐等无机成分外，还含有胆盐、胆色素、脂肪酸、磷脂、胆固醇和细胞蛋白等有机成分。胆盐是由肝脏利用胆固醇合成的胆汁酸与甘氨酸或牛磺酸结合形成的钠盐或钾盐，是胆汁参与消化与吸收的主要成分。一般认为胆汁中不含消化酶。胆汁的作用是：① 胆盐可激活胰脂肪酶，使后者催化脂肪分解的作用加速；② 胆汁中的胆盐、胆固醇和卵磷脂等都可作为乳化剂，使脂肪乳化呈细小的微粒，增加了胰脂肪酶的作用面积，使其对脂肪的分解作用大大加速；③ 胆盐与脂肪的分解产物如游离脂肪酸、甘油一酯等结合成水溶性复合物，促进了脂肪的吸收；④ 通过促进脂肪的吸收，间接帮助了脂溶性维生素的吸收。此外，胆汁还是体内胆固醇和胆色素代谢产物排出体外的主要途径。

3．肠液

小肠液是由十二指肠腺细胞和肠腺细胞分泌的一种弱碱性液体，pH 约为 7.6。小肠液中的消化酶包括氨基肽酶、α-糊精酶、麦芽糖酶、乳糖酶、蔗糖酶、磷酸酶等；主要的无机物为碳酸氢盐；小肠液中还含有肠致活酶，可激活胰蛋白酶原。

第三章　能量与宏量营养素

学习目标

掌握蛋白质、脂类、碳水化合物的组成结构、生理功能、营养价值的评价，以及营养素的食物来源、供给量及相互之间的影响关系，为膳食的营养搭配奠定良好的理论基础。

一、能量

一切生物都需要能量来维持生命活动，人体为维持生命活动及从事各种体力活动，必须每天从各种食物中获得能量。蛋白质、脂肪和碳水化合物三大产能营养素，通过食物供给人体所需能量，完成机体在物质代谢过程中伴随的能量代谢，维持正常的生理机能。能量的单位，国际上通用焦耳（J），营养学上使用最多的是千焦（kJ），还有兆焦（MJ）。但许多时候仍在使用卡（cal）和千卡（kcal）。它们之间的换算关系为：1kcal=4.184kJ，1kJ=0.239kcal。

1．人体能量的储存形式

体内能量以脂肪的形式储存在脂肪组织中，也以肝糖原和肌糖原的形式储存于肝脏和肌肉。机体需要能量时，肝糖原和肌糖原分解，释放出能量；脂肪氧化分解，供能以满足机体需要；蛋白质分解部分氨基酸也会释放出能量。这些物质氧化分解释放出的能量形成ATP（三磷酸腺苷），体内能量的释放、储存和利用都以ATP为中心，ATP是生物体内的直接供能物质。

2．人体能量消耗的构成

人体的能量消耗包括基础代谢、体力活动、食物特殊动力作用和机体生长发育四个方面所消耗的能量。

（1）基础代谢

1）基础代谢和基础代谢率。基础代谢所需能量是指维持人体基本生命活动的最低能量代谢，即人体在安静和恒温（一般为18～22℃）条件下，禁食12h后，静卧、放松而又清醒时的能量消耗。此时能量仅用于维持体温和呼吸、血液循环及其他器官的生理需要。基础代谢所需能量可用基础代谢率表示，基础代谢率是指单位时间内单位体表面积的能量消耗。

2）影响基础代谢率的因素。

① 形体的机体构成。相同体重者，瘦高体形的人体表面积大，其基础代谢率高于矮胖者；人体组织消耗的能量占基础代谢率的70%～80%，这些组织包括肌肉、心、脑、肝、肾等。因此，瘦体形、质量大、肌肉发达者，基础代谢水平高。

② 年龄及生理状态。在人的一生中，婴幼儿阶段整个代谢最为活跃。以后随年龄增加，基础代谢率反而有所下降，成年以后年龄每隔10年，基础代谢率下降2%。故一般成年人比

儿童基础代谢率低，老年人又低于成年人。孕妇因合成新组织工作，基础代谢率增高。

③ 性别。实际测定表明，在同一年龄、同一体表面积的情况下，女性机体所消耗的能量比男性低。一般女性比男性基础代谢率平均低 5%～10%。妇女孕期基础代谢率有所增加，其增加率可达 28%，月经期间基础代谢率也有波动。

④ 内分泌。内分泌腺分泌的激素不仅对物质代谢起调节作用，而且对能量代谢也起一定作用，其中以甲状腺素的影响最大。甲状腺素分泌过多，则基础代谢率超过正常值的 10%以上，反之若甲状腺素分泌低下，则基础代谢率小于正常值 10%以下。甲状腺功能亢进或甲状腺功能低下，基础代谢率升高或下降的幅度更大。

⑤ 季节与劳动强度。基础代谢率在不同季节和不同劳动强度的人群中存在一定差别，一般在冬季基础代谢率高于夏季，劳动强度高者高于劳动强度低者。

（2）体力活动的能量消耗　体力活动的能量消耗是构成人体总能量消耗的重要部分。用于体力劳动的能量消耗一般占总能量的 30%。人体能量需要量的不同主要体现在体力活动的差别。体力活动一般包括职业活动、社会活动、家务活动和休闲活动等，因职业不同造成的能量消耗差别最大。我国通常将劳动强度分为以下五个等级：

1）极轻度体力劳动：身体主要处于座位工作，如办公室工作、开会、读书、装配、修钟表等。

2）轻度体力劳动：站立为主的工作，如商店售货员、教师、实验室工作人员等。

3）中度体力劳动：如重型机械操作、机动车驾驶、学生日常活动、一般农田劳动等。

4）重度体力劳动：非机械化农业劳动、半机械化搬运工作、炼钢、体育活动等。

5）极重度体力劳动：非机械化的装卸工作、采矿、伐木、开垦土地等。

（3）食物特殊动力作用所需热能

1）食物特殊动力作用。食物特殊动力作用又称食物热效应。人体在摄食过程中，由于要对食物中营养素进行消化、吸收、代谢转化，需要额外消耗能量，同时引起体温升高和散发热量，这种因摄食而引起的能量的额外消耗称为食物的热效应。它只是增加机体的能量消耗，并非增加能量来源。

2）影响因素。一般情况下，食物特殊动力作用消耗的能量相当于每日基础代谢的 10%。它受以下因素影响：

① 食物成分。不同营养素的特殊动力作用不同，蛋白质的特殊动力作用最强，相当于其供热的 20%～30%，脂肪约为 4%～5%，碳水化合物约为 5%～6%，摄入普通混合膳食时，相当于每日基础代谢的 10%。

② 进食量。进食量越多，能量消耗越大。

③ 进食速度。进食速度快，中枢神经活跃，激素和酶的分泌速度加快，吸收和储存的速率都会更高，能量消耗相对较大。

（4）机体生长发育所需热能　处于生长发育期的婴幼儿、儿童、青少年、孕妇和泌乳的乳母、康复期的病人等，其一天的能量摄入除一部分用于维持正常的生理机能外，还有一部分用于组织增长和特殊的生理变化。

但对于不同的人群，增加组织的能量消耗有很大差异。例如，营养状况良好的人可以将更多的富余能量转变为脂肪而非蛋白质，因此更容易发胖；而体型消瘦的人可能将富裕的能量转化为蛋白质，而这种过程更耗费能量，因此这类人不容易发胖。

3．能量的推荐摄入量及食物来源

（1）供给量　在考虑能量供给时要遵循能量平衡，使供给量等于需要量，同时三大产能营养素的比例要合理，蛋白质、脂肪和碳水化合物占总热能的适宜比例分别为10%～15%、20%～30%和55%～65%。

（2）食物来源　人体所需能量的食物来源是食品中的碳水化合物、脂肪和蛋白质。一般来讲，含脂肪多的食物，其能量密度高，是“高能食品”，如肥肉；含水分及非消化性成分多的食物，其能量密度低，是“低能食品”，如不带皮的精瘦肉、肝脏、海产品及蔬菜和大部分水果。

二、蛋白质

蛋白质是化学结构复杂的一类有机化合物，是人体的必需营养素。蛋白质一词来源于希腊文的 proteios，是“头等重要”的意思，表明蛋白质是生命活动中非常重要的物质。蛋白质是生命的物质基础，没有蛋白质就没有生命。

1．蛋白质的元素组成与结构

（1）组成　蛋白质主要由碳、氢、氧、氮四种元素构成，有些蛋白质还含有磷、铁、碘、锰等其他元素。由于糖类和脂肪仅含氧，不含氮，故蛋白质是人体氮的唯一来源，氮是蛋白质的特征元素。

（2）结构　氨基酸是构成蛋白质的基本单位。氨基酸是一类既含有氨基（$—NH_2$）又含有羧基（— COOH）的特殊化合物。氨基酸分子之间以肽键相连接。天然氨基酸有许多种，构成蛋白质的主要是其中的 20 多种。在营养学上根据氨基酸的必需性分为必需氨基酸、非必需氨基酸和条件必需氨基酸。

1）必需氨基酸。人体不能合成或合成速度不能满足机体需要，必须从食物中直接获得的氨基酸，称为必需氨基酸，有 8 种，它们是异亮氨酸、亮氨酸、缬氨酸、苏氨酸、赖氨酸、蛋氨酸、苯丙氨酸、色氨酸，对婴儿来说，组氨酸也是必需氨基酸。

2）非必需氨基酸。人体自身可以合成或可由其他氨基酸转变来满足机体需要的氨基酸，称非必需氨基酸，如甘氨酸、丙氨酸、谷氨酸、组氨酸、酪氨酸、胱氨酸、丝氨酸、半胱氨酸等。

3）条件必需氨基酸。半胱氨酸和酪氨酸在体内分别由蛋氨酸和苯丙氨酸转变而成，如果膳食中能直接提供这两种氨基酸，则人体对蛋氨酸和苯丙氨酸的需要可分别减少 30%和 50%，起到节约必需氨基酸的作用。所以半胱氨酸和酪氨酸又称为条件必需氨基酸或半必需氨基酸。

（3）氨基酸模式　组成人体各种组织细胞蛋白质的氨基酸有一定的比例，每日膳食中蛋白质所提供的各种氨基酸比例必须与其一致，才能在体内被机体充分利用。蛋白质中各种必需氨基酸的构成比例称为氨基酸模式。若氨基酸构成比例与机体需要不符，一种氨基酸不足，则其他氨基酸也不能充分利用。能够限制其他氨基酸利用程度的氨基酸，称为限制氨基酸。限制氨基酸中缺乏最多的为第一限制氨基酸。例如，谷类中赖氨酸的含量少，赖氨酸是谷类的第一限制氨基酸。此外，小麦、大米还缺乏苏氨酸，玉米缺乏色氨酸，苏氨酸、色氨酸分别是它们的第二限制氨基酸。

2．蛋白质的分类

由于氨基酸是蛋白质的基本组成单位，营养学上常根据食物蛋白质的氨基酸组成，把蛋白质分为完全蛋白质、半完全蛋白质和不完全蛋白质三类。

（1）完全蛋白质　蛋白质所含的氨基酸种类和比例能符合人体需要，容易吸收利用，能维持生命并能促进幼小个体的生长发育。例如，乳类中的酪蛋白，乳白蛋白，蛋类中的卵白蛋白及卵黄蛋白，肉类中的白蛋白和肌蛋白，大豆中的大豆蛋白，小麦中的麦谷蛋白和玉米中的谷蛋白等，都是完全蛋白质。

（2）半完全蛋白质　这类蛋白质所含各种必需氨基酸种类基本齐全，但相互比例不合适，氨基酸组成不平衡，以它作为蛋白质来源，虽可维持生命，但不能促进生长发育，如小麦和大麦中的麦胶蛋白。

（3）不完全蛋白质　此类蛋白质中所含氨基酸种类不全，当把这类蛋白质作为膳食中唯一的蛋白来源时，它既不能促进生长发育，也不能维持生存，如肉皮和蹄筋中的胶原蛋白。

3．蛋白质的生理功能

（1）机体主要构成成分　蛋白质是构成生物细胞原生质的重要组成分，人体的神经、肌肉、皮肤、内脏、血液、骨骼等无一不是由蛋白质构成，成年人体内约含 16.3%的蛋白质。机体生长发育、衰老组织的更新和损伤后组织细胞的修复，都需要蛋白质组成新的细胞组织。

（2）调节生理功能　机体生命之所以能够有条不紊的进行，有赖于多种生理活性物质的调节，蛋白质是体内构成多种重要生理活性物质的成分，参与生理调节。酶的本质是蛋白质，酶在体内起催化和调节机能作用，如淀粉酶、胃蛋白酶、转氨酶等。由蛋白质或蛋白质的衍生物构成的激素如生长激素、促甲状腺激素、肾上腺素、胰岛素等都是机体的重要调节物质。

蛋白质参与调节体液与酸碱平衡。人体内的水平衡和渗透压平衡受血浆蛋白调节，即蛋白质可保持水分在体内的正常分布。蛋白质还是两性物质，为维持酸碱平衡的有效物质。

（3）提高机体免疫能力　机体体液免疫主要由抗体和补体完成，构成抗体和补体需要有充足的蛋白质。吞噬细胞的作用与摄入蛋白质的量有密切关系，大部分吞噬细胞来自骨髓、肝、脾、淋巴组织。长期缺乏蛋白质，这些组织显著萎缩，失去制造白细胞和抗体的能力，吞噬细胞不能维持正常的功能，使机体抗病力下降，易感染疾病。

（4）供给能量　蛋白质的主要功能不是供给能量，但当食物中蛋白质的氨基酸组成和比例不符合人体的需要，或摄入蛋白质过多，超过身体合成蛋白质的需要时，多余的食物蛋白质就会被当做能量来源氧化分解放出热能。此外，在正常代谢过程中，陈旧破损的组织和细胞中的蛋白质也会分解释放出能量。每克蛋白质可产生 16.7kJ（4kcal）热能。

利用蛋白质作为供能的来源是很不经济的。如果食物中的碳水化合物和脂肪供给不足时，蛋白质将满足人体的能量需要，这样，膳食中的蛋白质就不能有效地发挥作用，甚至不能维持平衡状态。因此，碳水化合物和脂肪具有节约蛋白质的作用。

4．蛋白质营养价值的评价

评价食物蛋白质的营养价值，对于食品品质的鉴定、新的食品资源的研究和开发，指导人群膳食等许多方面具有重要意义。食物蛋白质的营养价值相当于它满足机体氮源和氨基酸需求，以及保证良好的生长和生活的能力。对食物蛋白质的营养评价，营养学上主要从食物蛋白质的含量、被消化吸收的程度（蛋白质消化率）和被人体利用程度（蛋白质利用率）三方面进行评价。

（1）食物蛋白质的含量　食物中蛋白质的含量多少，是影响食物蛋白质营养价值高低的基本因素。人们的摄食量主要决定于满足能量的需要，而不是为了蛋白质的需要，因此，评价食物蛋白质的营养价值时，决不能离开含量而单纯谈质量，如某些蛋白质含量太低的食物，即使其蛋白质营养价值很高，也无法满足人体的需要。

各种食物中蛋白质的组成成分不同，因而其营养价值也不一样，所以评价食物中蛋白质营养价值高低，受很多因素影响，但应以蛋白质的含量为基础。大多数蛋白质含氮量接近，平均为16%，故测定食物中的总氮乘以折算系数6.25即得蛋白质含量。

（2）蛋白质消化率　食物蛋白质的消化率是指一种食物蛋白质可被消化酶分解的程度。蛋白质消化率愈高，则被机体吸收利用的可能性越大，营养价值也越高。食物中蛋白质的消化率可由人体或动物实验测得，以蛋白质中能被消化吸收的氮的数量与该种蛋白质含氮总量的比值来表示，分为真消化率和表观消化率。

真消化率=食物中被消化吸收氮的量/食物中含氮总量×100%=

[食物中含氮量−（粪氮−肠道代谢废物氮）]/摄入氮×100%

表观消化率=（食物氮−粪氮）/食物氮

式中，粪氮代表食物中不能被消化吸收的氮；肠道代谢废物氮是指受试人完全不吃含蛋白质食物时，测定其粪便中的含氮量。

不同食物蛋白质的消化率不同，一般动物性食品消化率较高，奶类的97%～98%被消化吸收，而蛋类为98%，肉类为92%～94%；植物性蛋白质由于被纤维包围，不易与消化酶接触，所以消化率较低。同一种食物因加工烹调方法不同，其消化吸收率不同，如大豆整粒进食其消化率仅为60%，豆浆的消化率则为85%，而加工成豆腐则消化率可提高到90%。蛋白质的消化率除了受蛋白质本身的性质影响外，还受人体和食物两方面的影响，前者如全身状态、消化功能、精神情绪、饮食习惯和心理因素等；后者如食物的属性、膳食纤维的含量、烹调加工方法和同时进食其他食物的影响等。

（3）蛋白质利用率　衡量蛋白质利用率的指标如下。

1）蛋白质的生物学价值（BV）。蛋白质的生物学价值简称生物价，是测定食物蛋白质利用率的一种方法，是衡量食物蛋白质营养价值最常见的指标。蛋白质生物价是反映食物蛋白质消化吸收后，被机体利用程度的指标，生物价的值越高，表明其被机体利用程度越高，最大值为100。计算公式如下：

$$\text{生物价（BV）}=\frac{\text{氮存储量}}{\text{氮吸收量}}=\frac{I-(F-FK)-(U-UK)-(S-SK)}{I-(F-FK)}\times 100$$

式中，U为尿氮；UK为尿内源氮（即无蛋白摄入时尿中排出的氮）；F及FK分别为粪氮及粪内源性氮；I为摄入氮；S为从皮肤等通道损失的氮；SK则为（无蛋白膳食）对照状态下从皮肤等途径损失的氮。

生物价高，表明食物蛋白质中氨基酸主要用来合成人体蛋白，极少有过多的氨基酸经肝、肾代谢而释放能量或由尿排出多余的氮。表 3-1 为常见食物蛋白质的生物价。

表 3-1　常用食物蛋白质的生物价

蛋　白　质	生　物　价	蛋　白　质	生　物　价	蛋　白　质	生　物　价
全鸡蛋	94	大米	77	生大豆	57
鸡蛋黄	90	小麦	67	熟大豆	64
鸡蛋白	83	玉米	60	豆腐	65
牛奶	90	小米	57	绿豆	58
鱼	83	高粱	56	花生	59
牛肉	76	甘薯	72	马铃薯	67
猪肉	74				

2）蛋白质净利用率（NPU）。测定蛋白质生物学价值时，未考虑蛋白质的消化率，因而对蛋白质的质量估计稍有偏高。蛋白质净利用率是反映食物中蛋白质实际被利用的程度，即机体的氮存储量与氮摄入量之比。它把食物蛋白质的消化和利用两个方面都包括在内，因此更为全面。

$$\text{蛋白质净利用率（NPU）}=\frac{\text{氮存储量}}{\text{氮摄入量}}=\text{生物价}\times\text{真消化率}=\frac{\text{储留氮}}{\text{食物氮}}\times 100\%$$

3）蛋白质功效比值（PER）。蛋白质功效比值是测定蛋白质利用率的另一种简便方法，用处于生长阶段中的幼年动物（一般用刚断奶的雄性大白鼠）在实验期内，其体重增加和摄入蛋白质数的比值来反映蛋白质的营养价值的指标。由于所测蛋白质主要被用来提供生长之需要，所以该指标被广泛用来对婴幼儿食品中蛋白质的评价，可用下式表示：

$$\text{蛋白质功效比值（PER）}=\frac{\text{动物增加体重值（g）}}{\text{食用蛋白质值（g）}}$$

PER 比值大者营养价值高，如全蛋为 4.4，大豆为 2.4，麦麸为 0.4。

4）氨基酸评分（AAS）和经消化率修正的氨基酸评分（PDCAAS）。氨基酸评分又叫做蛋白质化学评分，是用化学方法来评价蛋白质的营养价值。它是根据其必需氨基酸的含量及它们之间的相互关系来评价。氨基酸计分模式如下：

$$\text{氨基酸评分（AAS）}=\frac{\text{受试者蛋白质中氨基酸的质量（mg）}}{\text{需要量模式中氨基酸的质量（mg）}}\times 100$$

氨基酸评分通常是指受试蛋白质中第一限制氨基酸的得分，如限制氨基酸是需要量模式的 80%，则其氨基酸评分为 80，可见，一种食物蛋白质的氨基酸评分越接近 100，则其越接近人体需要，营养价值也就越高。由于婴儿、儿童和成人的必需氨基酸需要量各不相同，对于同一蛋白质的氨基酸评分也不相同。因此，某种蛋白质对婴幼儿来说氨基酸评分较低，对成人而言其蛋白质质量并不一定很低。

但氨基酸评分的方法没有考虑食物蛋白质的消化率。而另一种经消化率修正的氨基酸评分（PDCAAS）方法则可替代蛋白质功效比值 PER，对除孕妇和 1 岁以下婴儿以外的所有人群的食物蛋白质进行评价。

PDCAAS=氨基酸评分×真消化率

除上述方法和指标外，还有一些蛋白质营养评价方法和指标，如相对蛋白质值（RPV）、净蛋白质比值（NPR）、氮平衡指数（NBI）等，但一般使用较少。

5．蛋白质在烹饪加工过程中的变化

烹饪加工的方法有加热、冷冻、搅拌、高压、盐腌等，其中以加热对蛋白质的影响最大。热处理对蛋白质的影响程度取决于加热的温度、时间、湿度等因素。热处理可造成蛋白质的变性、分解、氨基酸氧化、氨基酸键之间的交换、氨基酸新键的形成等。蛋白质经过加热处理，构型改变，固有的生物活性丧失，这种变化称为变性，如蛋清受热凝固、瘦肉受热收缩变硬都是变性现象。各种蛋白质的耐热性能不一，多数在60～80℃开始变性。

（1）烹饪的有益作用

1）热加工。适度的热加工，对保持食物蛋白质的营养价值是有益的。加热杀菌和钝化酶，是食品保藏最普遍和最有效的方法；加热使蛋白质变性，可提高其消化率；加热还可破坏食品中的某些毒性物质、酶抑制剂和抗生素，而使其营养价值提高。

在烹饪中对原料采用爆、炒、熘、涮等方法，由于进行快速高温加热，加快了蛋白质变性的速度，原料表面因变性凝固、细胞孔隙闭合，从而原料内部的营养素和水分不会外流，可使菜肴的口感鲜嫩，并能使较多的营养成分不受损失。经过初加工的鱼、肉在烹制前有时先用沸水烫一下，或在较高的油锅中速炸一下，也可达到上述目的。例如，在制作干烧鱼时，先将鱼放入热油中，炸至七成熟后，再放入加有调味品的汤中烧制，不仅鱼肉鲜嫩可口，而且形优色美，诱人食欲。

蛋白质在烹饪中会发生水解作用，产生氨基酸和低聚肽。许多氨基酸都具有明显的味感，如甘氨酸、丙氨酸、丝氨酸、苏氨酸、脯氨酸、羟脯氨酸等呈甜味；缬氨酸、亮氨酸、异亮氨酸、蛋氨酸、苯丙氨酸、色氨酸、精氨酸、组氨酸等呈苦味；天门冬氨酸钠和谷氨酸钠呈鲜味。大多数氨基酸的呈味阈值低，呈味性强，许多低聚肽，特别是二聚肽，能使食品中各种呈味物质变得更突出、更协调。例如，发酵食品中的豆酱、酱油就是利用大豆为原料经酶水解制成的调味品，其中除了含有呈鲜味的谷氨酸钠外，还含有以天门冬氨酸、谷氨酸和亮氨酸构成的低聚肽，从而赋予这类食品鲜香的味道。

2）其他加工。除了加热之外，酸、碱、有机溶剂、振荡等因素也会引起蛋白质变性，并均可在烹饪中得到应用。

蛋白质的pH处于4以下或10以上的环境中会发生酸或碱引起的变性，如在制作松花蛋时，就是利用碱对蛋白质的变性作用而使蛋白和蛋黄发生凝固。

酒精和其他有机溶剂也能使蛋白质变性，鲜活水产品的醉腌就是利用这一原理，通过酒浸醉死，不再加热，即可食用，如醉蟹、平湖糟蛋等。

将蛋白质进行不断的搅拌，由于液层产生了应力，导致蛋白质空间结构被破坏而引起变性，变性后的蛋白质肽链伸展；由于连续不断地搅拌，不断地将空气掺入到蛋白质分子内部中去，肽链可以结合许多气体，使蛋白质体积膨胀，形成泡沫。如果在较低的温度或时间较短的情况下进行搅拌或振荡，只能破坏蛋白质的三级结构和四级结构，这种变性是可逆的，如蛋清拍打后产生的泡沫，放置后又可回复为蛋清。新鲜蛋品所含的卵黏蛋白较多，经过剧烈搅拌后，容易形成泡沫；当蛋品新鲜度下降后，卵黏蛋白分解成糖和蛋白质，使整个蛋清变稀薄，从而影响起泡。因此制作蛋泡糊、装点菜肴或制作糕点时，应选用起泡性强的新鲜蛋。

（2）烹饪的不良作用

1）加热。食物如果加热过度，也会使蛋白质营养价值下降。例如，赖氨酸和胱氨酸受热后被破坏；在有糖存在的情况下，蛋白质分子中的氨基与糖分子中的碳基会发生碳氨反应（美拉德反应），引起制品褐变和营养成分的破坏，特别是赖氨酸的损失较大，从而降低蛋白质的营养价值。蛋白质在强热过程中，分子中赖氨酸残基的 α-NH_2 易与天门冬氨酸或谷氨酸的羧基发生反应，形成酰胺键，导致蛋白质很难被蛋白酶水解，因而也难以被人体消化吸收。例如，米面制品经膨化或焙烤后，表面蛋白质的营养价值会遭到一定程度的破坏。又如，牛奶中蛋白质含谷氨酸、天门冬氨酸较多，在过度加热后，易与赖氨酸发生反应，形成新的酰胺键，使牛奶的营养价值降低。

2）碱处理。对食品进行碱处理，尤其是在加热条件下，对蛋白质的营养价值影响很大。碱处理可使蛋白质发生异构化，并在分子间或分子内形成交联键，生成某些新的氨基酸（如赖丙氨酸等），能发生变化的氨基酸有丝氨酸、赖氨酸、胱氨酸和精氨酸，在碱处理时还可使色氨酸、赖氨酸等发生构型变化，从而降低蛋白质的营养价值。

3）冷冻。冷冻肉类时，肉组织会受到一定程度破坏，会引起蛋白质的降解，形成不可逆的蛋白质变性，导致蛋白质持水能力丧失。冻结速度快，蛋白质的变性程度就小，食品的品质变化也就较小。

4）脱水干燥。食品在脱水干燥时，如温度过高，时间过长，使蛋白质中的结合水受到破坏，则导致蛋白质之间的相互作用，使蛋白质变性，因而蛋白质的复水性降低，硬度增加，风味变劣。

6. 蛋白质互补作用

两种或两种以上食物蛋白质混合食用，其中所含有的必需氨基酸取长取短，相互补充，达到较好的比例，从而提高蛋白质利用率的作用，称为蛋白质的互补作用。在实际生活中我们也常将多种食物混合食用，这样做不仅可以调整口感，也可提高其营养价值。例如，小麦、小米、牛肉、熟大豆各个单独食用时，其蛋白质生物价分别为 67、57、76、64，而混食的生物价值可高达 89。表 3-2 列出几种食物混合食用蛋白质的生物价。

表 3-2　几种食物混合食用蛋白质的生物价

食 物 名 称	食物蛋白质配合比（%）	单纯食物生物价	混合食物生物价
小麦 大豆	67 33	67 64	77
玉米 小米 大豆	40 40 20	60 57 64	77
豆腐 面筋	42 58	65 67	77

用限制氨基酸补充到相应的食物中，如用赖氨酸补充谷类蛋白，用蛋氨酸、赖氨酸和苏氨酸补充花生粉，同样可以起到互补作用。例如，在面粉中添加赖氨酸 0.2%，面粉蛋白的生物价可由 47 提高到 71，学龄儿童食用这种赖氨酸强化食品一年后，身高、体重和抵抗力等均较对照组有显著提高。因为组成蛋白质的各种氨基酸必须同时存在才能合成蛋白质，而且

机体内氨基酸的储存量很少，因此膳食中不同蛋白质必须在同一餐摄入才能起到互补作用。

为充分发挥食物蛋白质的互补作用，在调配膳食时应遵循以下三个原则。

（1）搭配的食物种类越多越好。搭配的品种越多，氨基酸的种类越完全，对发挥蛋白质的互补作用越有利。

（2）食物的种属越远越好。不同种属的食物，氨基酸所含种类和含量差异大，种属越远，混食氨基酸的互补性越强。

（3）食用时间越近越好，同时食用最好。因氨基酸在血液中停留时间约 4h，当它不能用于机体合成时，很快就会降解，因此，不同食物摄入不能间隔时间太长，一般不超过 5h。

7．蛋白质的供给量与食物来源

（1）供给量　蛋白质的供给量应为满足人体对蛋白质最低需要量和一定数值增加量之和。蛋白质的供给要适量而且平衡，不是愈多愈好。蛋白质的供给量与膳食蛋白质的质量有关。如果蛋白质主要来自奶、蛋等食品，则成年人不分男女均为每日每千克体重 0.75g。中国膳食以植物性食物为主，蛋白质质量较差，供给量需要定为每日每千克体重 1.0～1.2g。

一般蛋白质供给量应占总能量的 11%～14%；儿童、青少年为 13%～14%，以保证生长发育的需要；成人为 11%～12%，以维持正常生理功能。1 岁以内婴儿的蛋白质供给量为每日每千克体重 2～4g，以母乳喂养者为每日每千克体重 2g，以牛乳喂养者为每日每千克体重 3.5g，混合喂养者为每日每千克体重 4g。

（2）食物来源　蛋白质的食物来源可以分为动物性蛋白质和植物性蛋白质两类。

1）肉类（主要为肌肉）、蛋类、奶及其制品、海产品等动物性食品蛋白质含量较高，一般为 10%～20%，且为优质蛋白质，生物价高，其中，以鸡蛋最高，牛乳次之。

2）豆类、谷类、硬果类、薯类等植物性食品，多数蛋白质含量不高。除豆类蛋白属优质蛋白质，其他多为半完全蛋白质，生物价较低。但作为主食，摄入量比较大，因此也是蛋白质一个重要来源。为提高蛋白质的质量，膳食中应保证有一定比例的优质蛋白质。一般要求，动物性蛋白质和大豆蛋白质应占膳食总蛋白的 30%～50%，其中动物蛋白质占总蛋白的 20%～30%为好。

8．蛋白质营养不良对人体健康的影响

蛋白质是重要的营养物质，每天都应补充。摄入不足或过量，都会对机体的健康有重大影响。由于氮元素是蛋白质的特征元素，所以蛋白质的营养状况常用机体氮的平衡状态描述。

（1）氮平衡

1）氮平衡。氮平衡是反映机体摄入氮和排出氮的关系。其关系式如下：

氮平衡=摄入氮–（尿氮+粪氮+皮肤等氮损失）

当摄入氮和排出氮相等时，氮平衡等于零，为零氮平衡。健康的成人应维持零平衡下富余 5%。

2）正氮平衡。如果摄入氮多于排出氮，氮平衡大于零，则为正氮平衡。婴幼儿、儿童和青少年处于生长发育阶段，妇女怀孕时，病人疾病恢复时，以及运动和劳动以达到增加肌肉时，应保证适当的正氮平衡，满足机体对蛋白质额外的需要。

3）负氮平衡。如果摄入氮少于排出氮时，氮平衡小于零，为负氮平衡。人在饥饿、疾病及老年时期的一些阶段，一般处于这种状况下，应注意尽可能减轻或改变这种情况。

影响机体氮平衡的因素很多，主要有膳食蛋白质的摄入量及质量、能量供给和消耗情况、其他营养素如糖类、维生素 B_6、叶酸的供给情况。如果蛋白质供给达到了参考摄入量标准，但能量供给少或能量消耗增大，特别是缺乏糖类物质时，蛋白质也将分解产热，导致负氮平衡的出现。

（2）蛋白质营养不良　蛋白质营养不良既包括蛋白质供给不足，也包括蛋白质供给过量。

1）蛋白质供给不足。蛋白质长期摄入量不足，不能满足机体的的需要，会对机体造成严重的影响。婴幼儿、儿童、青少年的身高、体重明显低于同龄人，严重时会引起智力发育不良，抵抗力下降；成人会出现体重减轻、易疲劳、贫血、腹泻、抵抗力下降等。

蛋白质缺乏往往又与能量的缺乏共同存在，即蛋白质—热能营养不良，有两种情况：一种指热能摄入基本满足而蛋白质严重不足的营养性疾病，称为“加西卡病”；另一种为蛋白质和热能摄入均严重不足的营养性疾病，临床表现有水肿型、消瘦型和混合型三种类型。

2）蛋白质供给过量。当膳食中蛋白质长期超过人体需要量时，多余的蛋白质通过肝脏的转化，再由肾脏从尿液中排出体外，不仅浪费，还增加了肝脏、肾脏的负担。同时，摄入过多的动物蛋白，必然伴随较多的动物脂肪和胆固醇。因此，蛋白质虽然对人体有重要作用，但并不是越多越好。

三、脂类

脂类是一大类疏水性生物物质的总称，是重要的营养素，是人体不可缺少的组成部分，具有重要的生理功能。

1．脂类的组成和分类

脂类包括脂肪和类脂。食物中的脂类 95%是脂肪，5%是类脂。通常说的脂类多专指脂肪。

（1）脂肪的组成和脂肪酸　脂肪主要含有碳、氢、氧三种元素，因其含氧的比例较小，可被氧化的成分多，所以脂肪的发热量较高，是一种高热能营养物质。

1）甘油三酯。甘油三酯也称脂肪或中性脂肪。每个脂肪分子是由一分子甘油和三分子脂肪酸结合而成。因脂肪酸的不同可形成了不同的脂肪分子。

2）脂肪酸。脂肪中的脂肪酸因其所含的脂肪酸的链的长短、饱和程度和空间结构不同，而呈现不同的特性和功能。按其碳链长短可分为长链脂肪酸（14 碳以上）、中链脂肪酸（6～12 碳）和短链脂肪酸（5 碳以下）；按其饱和度可分为饱和脂肪酸、单不饱和脂肪酸、多不饱和脂肪酸；按其空间结构不同，可分为顺式脂肪酸和反式脂肪酸。各种脂肪酸的结构不同，功能也不一样。例如：猪油、牛油等动物脂肪，含饱和脂肪酸较多，常温下呈固体，通常称为“脂”；豆油、花生油等植物脂肪，含不饱和脂肪酸较多，常温下呈液态，通常称为“油”。

3）必需脂肪酸。从营养学角度，脂肪酸可分为必需脂肪酸和非必需脂肪酸。人体可以合成的脂肪酸称非必需脂肪酸。人体自身不能合成，必须要由食物供给的脂肪酸称为必需脂肪酸。必需脂肪酸多为多不饱和脂肪酸，目前认为必需脂肪酸有亚油酸（9，12-十八碳二烯酸）和亚麻酸（9，12，15-十八碳三烯酸），亚油酸是最重要的必需脂肪酸。

必需脂肪酸有十分重要的生理功能，它是组织细胞的组成成分，在体内参与磷脂的合成，与脂质代谢有密切关系，可保护皮肤免受射线损伤，是机体前列腺素合成的原料，其还与动物的精子形成有关，膳食中长期缺乏必需脂肪酸，动物会出现不孕症，授乳过程亦可发生障碍。

（2）类脂的组成　类脂主要由碳、氢、氧三种元素组成，有的还含有磷、氮、硫等。类脂主要包括磷脂、固醇。

1）磷脂。磷脂是指甘油三酯中一个或两个脂肪酸被含磷的基团所取代的脂类物质。在营养和食品中比较重要的有卵磷脂和脑磷脂。卵磷脂主要存在于脑、肝、肾、心、蛋黄、大豆、花生、核桃、蘑菇中，蛋黄含卵磷脂最多；脑磷脂主要存在于脑、骨髓和血液中。

2）固醇。固醇分为胆固醇和类固醇，最重要的固醇是胆固醇，胆固醇主要存在于脑、神经组织、肝、肾和蛋黄中，类固醇主要存在于大豆、谷胚、酵母及蕈类中。

2．脂类对人体的生理功能

（1）提供热能　体内脂肪组织是能量的主要储存形式。每克脂肪在体内氧化可产生37.6kJ（9kcal）的能量，是供能营养素中能值最高的营养素。

（2）保护机体，维持体温　脂肪有缓冲作用，分布在皮下、内脏和关节等部位，在机体受到外界撞击时具有保护作用。脂肪导热性能差，皮下脂肪组织可起到隔热保温的作用，维持恒定的体温。

（3）构成组织成分　脂类是人体细胞的重要组成部分，如脂肪中的磷脂和胆固醇与蛋白质结合成脂蛋白，是构成细胞膜、核膜、脑组织、神经组织的主要成分。

（4）促进脂溶性维生素的吸收　脂肪中含有脂溶性维生素，并且脂肪是脂溶性维生素的溶剂，只有溶解在脂肪中才能被发挥作用，因此脂肪是脂溶性维生素的必要载体并有促进其吸收的作用。

（5）提供人体必需脂肪酸　人体不能合成必需脂肪酸，通过食物脂类供给必需脂肪酸，完成必需脂肪酸在体内参与磷脂合成，促进胆固醇代谢，保护皮肤免受射线损伤等功能。

（6）增加美味和饱腹感　脂肪可改善食物的色、香、味，增加食物美味，改善人对食物的食欲；可延迟胃的排空，减慢肠道的蠕动，增加饱腹感。

3．胆固醇的重要生理功能

胆固醇是最重要的固醇类物质，人体每千克体重含胆固醇2g，人们从每天膳食中可摄入约300～500mg的胆固醇，人体还可通过肝脏和小肠合成胆固醇。

（1）形成胆酸　胆固醇是合成胆酸的重要原料，它能促进胆汁的分泌。

（2）构成细胞膜　除线粒体膜及内质网膜中含量较少外，胆固醇是许多生物膜的重要组成成分，人体90%的胆固醇存在于细胞中。

（3）合成激素　胆固醇是体内多种重要生物活性物质的合成原料，如性激素（如睾酮）、肾上腺素（如皮质醇）和维生素D等。

4．脂肪营养价值的评价

从营养学方面来说，食物脂肪营养价值评价的主要依据以下三个方面。

（1）脂肪的消化率　脂肪的消化率与其熔点有密切关系，如表3-3所示，熔点较低的脂肪容易消化，消化率越高的脂肪，其营养价值也越高；脂肪的熔点与脂肪酸的不饱和程度有关，不饱和程度越高，其熔点越低，植物性脂肪不饱和脂肪酸的含量较高，其消化率高于动物脂肪。

表 3-3　常见食用油脂的熔点与消化率

名　称	熔　点	消 化 率	名　称	熔　点	消 化 率
花生油	常温下为液体	98	羊脂	44～55℃	81
豆油	常温下为液体	98	牛脂	42～50℃	89
菜籽油	常温下为液体	99	猪脂	36～50℃	94
棉籽油	常温下为液体	98	乳脂	28～36℃	98
芝麻油	常温下为液体	98			
玉米油	常温下为液体	97			

（2）必需脂肪酸含量　脂肪中必需脂肪酸量越高，该脂肪的营养价值就越高，一般来说动物脂肪含必需脂肪酸较少，其营养价值不如植物油。表 3-4 列出了常见食物亚油酸的含量。

表 3-4　常见食物亚油酸含量（占脂肪酸总量的百分比）

食　物	亚油酸（%）	食　物	亚油酸（%）	食　物	亚油酸（%）
花生油	37.6	羊肉	9.2	鲤鱼	16.4
豆油	52.2	牛肉	5.8	鲫鱼	6.9
菜籽油	14.2	瘦猪肉	13.6	带鱼	2.0
棉籽油	55.6	牛乳	4.4	大黄鱼	1.9
芝麻油	43.7	鸡肉	24.2		
玉米油	47.8	鸡蛋黄	11.6		
		兔肉	20.9		

（3）脂溶性维生素的含量　脂溶性维生素主要是维生素 A、D、E、K。膳食中，脂溶性维生素的含量越高，其营养价值越高。动物脂肪中维生素 A、E 的含量较低，而肝脏中含维生素 A、D，肝油、乳、蛋黄的脂肪中维生素 A、D 含量较多，植物油中富含维生素 E。

5．脂类营养不良对健康的影响

（1）摄入不足　脂类在机体内有着非常重要的作用，如果长期摄入量过少，人体就无法获得足够的必需脂肪酸、脂溶性维生素，满足不了人体正常的生理功能，会导致机体出现生长迟缓、生殖障碍、皮肤损伤以及肾脏、肝脏、神经和视觉方面的疾病。

（2）摄入过量　高脂肪摄入，特别是动物性脂肪的过多摄入，使体内脂肪储存量增加，可导致肥胖，容易诱发冠心病、高血压、高血脂、冠心病、胆结石症等，对健康不利。

6．脂类的供给量与食物来源

（1）脂类的供给量　膳食中脂肪的绝对量应该由总能量供给决定。不同人群比例不同，儿童和青少年脂肪所供能量占总摄入能量的比率为 25%～30%，成人为 20%～30%。膳食脂肪供给的脂肪酸间应该有合理的比例，饱和脂肪酸、单不饱和脂肪酸、多不饱和脂肪酸供能分别为小于 10%、10%和 10%，膳食能量的 3%～5%应该由必需脂肪酸，即亚油酸和亚麻酸提供。18 岁以上人群每天不超过 300mg 胆固醇。

（2）食物来源　提供脂肪的动物性食物主要是猪肉、牛肉、羊肉及其制品。动物的种类与部位不同，脂肪含量差异很大，一般畜肉类含量高，禽、鱼类低。植物性食物中的油料作物如大豆、花生、芝麻等脂肪含量也较高。大豆含 16%，花生含 44%，核桃仁高达 58%，但它们在食物中占的比例不大。

四、碳水化合物

碳水化合物又称糖类，是由碳、氢、氧组成的一类多羟基醛或多羟基酮类化合物，是机体重要组成成分，与机体某些营养素的正常代谢关系密切，具有重要的生理功能。碳水化合物是自然界中最主要的有机物质，主要存在于植物界，多是通过绿色植物的光合作用而产生。碳水化合物占植物干重的 50%～80%，占动物体干重的 2%左右。在植物组织中它主要以能源物质（如淀粉）和支持结构（如纤维素和果胶等）的形式存在；在动物组织中，碳水化合物主要以肝糖原、肌糖原、核糖、乳糖的形式存在。

1．碳水化合物分类

碳水化合物的种类繁多，根据碳水化合物的化学结构和生理功能，特别是碳水化合物是否可水解，可将食物中的碳水化合物分为单糖、低聚糖和多糖三类。

（1）单糖　单糖是指分子结构中含有 3～6 个碳原子的糖，如三碳糖的甘油醛，四碳糖的赤藓糖，五碳糖的阿拉伯糖、核糖、木糖、来苏糖，六碳糖的葡萄糖、果糖、半乳糖等。食品中常见的单糖以六碳糖为主，主要有如下几种：

1）葡萄糖：广泛存在于动植物食品中，尤以植物性食品中含量最丰富，有的甚至高达 20%。在动物的血液、肝脏、肌肉中也含有少量的葡萄糖，而且是人体血液中不可缺少的糖类，有些器官甚至完全依靠葡萄糖提供能量，如大脑每天约需 100～120g 葡萄糖。葡萄糖也是双糖、多糖的组成成分。

2）果糖：存在于水果和蜂蜜中，为白色晶体。果糖是糖类中最甜的一种，食品中的果糖在人体内转变为肝糖，然后再分解为葡萄糖，所以在整个血液循环中果糖含量很低。果糖代谢不受胰岛素制约，故糖尿病人可食用果糖。但大量摄入果糖，容易出现恶心、呕吐、上腹部疼痛以及不同血管区的血管扩张现象。

3）半乳糖：由乳糖分解而来，它是白色结晶，具有甜味，在人体内转变成肝糖后被利用。

除了上述三种重要的六碳糖外，食物中还有少量的五碳糖，如核糖、脱氧核糖、阿拉伯糖和木糖。葡萄糖和果糖在动物体内可以自己合成，后几种糖则主要存在于水果和根、茎类蔬菜之中。

（2）低聚糖　低聚糖包括双糖、三糖和四糖，现重点介绍常见的双糖。双糖是由两个单糖分子缩合失去一分子水形成的化合物，双糖为结晶体，溶于水，但不能直接被人体所吸收，必须经过酸或酶的水解作用生成单糖后方能被人体所吸收。食品中常见的双糖包括如下几种。

1）蔗糖。蔗糖不具有还原性，由一分子葡萄糖和一分子果糖失去一分子水缩合而成的，为白色结晶体，易溶于水，加热到 200℃变成黑色焦糖。甘蔗和甜菜中含量最多，果实中也有，作为食品原料的白砂糖、红糖就是蔗糖。蔗糖摄入过高，容易引发糖尿病、龋齿，甚至动脉硬化等疾病。

2）麦芽糖。主要来自淀粉水解，由两分子葡萄糖构成，具有还原性，为针状晶体，易溶于水。食品工业中所用的麦芽糖主要由淀粉经酶的作用分解生成。用大麦芽作为酶的来源，作用于淀粉得到糊精和麦芽糖的混合物，即饴糖。

3）乳糖。存在于哺乳动物的乳汁中，由一分子葡萄糖和一分子半乳糖组成，白色结晶体，能溶于水。人乳中含乳糖 5%～8%，牛乳中含 4%～5%，羊乳中含 4.5%～5%。乳糖是婴儿主要食用的糖类物质，随着年龄的增长，肠道中的乳糖酶活性下降，因而很多成年人食用大量的乳糖后不易消化，即乳糖不耐症。

（3）多糖　多糖是由许多葡萄糖分子组合而成，不溶于水，无甜味，无还原性，不形成结晶，在酸或酶的作用下，依水解程度不等而生成糊精，完全水解的最终产物是单糖。食品中常用的多糖如下：

1）淀粉。淀粉是人们膳食中最丰富的碳水化合物，有支链淀粉和直链淀粉两类。普通淀粉由 25%的直链淀粉和 75%的支链淀粉构成，前者遇碘出现蓝色反应，后者若单独存在时遇碘发生棕色反应。直链淀粉能溶于热水，支链淀粉则不能。淀粉不溶于冷水，与水共煮时会形成糨糊状，称为淀粉的糊化，具有胶黏性，冷却后，能产生凝胶作用。淀粉经酸或酶适当处理后，其物理性质发生改变，这种淀粉叫做变性淀粉。

2）糊精。糊精是淀粉的水解产物，通常糊精的分子大小是淀粉的 1/5。糊精与淀粉不同，它具有易溶于水、强烈保水及易于消化等特点，在食品工业中常被用来增稠、稳定或保水。例如，在制作羊羹时添加少许糊精可防止结晶析出，避免外观不良。

3）糖原。糖原也称动物淀粉，是储备能量的来源之一。糖原溶于水，存在于肝脏（肝糖原）和肌肉（肌糖原）中，当体内缺糖时，糖原被分解成葡萄糖进入血液供机体需要；当体内糖过剩时，葡萄糖以糖原的形式储存在肝脏、肌肉中。糖原储备的能量较少，不足一人一天的能量需要，因此，需每日进食糖类食物。

4）纤维素。纤维素是最复杂的多糖，主要存在于细胞壁中，不溶于水和其他溶剂。膳食纤维指存在于食物中不能被机体消化吸收的多糖类化合物的总称。人体消化道中没有分解膳食纤维的酶类，故人体不能消化吸收，但它可刺激和促进胃肠道的蠕动，有利于其他食物的消化吸收及粪便的排泄。

5）果胶。它是植物细胞壁的成分之一，存在于相邻细胞壁的中胶层。果胶是亲水性胶体物质，其水溶液在适当条件下形成凝胶，利用果胶这一特性，可将水果生产成果酱、果冻、果糕等制品。

2．碳水化合物的生理功能

碳水化合物是生命细胞结构的主要成分及主要供能物质，并且具有调节细胞活动的重要功能。

（1）提供和储存热能　每克葡萄糖在体内氧化可产生 16.7kJ（4kcal）的能量。在维持人体健康所需要的能量中，55%～65%由碳水化合物提供。糖原是肌肉和肝脏碳水化合物的储存形式，一旦机体需要，糖原即分解提供能量。碳水化合物在体内释放能量较快，供能也快，是神经系统和心肌的主要能源，也是肌肉活动的主要燃料。

（2）构成组织及重要生命物质　碳水化合物是构成机体组织的重要物质，并参与细胞组成和多种活动。糖与脂肪形成的糖脂是细胞膜和神经组织的重要成分，糖与蛋白质结合形成的糖蛋白是抗体、酶、激素、核酸的重要组成部分。

（3）节约蛋白质　充足的碳水化合物，可以保证机体能量供应，这样蛋白质就不必分解供能，从而起到节省和减轻机体中蛋白质及其他成分的消耗，保护蛋白质，有利于机体氮储存，这种作用称为碳水化合物节约蛋白质作用。

（4）抗生酮作用　脂肪在体内分解代谢，需要葡萄糖的协同作用。如果缺乏了葡萄糖，脂肪不能完全氧化分解从而产生酮体。过多的酮体对人体，特别是对大脑有害，称为酮中毒。而足量的碳水化合物能避免这种状况的出现，人体每天至少需要 50～100g 碳水化合物才可防止酮中毒。

（5）解毒作用　肝糖原充足可增强肝脏对某些有害物质如细菌毒素的解毒作用，糖原不足时机体对酒精、砷等有害物质的解毒作用减弱，葡萄糖醛酸直接参与肝脏解毒。

（6）增强肠道功能　非淀粉多糖类，如纤维素、果胶、抗性淀粉和功能性低聚糖等，不能在小肠消化吸收，但可以刺激肠道蠕动，增强肠道的排泄功能。

3．碳水化合物营养不良对健康的影响

（1）碳水化合物供给不足对人体健康的影响　碳水化合物是最易获得的供能物质，它与脂肪都是机体的基本供能物质，当体内碳水化合物和脂肪不足时，可通过糖原异生作用，将蛋白质转变成糖原，以维持机体需要。但机体缺乏碳水化合物，就会动用大量脂肪，因脂肪氧化不完全产生过多酮体，对身体不利，若利用蛋白质功能则不经济。

碳水化合物摄入不足主要发生在贫困地区，另外减肥者和控制体重的人群，由于严格控制碳水化合物的摄入量，也可能会造成碳水化合物的供给不足。长期碳水化合物的供给不足，会造成人体蛋白质营养不良，称之为“热能—蛋白质营养不良”。

膳食纤维供给不足主要发生在经济发达地区，由于动物性食物摄入过多，植物性食物摄入过少，造成膳食纤维供给不足，易导致便秘、痔疮、高血脂，肠道瘤的发病率也高于一般人群。

（2）碳水化合物摄入过量对人体健康的影响　当碳水化合物摄入过多时，机体获得的能量超过了实际消耗的能量，多余的能量转化为脂肪储存起来，导致肥胖，除带来行动上的不便外，还容易诱发高血压、高血脂、冠心病、动脉粥样硬化等心血管疾病。膳食纤维摄入过多，则会影响其他营养素的消化吸收，也对健康不利。

4．碳水化合物的供给量与食物来源

（1）供给量　膳食中碳水化合物的供给量应该根据能量需要量来确定。一般认为碳水化合物应提供总能量的 55%～65%。基于碳水化合物的抗生酮作用，每日至少 50～100g 碳水化合物，膳食纤维的摄入量一般为 25～35g/d。

（2）食物来源　碳水化合物的食物来源丰富，其中谷类、薯类和豆类是淀粉的主要来源。水果、蔬菜主要提供包括非淀粉多糖如纤维素和果胶、单糖和低聚糖类等碳水化合物。牛奶能提供乳糖。总之，我国居民，应以谷类食物为主要碳水化合物，多吃水果、蔬菜和薯类。

5．膳食纤维

（1）膳食纤维的概念及分类　膳食纤维是一种不能被人体消化的碳水化合物，以能否溶解于水中分为水溶性纤维与非水溶性纤维两种基本类型。纤维素、半纤维素和木质素是3种常见的非水溶性纤维，存在于植物细胞壁中；而果胶和树胶等属于水溶性纤维，则存在于自然界的非纤维性物质中。

（2）膳食纤维的作用　①吸水作用。膳食纤维有很强的吸水能力或与水结合的能力，可使肠道中粪便体积增大，加快其转运速度，减少其中有害物质接触肠壁的时间。②黏滞作用。一些膳食纤维具有很强的黏滞性，能形成黏液型溶液，包括果胶、树胶、海藻多糖等。③结合有机化合物作用。膳食纤维具有结合胆酸和胆固醇的作用。④阳离子交换作用。其作用与糖醛酸的羧基有关，可在胃肠内结合无机盐如钾、钠、铁等阳离子形成膳食纤维复合物，影响其吸收。⑤细菌发酵作用。膳食纤维在肠道易被细菌酵解，其中可溶性纤维可完全被细菌酵解，而不溶性膳食纤维则不易被酵解。酵解后产生的短链脂肪酸如乙酯酸、丙酯酸和丁酯酸均可作为肠道细胞和细菌的能量来源，促进肠道蠕动，减少胀气，改善便秘。

（3）膳食纤维的来源和摄入量　常见的大麦、豆类、胡萝卜、柑橘、亚麻、燕麦和燕麦糠等食物都含有丰富的水溶性纤维，可减缓消化速度和最快速排泄胆固醇，让血液中的血糖和胆固醇控制在最理想水准，还可以帮助糖尿病人降低胰岛素和三酸甘油脂。非水溶性纤维来自食物中的小麦糠、玉米糠、芹菜、果皮和根茎蔬菜，健康人每天摄入25g左右即可。

复习思考

1. 为什么将大豆加工成豆制品后，会提高大豆蛋白质的营养价值？
2. 能量摄入过多，会对人体健康产生哪些影响？
3. 为人体提供能量的营养素是什么？
4. 人体内氮元素的唯一来源是什么？

技能应用

基础代谢的测量

基础代谢的测量一般都在清晨未进餐以前进行，距离前一天晚餐12～14h，而且测量前的最后一次进餐不要吃得太饱，膳食中的脂肪量也不要太多，这样可以排除食物热效应作用的影响。测量前不应做费力的劳动或运动，而且必须静卧半小时以上，测量时采取平卧姿势，并使全身肌肉尽量松弛，以排除肌肉活动的影响。测量时的室温应保持在20～25℃之间，以排除环境温度的影响。

（1）气体代谢法　能量代谢始终伴随着氧的消耗和二氧化碳的产生，故可根据氧的消耗量推算能量消耗量。目前临床常用的是一种特制的代谢车。

（2）用体表面积计算　基础代谢一般以每小时每平方米体表面积的产热量为单位。传统以 kcal/（m^2·h）表示，现按国际制单位则以 kJ/（m^2·h）表示。基础代谢消耗的能量常根据体表面积或体重和基础代谢率计算。

基础代谢=体表面积（m^2）×基础代谢率[kJ/（$m^2 \cdot h$）或 kcal/（$m^2 \cdot h$）]

人体的体表面积，可根据身高和体重来推算。Stevenson 根据在中国人体的测量结果提出体表面积计算公式：

$$S（m^2）=0.006\,1×身高（cm）+0.012\,8×体重（kg）-0.152\,9$$

20 世纪 80 年代赵松山等测量了 56 名 18～45 岁成年人的体表面积，提出中国人的体表面积计算公式：

$$S（m^2）=0.006\,59×身高（cm）+0.012\,6 体重×（kg）-0.160\,3$$

知识拓展

葡萄糖

葡萄糖又称为玉米葡糖、玉蜀黍糖，甚至简称为葡糖，是自然界分布最广且最为重要的一种单糖，它是一种多羟基醛。纯净的葡萄糖为无色晶体，有甜味但甜味不如蔗糖，宜溶于水，微溶于乙醇，不溶于乙醚，其水溶液有右旋光性，故亦称“右旋糖”。葡萄糖在生物学领域具有重要地位，是活细胞的能量来源和新陈代谢中间产物。植物可通过光合作用产生葡萄糖。在糖果制造业和医药领域有着广泛应用。工业上葡萄糖由淀粉水解制得，20 世纪 60 年代应用微生物酶法生产葡萄糖，这是一项重大革新，比酸水解法有明显的优点。在生产中原料不必精制，不需耐酸、耐压的设备，而且糖液无苦味，产糖率高。葡萄糖在医学上主要用作注射用营养剂（葡萄糖注射液）；食品工业上葡萄糖经异构酶处理后可制造果糖，尤其是含果糖 42%的果葡糖浆，其甜度同蔗糖，已成为当前制糖工业的重要产品。

葡萄糖是生物体内新陈代谢不可缺少的营养物质。它的氧化反应放出的热量是人类生命活动所需能量的重要来源。在食品、医药工业上可直接使用，在印染制革工业中作还原剂，在制镜工业和热水瓶胆镀银工艺中常用葡萄糖作还原剂。工业上还大量用葡萄糖为原料合成维生素 C（抗坏血酸）。

葡萄糖酸系列产品是食品、医药等产业用途极为广泛的一种产品，在人体新陈代谢中起着重要作用。在食品加工业非常发达的日本，食品添加剂证书上明确记载葡萄糖酸、葡萄糖酸－δ－内酯、葡萄糖酸锌、葡萄糖酸钙、葡萄糖酸亚铁、葡萄糖酸铜可作为食品添加剂，以葡萄糖为原料深加工，除可制造结晶的葡萄糖酸、葡萄糖酸－δ－内酯外，还可制造各种盐，如钾、钠、钙、镁、锌、铁、铜等。这些都是人体必需的微量元素，人体缺少它们，就会发生疾病，如缺铁就会引起贫血，因为铁是血红蛋白和肌红蛋白的组织部分，参与氧化和输送二氧化碳，过去硫酸亚铁治疗贫血，人体虽能吸收，但刺激胃肠，会引起一系列不良反应，故改用葡萄糖酸亚铁后，胃肠无明显反应，补铁效果良好。鉴于这种情况，用葡萄糖酸的钾、钠、钙、锌、铜、铁、锰等作为人体营养强化剂及药用补充剂，均有很好的治疗效果。长期的、科学合理的服用，对一个民族身体素质的提高是不言而喻的，据资料统计，第二次世界大战后日本青少年的平均身高增长了 14.8cm，这与他们在食品、药品制造中科学合理的使用葡萄糖酸微量元素是密不可分的。在中国，大家熟知的葡萄糖酸钙的针剂、片剂和葡萄糖酸锌口服液都具有重要的生理功能、治疗功能。

第四章　微量营养素和水

学习目标

1. 了解矿物质的分类、特点及功能。
2. 了解微量元素的成分及功能用途。
3. 熟悉各类维生素的结构、理化性质及生理功能。
4. 掌握水的生理功能及人体的水平衡。
5. 掌握各类营养素之间的关系。

一、矿物质

1. 基础知识

矿物质又称无机盐，存在于食品内的各种元素中。除去碳、氢、氧、氮 4 种元素主要以有机化合物的形式出现外，其他各种元素不论含量多少，都称为矿物质。食物中的矿物质含量通常以灰分的多少来衡量。

（1）矿物质的分类

1）常量元素。常量元素又称宏量元素或大量元素。每种常量元素的标准含量均占人体总重量的万分之一以上，需要量在每天 100mg 以上。这些元素包括钙、磷、钾、钠、氯、硫和镁七种元素。

2）微量元素。微量元素又称痕量元素。它们在体内存在的浓度很低，每种微量元素的标准量在 0.01%以下。微量元素虽然需要量少，但却很重要，其中一些是为人体所必需，称为必需微量元素。现在已知有 14 种微量元素为人和动物所必需，即铁、锌、铜、碘、锰、钼、钴、硒、铬、镍、锡、硅、氟、钒，其中后 5 种是在 1970 年前后才确定为必需的。近年来，有人认为砷、铷、溴、锂有可能也是必需的。随着分析技术的发展，可以预见新的必需元素会陆续被发现。

此外，食物中的矿物元素按其对人体健康的影响可分成必需元素、非必需元素和有毒元素三类。其中有毒元素常指某些重金属元素，其中以汞、镉、铅最为突出。在正常情况下，它们的分布比较恒定，并不对人体构成威胁。但当食物受到“三废”污染，或在食品加工的过程中因设备等受到污染时，大量重金属元素进入食品后可使人体中毒。

（2）矿物质的特点

1）矿物质在体内不能合成，必须从食物和饮水中摄取。摄入体内的矿物质经机体新陈代谢，每天都有一定量随粪、尿、汗、头发、指甲及皮肤脱落而排出体外，因此，矿物质必须不断地从膳食中供给。

2）矿物质在体内分布极不均匀，如钙和磷主要分布在骨骼和牙齿，铁分布在红细胞，碘集中在甲状腺，钴分布在造血系统，锌分布在肌肉组织等。

3）矿物质相互之间存在协同作用或拮抗作用。例如：膳食中钙和磷比例不合适时，可影响这两种元素的吸收；过量的酶干扰钙的代谢；过量的锌影响铜的代谢；过量的铜可抑制铁的吸收。

4）某些微量元素在体内虽需要量很少，但其生理剂量与中毒剂量范围较窄，摄入过多易产生毒性作用，如硒易因摄入过量引起中毒，对硒的强化应注意不宜用量过大。

（3）矿物质的功能

1）构成肌体的重要成分。例如，钙、镁、磷是骨骼和牙齿的重要成分，硫和磷是构成机体内某些蛋白质的成分，细胞中普遍含有钾，体液中普遍含有钠，铁为血红蛋白的组成成分等。

2）维持神经、肌肉的兴奋性。钙是正常神经冲动传递所必需的元素，钙、镁、钾对肌肉的收缩和舒张均具有重要的调节作用，如钾离子和钠离子可提高神经肌肉的兴奋性，而钙离子和镁离子则可降低其兴奋性。

3）维持组织细胞渗透压与机体的酸碱平衡。矿物质与蛋白质共同维持着细胞内外液的渗透压，在体液的潴留和移动过程中起重要作用。此外，矿物质中由酸性离子、碱性离子的适当配合，与碳酸盐、磷酸盐以及蛋白质组成一定的缓冲体系，可维持机体的酸碱平衡。

4）构成机体的生理活性物质。矿物质元素对机体的特殊生理功能有重要作用，如甲状腺中的碘对呼吸、生物氧化和甲状腺素的作用具有特别重要的意义。

5）构成酶系统的活化剂。例如，氯离子对唾液淀粉酶、盐酸对胃蛋白酶、镁离子对氧化磷酸化的多种酶类都具有激活作用。

6）改善食品的感官性状与营养价值。矿物质中有很多是重要的食品添加剂，它们对改善食品的感官质量和营养价值有很重要的意义。例如，多种磷酸盐可增加肉制品的持水性和黏着性，对改善其感官性状有利。氯化钙是豆腐的凝固剂，还可防止果蔬制品软化。此外，儿童、老人和孕妇容易缺钙，儿童和孕妇普遍易缺铁，故常将一定的钙盐和铁盐用于食品的强化，借以提高食品的营养价值。

2．常量元素

（1）钙　钙是人体含量最多的无机元素，其含量仅次于碳、氢、氧、氮，居体内元素的第五位。正常情况下，成人体内含钙总量约为 1 200g，占体重的 1.5%～2%。其中 99%集中于骨骼和牙齿中，存在的形式主要为羟磷灰石结晶，也有部分非结晶型的磷酸钙。幼年时期非结晶型的磷酸钙占的比例较大，成年后结晶型的羟磷灰石占优势。体内其余 1%的钙一半与柠檬酸螯合或与蛋白质结合；另一半常以游离状态或结合状态存在于软组织及体液中，这部分钙统称为混溶钙池。

1）生理功能。

① 构成骨骼和牙齿。体内的钙主要分布在骨骼和牙齿中，并与混溶钙池保持着相对的动态平衡，骨骼中的钙不断从破骨细胞中释出进入混溶钙池，保证血浆钙的浓度维持恒定，而混溶钙池中的钙又不断沉积于成骨细胞中。

② 维持神经、肌肉活动的兴奋性，包括神经肌肉的兴奋、神经冲动的传导、心脏的正常搏动等，如血钙增高可抑制神经肌肉的兴奋性，反之则引起神经肌肉兴奋性增强，导致手足抽搐。

③激活体内某些酶的活性。人体内许多酶的活性调节需要钙的参与，如三磷酸腺苷酶、琥珀酸脱氢酶、脂肪酶以及一些蛋白质分解酶等。

此外，钙还参与血凝过程、激素分泌、维持体液酸碱平衡以及细胞内胶质稳定等。

2）钙的吸收与代谢。钙可与食物中的植酸、草酸以及脂肪酸等形成不溶性的钙盐。植物含植酸、草酸较多，故植物性食品中钙的吸收率较低。钙的吸收率还取决于维生素D的摄入量及受太阳紫外线的照射量。此外，膳食纤维亦可影响钙的吸收，这可能是食物纤维中的糖醛酸残基与钙结合所致。

钙的吸收也受膳食中钙含量及年龄的影响，膳食中钙的含量高，其吸收率相对下降，并且随着年龄的增长吸收率降低，如婴儿的吸收率大于50%，儿童约为40%，成年人为20%，老年人仅为15%左右。此外，还有许多因素可促进钙的吸收。

维生素 D 可促进小肠对钙的吸收，从而使血钙升高并促进骨中钙的沉积。乳糖可提高钙的吸收程度，这主要是由于乳糖经肠道菌发酵产酸，降低了肠内 pH，与钙形成的乳酸钙复合物可增强钙的吸收。蛋白质也能促进钙的吸收，这可能是蛋白质消化后所释出的氨基酸与钙形成可溶性钙盐的结果。所以，人们在进食不同食品时应尽量发挥上述有利因素的作用，而避免其不利因素。

营养状况良好时，每天进出体内的钙大致相等，处于平衡状态。体内钙大部分通过肠黏膜上皮细胞的脱落及消化液的分泌排入肠道。每日排入肠道的钙约400mg，其中有一部分可被重吸收，其余部分则由尿排出，每日约 100～350mg。此外，在高温环境中工作的人，每日从汗排出的钙可达100mg，哺乳期妇女平均每日可在泌乳时排出钙100～300mg。

3）钙的缺乏与过量。人群中钙的缺乏比较普遍，人体长期缺钙就会导致骨骼、牙齿发育不良，血凝不正常，甲状腺功能减退。儿童缺钙会出现佝偻病，若血钙降低，轻者出现多汗、易惊、哭闹，重者出现抽搐；中老年人缺钙易发生骨质疏松、骨质增生、肌肉痉挛、四肢麻木、腰腿酸痛、高血压、冠心病等；孕妇缺钙不仅影响胎儿的正常发育，还容易在中年后患骨质疏松症。

钙无明显毒作用，过量的钙可增加肾结石的危险性，并干扰铁、锌、镁、磷等元素的吸收利用。持续摄入大量的钙可使降钙素分泌增多，以及发生骨硬化。

4）钙的供给量与食物来源。

① 供给量。钙的适宜摄入量也随不同人群而异，我国建议婴儿300～400mg/d，儿童600～800mg/d，青少年1 000mg/d，成人800mg/d，老年人1 000mg/d，孕妇、乳母1 200mg/d。

② 食物来源。钙的摄入应考虑两个方面，即食物中钙的含量与吸收利用率。人体所需的钙，以奶和奶制品最好，不但含量丰富，而且吸收率高，是理想的供钙食品。此外，豆腐或其他豆制品、排骨、虾皮、海带、绿色蔬菜等也是钙的良好来源。至于谷类、肉类、水果等食物含钙较少，且谷类等植物性食品含植酸较多，不利于钙的吸收。蛋类的钙主要存在于蛋黄中，因有卵黄磷蛋白，吸收不好。为了补充食品中的钙，可按规定进行食品的营养强化，其中在食品中加入骨粉或蛋壳粉也是很好的方法。富含钙质的食物

详见表 4-1。

表 4-1　含钙丰富的食物　　（单位：mg/100g）

食　物	含　量	食　物	含　量	食　物	含　量
虾皮	991	苜蓿	713	酸枣棘	435
虾米	555	芥菜	294	花生仁	284
河虾	325	雪里红	230	紫菜	264
泥鳅	299	苋菜	187	海带（湿）	241
红螺	539	乌塌菜	186	黑木耳	247
河蚌	306	油菜薹	156	全脂牛乳粉	676
鲜海参	285	黑芝麻	780	酸奶	118

（2）磷　磷是人体必需的元素之一，在成人体内的总量为 650g 左右，约占体重的 1%。它是细胞膜和核酸的组成成分，也是骨骼的必需构成物质。体内的磷约有 85%～90%以羟磷灰石形式存在于骨骼和牙齿中，其余 10%～15%与蛋白质、脂肪、糖及其他有机物结合，分布于细胞膜、骨骼肌、皮肤、神经组织及体液中，其中一半左右在肌肉组织中。

1）生理功能。

① 构成骨骼、牙齿以及软组织。骨骼牙齿的钙化、生长发育需要磷的参与，骨骼形成中 2g 钙需要 1g 磷；软组织、细胞膜、血液等组织都含有磷。

② 调节能量释放。代谢中能量多以三磷酸腺苷及磷酸肌酸形式储存，当机体需要时再释放出来。

③ 生命物质成分。磷是构成细胞中许多重要成分的原料，如磷脂、磷蛋白、核酸等。

④ 酶的重要组成成分。体内许多酶如辅酶 I、辅酶 II、焦磷酸硫胺素等都需要磷参与。

⑤ 促进物质活化。磷可使部分物质磷酸活化，以利体内代谢的进行，如碳水化合物与脂肪的中间代谢与吸收，需先磷酸活化才能进行反应。

⑥ 调节酸碱平衡。磷酸盐能与氢离子结合，以不同形式、不同数量的磷酸盐类排出，从而调节体液的酸碱度。

2）吸收与代谢。膳食摄入的磷 70%在小肠吸收。食物中的磷大部分是磷酸酯化合物，必须分解为游离的磷，然后以无机磷酸盐的形式被吸收。正常膳食中磷吸收率为 60%～70%，牛奶喂养的婴儿对磷的吸收率为 65%～75%，母乳喂养的婴儿大于 85%，此外，人的年龄愈小，磷的吸收率愈高。

食物中的磷摄入后在肠道磷酸酶的作用下游离出磷酸盐，磷以无机盐的形式吸收，但植酸形式的磷不能被机体充分吸收、利用。谷类种子中主要是植酸形式的磷，利用率很低，若经酵母发面或预先将谷粒浸泡于热水中，可大大降低植酸盐含量，从而提高其利用率。此外，维生素 D 不仅可促进磷的吸收，而且还增加肾小管对磷的重吸收，减少尿磷的排泄。

3）磷的缺乏与过量。几乎所有的食物中均含有磷，所以磷缺乏较少见。过量的磷酸盐可引起低血钙症，导致神经兴奋性增强，手足抽搐和惊厥。

4）磷的供给量与食物来源。

① 供给量。磷的需要量取决于蛋白质摄入量，与年龄关系密切，我国建议磷的适宜摄

入量 0～11 岁为 150～700mg/d 不等，11～18 岁为 1 000mg/d，18 岁以上为 700mg/d。

② 食物来源。磷的来源广泛，一般都能满足需要。磷是与蛋白质并存的，在含蛋白质和钙丰富的肉、鱼、禽、蛋、乳及其制品中含量很高，如瘦肉、蛋、奶、动物肝脏和肾脏，海带、紫菜、芝麻酱、花生、坚果含磷也很丰富。粮食中磷为植酸磷，若不经加工处理，利用率较低。蔬菜和水果含磷较少。

（3）钾　钾为人体的重要阳离子之一。正常成人体内钾总量约为 50mmol/kg，成年男性略高于女性。钾主要存在于细胞内，约占总量的 98%，其他存在于细胞外。

1）生理功能。钾参与细胞新陈代谢。钾对心肌营养非常重要，它协同钙和镁维持心脏正常功能，维持心肌的自律性、传导性和兴奋性。另外，钾对维持细胞渗透压的平衡，维持神经肌肉的正常生理功能，降低血压均发挥重要的功能。

2）吸收与代谢。食物含的钾约 90%在较短时间内经肠道吸收，其余随粪便排出。钾通过肾脏、肠道和汗腺排泄。正常成年人排钾的主要途径是尿液（约占 80%），肾脏对钾的排泄能力很强，而且比较迅速，在肾功能良好时，其排钾量与人体钾摄入量大致相等，在摄入钾极少时，肾脏仍排出一定量的钾，甚至在停止摄入钾时，每日还从尿中排出钾 20～40mmol（约占总体钾的 1%）。

钾在肠道经粪便排出的很少，约占摄入量的 10%，只有在严重腹泻和呕吐时，由于排出大量含钾丰富的消化液，才会造成大量失钾。汗液也是钾的一个排出途径，但平常排泄量很少，仅在大量出汗时才可造成一定钾量的流失。另外从膳食中摄入的钾与细胞内的钾达到相互平衡有一个滞后期，大约需 15h，这也是容易造成缺钾的原因。

3）缺乏与过量。体内缺钾的常见原因是摄入不足或损失过多。正常进食的人一般不易发生摄入不足，但由于疾病或其他原因需长期禁食或少食易发生摄入不足。损失过多的原因比较多，可经消化道损失，如频繁的呕吐、腹泻、胃肠引流、长期用缓泻剂或轻泻剂等；可经肾损失，如各种以肾小管功能障碍为主的肾脏疾病，可使钾从尿中大量丢失；可经汗丢失，常见于高温作业或重体力劳动，大量出汗而使钾大量丢失等。

人体内钾总量减少可引起钾缺乏症，可使神经肌肉、消化、心血管、泌尿、中枢神经等系统发生功能性或病理性改变，主要表现为肌无力及瘫痪、心率失常、横纹肌裂解症及肾功能障碍等。

体内钾过多，血钾浓度高于 5.5mol/L 时，会出现毒性反应，称高钾血症。血钾浓度增高的原因主要是摄入过多及排出困难，一般摄入含钾过多的食物不会导致钾过多，但是伴有肾功能不全则可能发生。如果摄入量大于 80.0mg/d 者也可发生高血钾症，一般多见于大量输入含钾药物或口服钾制剂等。

钾过多可使细胞外 K^+浓度上升，静息电位下降，心肌自律性、传导性和兴奋性受抑制，细胞内碱中毒和细胞外酸中毒等，主要表现在神经肌肉和心血管方面。神经肌肉表现为极度疲乏软弱、四肢无力、下肢沉重；心血管系统可见心律缓慢、心音减轻等。

4）钾的供给量与食物来源。

① 供给量。中国居民膳食钾适宜摄入量为成人 2.2g/d，孕妇 2.5g/d。

② 食物来源。钾在所有食物中几乎都存在，植物性食物含量较多，蔬菜、水果中含量丰富。

（4）镁　正常人体含镁 20～28g，其中 65%在骨骼肌中，27%在软组织中，8%分布于其他细胞。镁主要分布在细胞内，细胞外液的镁不超过 1%。血清中镁相当恒定，不能反映体内的镁的盈亏情况，即使机体缺镁，血清中的镁也不降低。

1）生理功能。镁是蛋白激酶催化多种酶蛋白磷酸化的必需底物，对能量代谢和物质代谢有十分重要的意义。镁离子是细胞内液中的主要阳离子，它与钙离子、钠离子、钾离子一起和相应的负离子协同，维持体内酸碱平衡和神经肌肉的应激性。镁为维护心脏正常功能所必需，可以预防高胆固醇所引起的冠状动脉硬化。另外，镁与神经肌肉活动、内分泌调节作用也密切相关。

2）吸收与代谢。食物中的镁主要在空肠末端和回肠内吸收，吸收率一般为 30%～50%。人体对镁的吸收可受多种因素影响。例如，它受食物中镁含量的影响显著，当摄入量少时吸收率增加，而摄入量多时则吸收率下降。此外，氨基酸、乳酸等可促进镁的吸收，而磷酸、草酸、植酸、长链饱和脂肪酸和膳食纤维等可抑制镁的吸收。

镁被机体吸收、代谢后会有大量镁从胆汁、胰液、肠液分泌到肠道，其中 60%从肠道排出。有些从汗液和脱落的皮肤细胞中丢失，其余从尿排出。每天排出 50～120mg，占摄入量的 1/3～1/2。肾脏是维持体内镁稳定的重要器官。当镁摄入过多、血镁过高时，肾过滤过的镁增加，肾小管重吸收变差，尿镁增加，反之则少。

3）缺乏与过量。各种食物中含有丰富的镁，一般不会发生镁缺乏。但长期慢性腹泻、厌食、呕吐，输注无镁的静脉营养液，透析丢失镁，糖尿病酮症，甲状腺功能亢进，肝硬化，低血钾，高血钙，肾小管中毒及使用某些激素、药物等出现吸收障碍或排出增多情况下可出现镁缺乏。镁缺乏的表现主要在神经系统和心血管系统两方面，常见为肌肉震颤、手足抽搐、痉挛发作、昏迷、心律不齐、血压升高。另外，缺镁还会引起蛋白质合成系统的停滞、激素分泌的减退、消化器官的功能异常、脑神经系统的障碍等。

在正常情况下，肠、肾及甲状旁腺等能调节镁代谢，一般不易发生镁中毒。但大量注射或口服镁盐也可导致镁中毒，引起消化系统、神经肌肉系统、心血管系统的相应改变，还可引起低血钙，影响骨质组成和血液凝固。

4）供给量和食物来源。

① 供给量。中国镁适宜摄入量（AI）为成人 350mg/d。患有急、慢性肾脏病，肠功能紊乱，吸收不良综合征，长期服用泻药、利尿药或避孕药以及甲状旁腺手术后，都应增加供给量以避免镁缺乏。

② 食物来源。植物性食物含镁较多，粗粮、干豆、坚果、绿叶蔬菜中含量都比较丰富，肉类、海产品也是镁的良好来源，精制食品以及油脂中含镁量最低。

3. 微量元素

（1）铁　铁是人体必需的微量元素之一，也是体内含量最多的微量元素。人体内的铁含量随年龄、性别、营养状况和健康状况的不同而有个体差异。一般而言，成人体内含铁总量为 3～5g，其中 70%的铁存在于血红蛋白、肌红蛋白、血红素酶类、辅助因子及运载铁中，称为功能性铁，其余 30%的铁作为体内储存铁，主要以铁蛋白和含铁血黄素的形式存在于肝、脾和骨髓中。铁在人体的分布以肝、脾含量最高，其次为肾、心、骨骼肌和脑。

1）生理功能。铁构成血红蛋白、肌红蛋白，参与组织呼吸过程。

铁还参与许多重要功能，如参与过氧化物酶的组织呼吸过程，促进生物氧化还原反应的进行。铁能促进β-胡萝卜素转化为维生素A、嘌呤与胶原的合成、抗体的产生、脂类从血液中转运以及药物在肝脏的解毒等。铁还对血红蛋白和肌红蛋白起呈色作用，在食品加工中具有重要作用。

2）吸收与代谢。人体铁的来源有两条途径：一是从食物中摄取，二是再次利用血红蛋白破坏时释放出的血红蛋白铁。人体对铁的吸收利用率很低，只有10%～20%。

影响铁的吸收利用率的因素主要有：

① 铁的存在形式。铁通常有二价铁盐和三价铁盐两种存在形式，二价铁盐比三价铁盐更容易被机体利用。血色素铁为二价铁，非血色素铁为三价铁，因此，动物性食物比植物性食物中的铁易吸收。

② 食物成分。食物中维生素C、核黄素、某些单糖、有机酸、动物蛋白有促进非血红素铁吸收的作用，而植酸、草酸、磷酸、口服碱性药物会降低铁的吸收率。

③ 肉因子。动物肉类、肝脏可促进铁吸收，一般将肉类中可提高铁吸收利用率的因素称为“肉因子”或“肉鱼禽因子”。

④ 生理因素。体内铁的需要量与储存量对铁的吸收有影响。当储存量多时，铁吸收率降低；反之，储存量低，需要量及吸收率增高。随着年龄的增长，铁的吸收率下降。

3）铁缺乏与缺铁性贫血。如果人体缺铁，将引起生理功能和代谢功能的紊乱，缺铁性贫血是最常见的铁缺乏症。贫血的主要原因是铁的利用率不高，也就是说可利用铁的量不足，而不是铁的摄入不足。缺铁性贫血是由于血液中血红蛋白的含量不足，影响氧气和二氧化碳的运输，使人脸色苍白、心慌气短、头晕眼花、疲乏无力、注意力不集中、失眠、食欲不振、皮肤毛发干燥、抵抗力下降、易患感染。

4）供给量与食物来源。

① 供给量。我国建议铁的膳食适宜摄入量为：1～11岁12mg/d，11～50岁15～25mg/d不等，孕妇15～35mg/d，乳母25mg/d。

② 食物来源。食物含铁量通常都不高，但肉、禽、鱼类及其制品却是食物铁的良好来源，尤其是肌肉、肝脏、血液含铁量高，利用率高。海米、蟹黄、蛋黄、红糖等也是铁的良好来源。植物性食品以豆类、硬果类、山楂、草莓、发菜、口蘑、黑木耳、紫菜、莲子、糯米等含铁较多。蔬菜中含铁量不高，而油菜、苋菜、菠菜、韭菜等因含有植酸等，铁利用率不高。

（2）碘　碘是人类首批确认的必需微量元素之一。成人体内含碘总量约为20～50mg，其中约20%存在于甲状腺中，其余分布在骨骼肌、肺、卵巢、肾、淋巴结、肝、睾丸和脑组织中。甲状腺的聚碘能力很高，其碘浓度可比血浆高25倍（当甲状腺功能亢进时甚至可高达数百倍），碘在甲状腺中以甲状腺素及三碘甲腺原氨酸的形式存在。血液中含碘30～60μg/L，主要为蛋白结合碘形式存在。

1）生理功能。碘在体内主要参与甲状腺素合成，故其生理作用也通过甲状腺素的作用表现出来。碘主要参与能量代谢，促进代谢和体格的生长发育，促进神经发育，影响垂体激素作用。

2）吸收与代谢。碘以无机碘、有机碘两种形式存在，在肠道易被吸收，吸收的碘，迅速转运至血浆。其中大约30%的碘被甲状腺利用，合成为甲状腺素，并被储存于体内唯一储存碘的甲状腺内。其余的碘常与血液中蛋白质结合，遍布各组织中。

在代谢过程中，甲状腺素分解脱下的碘，部分被重新利用，部分通过肾脏排出体外，部分在肝内合成甲状腺素葡萄糖酸酯或硫酸酯，随胆汁进入小肠，从粪便排出体外。

体内的碘约90%由尿排出，近10%由粪便排出，其他途径如随汗液或通过呼吸排出的较少。

3）缺乏与过量。碘缺乏造成甲状腺素合成分泌不足，引起垂体促甲状腺激素代偿性合成分泌增多，刺激甲状腺增生肥大，称为甲状腺肿。甲状腺肿常常由于环境或食物缺碘造成，为地区性疾病，又称为地方性甲状腺肿。此外碘缺乏还会出现心慌、气短、头痛、眩晕，劳动时可加重。若孕妇严重缺碘，可殃及胎儿发育，使新生儿生长受到损伤，尤其是神经组织与肌肉组织，导致幼儿智力低下、聋哑痴呆、发育不全、生长迟缓、造成呆小症。

如果摄入碘过高，也可导致高碘性甲状腺肿。

4）供给量与食物来源

① 供给量。人体对碘的需要量受年龄、性别、体重、发育及营养状况等影响。推荐供给量为：成人150μg/d，孕妇200μg/d，乳母200μg/d。

② 食物来源。人体所需的碘可由饮水、食物和食盐中获得，其中80%～90%由食物摄入。食物及饮水中碘的含量受各地土壤地质状况的影响。海洋食物碘含量一般高于陆生食物，有些食物还具有聚碘的能力。含碘量丰富的食物有海带、紫菜等；鲜鱼、蚶干、蛤干、干贝、淡菜、海参、海蜇等含碘比较高。海盐中含碘一般在30μg/kg以上，但随着加工精度提高，含碘量降低。

（3）锌　锌是人体必需的微量元素。人体含锌2～2.5g，主要存在于肌肉、骨骼、皮肤。按单位重量含锌量计算，以视网膜、脉络膜、前列腺为最高，其次为骨骼、肌肉、皮肤、肝、肾、心、胰、脑和肾上腺等。

1）生理功能。

① 组成酶或激活酶。人体约80多种酶的活性与锌有关，如碳酸酐酶、碱性磷酸酶、乳酸脱氢酶、羧肽酶、RNA聚合酶、DNA聚合酶等。

② 促进生长发育与组织再生。锌与蛋白质和核酸的合成，细胞生长、分裂和分化等过程都有关。

③ 促进食欲。作为味觉素的结构成分，锌参与构成唾液蛋白而对味觉与食欲发生作用。

④ 参与创伤组织的修复。缺锌时伤口不易愈合，锌对于维持皮肤健康也是必需的。

⑤ 维护免疫功能。锌能直接影响胸腺细胞的增殖，使胸腺素分泌正常，以维持细胞免疫的完整。

2）吸收与代谢　锌主要在小肠内被吸收，与血浆中的蛋白质或传递蛋白结合进入血液循环。锌的吸收率大约为20%～30%。

锌的吸收受许多因素的影响。高蛋白、中等磷酸含量的膳食有利于锌的吸收；维生素D、葡萄糖、乳糖、半乳糖、柠檬酸有利于锌的吸收。

锌在体内代谢后，主要通过粪便、尿液、汗液、精液、乳汁等排出。

3）缺乏与过量。人体对锌的需要量因生理条件而异，妊娠、哺乳和生长均使需要量增加。膳食以谷类为主的人群，由于谷类食物中所含植酸和纤维素会干扰锌的吸收，较容易缺锌。锌缺乏主要表现为生长迟缓、食欲不振、味觉迟钝甚至丧失、皮肤创伤不易愈合、易感染、性成熟延迟等。但锌过量常可引起铜的继发性缺乏，使机体的免疫功能下降。

4）供给量与食物来源。

① 供给量。锌的推荐摄入量为：11～50 岁 11.5～19mg/d 不等，孕妇 11.5～16.5mg/d 不等，乳母 21.5mg/d。

② 食物来源。锌的来源广泛，但动、植物性食物的锌含量和吸收率有很大差异。植物性食品由于含植酸盐、膳食纤维等较多，锌的吸收率较低，一般以动物性食物如贝壳类海产品、红色肉类、动物内脏等作为锌的良好来源。植物中，豆类及谷类含锌，但利用率低，且在碾磨中含量下降，其中谷类发酵后，由于植酸减少，有利于锌的吸收。蔬菜及水果类含量较低，牛奶中锌的含量也较低。

（4）硒　硒在人体内的含量很低，总量为 14～20mg，广泛分布于所有组织和器官中，其中肝、胰、肾、心、脾、牙釉质等部位含量较高，脂肪组织最低。

1）生理功能。

① 抗氧化作用。硒是谷胱甘肽过氧化物酶的重要组成成分，在体内参与过氧化物氧化还原反应，从而保护生物膜免受损害，维持细胞正常功能。

② 解毒作用。硒与金属有很强亲和力，在体内硒与金属如汞、镉和铅等结合形成金属硒蛋白复合物而解毒，并使金属排出体外。

③ 保护心血管、维护心肌的健康。我国部分地区曾流行以心肌损害为特征的地方性心脏病，缺硒是一个重要因素。此外，硒还有增强机体免疫功能、促进生长、保护视觉器官等作用。

2）缺乏与过量。

① 硒缺乏。硒缺乏已被证实是发生克山病的重要原因。临床主要症状为心脏扩大、心功能失代偿、心力衰竭或心源性休克、心率失常、心动过速或过缓等。此外，缺硒与大骨节病也有关。

② 硒过量。摄入硒的数量必须适当，硒摄入过多可致中毒。中毒症状：头发变干、变脆、易断裂和脱落，肢端麻木、抽搐，严重时可能引起肺炎，肝、肾功能退化等病症。摄入大量的硒，可能因慢性中毒而死。

3）供给量与食物来源。

① 供给量。中国营养学会提出硒的适宜摄入量为 14 岁以上人群 50μg/d。我国根据膳食调查结果确定预防克山病所需的硒最低日需要量为男 19μg/d、女 14μg/d。

② 食物来源。食物中硒含量受当地水土中硒含量的影响很大。动物性食品肝、肾、肉类及海产品是硒的良好食物来源。蔬菜和水果含硒较少。蔬菜中如荠菜、芦笋、豌豆、大白菜、南瓜、洋葱、番茄等也含一定量的硒。谷物的糠皮中也含有少量硒。加工食品会损失部分硒。

4．其他微量元素

在机体内，除上述矿物质外，其他微量元素也发挥着非常重要的作用，如氟、铜、锰、铬、钴、镍等。

（1）氟　氟在体内约有 0.007%。氟的重要性在于参与钙、磷代谢，有助于钙和磷形成氟化磷灰石从而增强骨骼的强度，也参与牙釉质的形成，在牙齿表面形成氟化磷灰石保护层，提高牙齿的强度，增强牙釉质的抗酸能力。氟对细菌和酶有抑制作用，可减少由于细菌活动产生的酸，从而有利于牙齿的防龋作用。

氟不足会影响牙齿发育，易患龋齿，老人缺氟时，钙、磷的利用受到影响，可导致骨质疏松。氟过量牙齿珐琅质也会遭到破坏，光泽消失、牙齿颜色灰白、牙质脆弱易损、牙釉出现褐斑，即釉齿或斑牙症。严重过量会使骨骼和肾脏蒙受损害，造成骨畸形，肌肉萎缩，同时伴有神经症状，这就是残疾性氟骨症。

（2）铜　铜在人体内总量为50～200mg，分布于体内各器官组织中，以肝和脑中浓度最高，其他脏器相对较低。

铜的主要功能是影响铁代谢，维持正常造血机能；促进结缔组织形成；保护机体细胞免受超氧离子的损伤；铜与儿茶酚胺、多巴胺以及黑色素都有关，可促进正常黑色素形成，维护中枢神经系统的健康。

过量铜摄入常发生于误服大量铜盐、饮用与铜容器长时间接触的饮食（多是饮料），常可致急性中毒，尚未见慢性中毒现象。含铜较高的食物有牡蛎、动物肝、蘑菇等。

（3）锰　人体内锰的总量为10～12mg，主要存在于肝脏、肾脏、胰和骨骼中，唾液和乳汁也有一定量的锰。锰在人体内一部分作为金属酶的组成成分，一部分作为酶的激活剂起作用。它们参与脂类、碳水化合物的代谢，也是蛋白质、脱氧核糖核酸（DNA）与核糖核酸（RNA）合成所必需。

当锰缺乏时，肝细胞中脂类过氧化物就会出现增高现象，还伴有严重的低胆固醇血症、体重减轻、头发和指甲生长缓慢等现象。锰摄入过多可致中毒、损害中枢神经系统。

茶叶含锰最为丰富，含锰较多的食物还有坚果、粗粮、叶菜、豆类，精制的谷类和肉蛋奶类较低，但是其吸收和存留较多，也是锰的良好来源。

（4）铬　铬在人体内为5～10mg，主要存在于骨、皮肤、脂肪、肾上腺、大脑和肌肉中。铬在人体组织中的含量随年龄增长而降低。

铬在糖代谢中对胰岛素起启动作用，铬还影响脂肪的代谢，减少胆固醇在血管壁的沉积，可预防动脉粥样硬化。此外，铬还有促进蛋白质代谢和生长发育，增加免疫球蛋白等作用。

当铬摄入不足时，可导致生长迟缓，葡萄糖耐量损害，血糖、尿糖增加，易患糖尿病、高脂血症、冠心病等。

铬的良好食物来源为肉类及整粒粮食、豆类。乳类、蔬菜、水果含量低。啤酒酵母、干酵母、牡蛎、肝脏、蛋黄含铬量高，且铬活性也大。粮食经加工精制后，铬含量明显降低。白糖中铬含量低于红糖。

（5）钴　人体内含钴量在1mg左右。钴在体内主要以维生素B_{12}的成分存在，表现为维生素B_{12}的作用，即与红细胞的正常成熟有关。人类需要的是活性型的钴，即维生素B_{12}，主要存在动物性食品中。

（6）镍　体内镍含量为6～10mg。镍在体内，可构成某些金属酶的辅基，增强胰岛素的作用，刺激造血功能和维持膜结构。

二、维生素

1. 基础知识

维生素是维持机体正常生理功能及细胞内特异代谢反应所必需的一类微量低分子有

机化合物。维生素一般不构成人体组织，也不提供能量，且每日生理需要量很少，但在调节物质代谢过程中却起着十分重要的作用。大多数维生素不能在体内合成，也不能大量储存于组织中，必须由食物供给。即使有些维生素（如维生素 K、B_6）能由肠道细菌合成一部分，但也不能替代从食物获得这些维生素。

（1）维生素的命名和分类

1）维生素的命名方法。维生素根据发现的先后顺序用字母 A、B、C、D…命名，如维生素 A、维生素 B、维生素 C、维生素 D、维生素 E、维生素 K 等。

维生素还可以按化学结构命名，如维生素 A 被命名为视黄醇，维生素 B_2 被命名为核黄素，维生素 B_1 被命名为硫胺素等。

由于维生素具有不同的生理功能，维生素也可以按功能来命名，如维生素 A 又称为抗干眼病维生素，具体命名见表 4-2。

表 4-2　维生素的命名

以字母命名	以化学结构命名	以生理功能命名
维生素 A	视黄醇	抗干眼病维生素
维生素 D	钙化醇	抗佝偻病维生素
维生素 E	生育酚	
维生素 K	叶绿醌	凝血维生素
维生素 B_1	硫胺素	抗脚气病维生素
维生素 B_2	核黄素	
维生素 B_5	尼克酸、尼克酰胺、烟酸、维生素 PP	
维生素 B_{12}	钴胺素、氰胺素	抗恶性贫血维生素
维生素 C	抗坏血酸	抗坏血酸

2）维生素的分类。维生素根据其溶解性可分为脂溶性维生素和水溶性维生素两大类。

① 脂溶性维生素。脂溶性维生素不溶于水，可溶于脂肪及有机溶剂，常与食物中的脂类共存，在酸败的脂肪中容易被破坏。脂溶性维生素在体内吸收速度慢，摄入后主要储存在肝脏或脂肪组织中，当大剂量摄入时，可引起中毒，如摄入过少，可出现缺乏症状。脂溶性维生素包括维生素 A、维生素 D、维生素 E、维生素 K。

② 水溶性维生素。水溶性维生素易溶于水，通常以简单的扩散方式被机体吸收，吸收速度快，在满足机体需要后，多余的水溶性维生素及其代谢产物从尿中排出，在体内没有储存。水溶性维生素一般无毒性，但极大量摄入时也可出现毒性，如摄入过少，可较快地出现缺乏症状。水溶性维生素包括维生素 B_1、维生素 B_2、维生素 B_6、维生素 B_{12}、叶酸、泛酸、烟酸、胆碱、生物素等 B 族维生素和维生素 C。

（2）维生素与人体健康的关系　维生素是人体进行正常代谢所必需的营养物质，早期维生素缺乏往往无明显临床症状，称为“维生素不足症”。某些维生素长期缺乏或严重不足可引起代谢紊乱和病理现象，就称为“维生素缺乏症”。

维生素缺乏可能是由维生素摄入量不足，人体对维生素的吸收利用率降低，膳食成分影响维生素的吸收利用，维生素的需要量相对增高四种情况造成的。

在我国，容易发生不足的维生素主要有维生素 A、维生素 B_1、维生素 B_2、维生素 B_6、维生素 C、维生素 D、烟酸等。

2．维生素 A

（1）结构与理化性质　维生素 A 又称为视黄醇、抗干眼病维生素，是淡黄色针状结晶物，易被空气中的氧氧化，紫外线照射也可被破坏，对热、酸、碱都比较稳定，属脂溶性维生素，生食中 90%的不能吸收。

狭义的维生素 A 仅指视黄醇，广义的则包括维生素 A 和维生素 A 原。维生素 A 只存在于动物性食物中。植物中不含维生素 A，在黄、绿、红色植物和真菌中含有类胡萝卜素，其中一部分被动物摄食后可转化为维生素 A。可在体内转变成维生素 A 的类胡萝卜素称为维生素 A 原，如α–胡萝卜素、β–胡萝卜素、γ–胡萝卜素等。

（2）吸收与代谢　食物中的维生素 A 在小肠中通过小肠绒毛吸收。在黏膜细胞内与脂肪结合形成酯，和叶黄素一同掺入乳糜微粒进入淋巴，被肝脏摄取并以酯的形式储存于肝细胞。当机体需要时，储藏在肝脏中的维生素 A 向血液中释放，形成视黄醇结合蛋白，并输送到身体各组织中供代谢所需。

根据其吸收率和转化率，采用视黄醇当量（RE）表示膳食或食物中全部具有视黄醇活性物质（包括维生素 A 和维生素 A 原）的总量（μg）。它们常用的换算关系是：

1μgRE=1μg 视黄醇=6μgβ–胡萝卜素

1μgβ–胡萝卜素=0.167μgRE

1μg 其他维生素 A 原=0.084μgRE

食物中总 RE（μg）=视黄醇（μg）+ 0.167β–胡萝卜素（μg）+
0.084 其他维生素 A 原（μg）

（3）生理功能

1）维持正常视觉。维生素 A 能促进视网膜上的感光物质——视紫红质的合成与再生，以维持正常视觉，防止夜盲症。

2）维持上皮的正常生长与分化。上皮细胞遍及全身，如呼吸道、消化道、泌尿道、性腺等，上皮组织是抵御病菌的第一道防线。维生素 A 能维持上皮的正常生长与分化，保持组织或器官上皮组织的健康，增强对传染病的抵抗力，维持机体正常免疫功能。

3）促进生长发育。维生素 A 可以促进体内组织蛋白质的合成、骨细胞的正常分裂、骨骼的生长，加速生长发育。

（4）营养状况与疾病　维生素 A 缺乏可引起眼病和上皮组织角化、肿瘤等疾病。维生素 A 缺乏最早的症状是暗适应能力下降，严重者可致夜盲症、眼干燥症。维生素 A 缺乏还会引起机体上皮组织分化不良，出现上皮干燥、增生及角化现象，免疫功能低下，对感染敏感性增强，儿童生长发育迟缓。

维生素 A 吸收后可在体内，特别是在肝脏内大量储存。摄入大剂量维生素 A 可引起急性毒性，主要症状为恶心、呕吐、头痛、视觉模糊等。

（5）供给量与食物来源

1）供给量。中国营养学会建议：成年男性摄入维生素 A800μgRE/d，女性 700μgRE/d。0～1 岁的婴儿为 400μgRE/d，1～4 岁的幼儿为 500μgRE/d，4～7 岁为 600μgRE/d，7～13 岁为 700μgRE/d。由于维生素 A 过量和缺乏对妊娠都有严重的不良影响，故建议妊娠早期摄入量为 800μgRE/d，妊娠中、后期为 900μgRE/d，乳母为 1 200μgRE/d。

2）食物来源。各种动物性食品是维生素 A 最好的来源，动物肝脏维生素 A 最为丰富，鱼肝油、鱼卵、奶、禽蛋等也是维生素 A 的良好来源；维生素 A 原的良好来源是深色或红、黄色的蔬菜和水果。膳食中维生素 A 和维生素 A 原的比例最好为 1:2。

3. 维生素 D

（1）结构与理化性质　维生素 D 具有抗佝偻病的作用，又称为抗佝偻病维生素。它是指一大类物质，以维生素 D_2（麦角钙化醇）及维生素 D_3（胆钙化醇）最为常见。

维生素 D_2 和维生素 D_3 为白色晶体，溶于脂肪和有机溶剂，其化学性质比较稳定。在中性和碱性溶液中耐高热和氧化，但对光敏感，易被紫外线照射而被破坏，在酸性溶液中维生素 D 逐渐被分解，脂肪酸败也可引起维生素 D 被破坏。

（2）吸收与代谢　人体可通过两条途径获得维生素 D，即从食物中摄取和皮肤内形成。人的皮肤中含有一定量的 7-脱氢胆固醇，经阳光或紫外线照射可转变成维生素 D_3。膳食中的维生素 D_3 在胆汁的作用下，与脂肪一起被吸收，在小肠乳化形成胶团被吸收进入血液。

维生素 D 在体内要经过活化才具有生物活性。从膳食和皮肤两条途径获得的维生素 D_3 与血浆球蛋白结合并被转运至肝脏，在肝、肾脏中活化，通过血液中维生素 D 结合蛋白运送至小肠、骨、肾等部位，发挥各种生理作用。

维生素 D 主要储存于脂肪组织中，其次为肝脏。代谢产物随同胆汁被排入肠道中，通过尿仅排出 2%～4%。

（3）生理功能　维生素 D 的主要生理功能是调节体内钙、磷的正常代谢，促进钙、磷的吸收和利用。维持儿童和成人骨质钙化，保持牙齿正常发育，促进儿童骨骼生长。

（4）营养状况与疾病

1）维生素 D 缺乏症。婴儿缺乏维生素 D 可引起佝偻病，是由于骨质钙化不足，骨中无机盐的含量减少，骨骼出现变软和弯曲变形的现象。

成人，尤其是孕妇、乳母、老年人等对钙需求量较大的人群，在缺乏维生素 D 和钙、磷时，容易出现骨质软化症或骨质疏松症。

另外，缺乏维生素 D 会导致钙吸收不足、甲状旁腺功能失调，造成血清钙水平降低，引起手足痉挛症，表现为肌肉痉挛、小腿抽筋、惊厥等。

2）维生素 D 过多症。食物来源的维生素 D 一般不会过量，但摄入过量维生素 D 补充剂可引起维生素 D 过多症。婴幼儿容易发生维生素 D 中毒。

（5）供给量与食物来源

1）供给量。维生素 D 推荐摄入量为：11 岁以下 10μg/d，成人 5μg/d，50 岁以上 10μg/d，孕妇 5～10μg/d，乳母 10μg/d。

2）食物来源。经常晒太阳是人体廉价获得充足有效的维生素 D_3 的最好来源。成年人只要经常接触阳光，在一般膳食条件下就不会发生维生素 D 缺乏病。在阳光不足或空气污染严重的地区，可采用膳食补充。

维生素 D 的主要食物来源包括高脂海水鱼及其鱼卵、动物肝脏、蛋黄、奶油和奶酪等动物性食品。鱼肝油是最常见的维生素 D 补充剂。瘦肉、奶、坚果中仅含微量的维生素 D，牛奶和人奶维生素 D 含量也很少，蔬菜、谷物及其制品、水果几乎不含维生素 D。

4．维生素 E

（1）结构与理化性质　维生素 E 是指含苯并二氢吡喃结构、具有 α-生育酚生物活性的一类物质，又称生育酚。维生素 E 溶于酒精、脂肪和脂溶剂，对热及酸稳定，即使加热至 200℃亦不被破坏。但维生素 E 对碱和紫外线敏感，对氧也十分敏感，易被氧化破坏。油脂酸败也会加速维生素 E 的破坏。

食物中维生素 E 在一般烹调条件下损失不大，但较长时间的煮、炖、油炸造成的脂肪氧化，都有可能使维生素 E 活性明显降低。干燥脱水食品中的维生素 E 更容易被氧化。

（2）吸收与代谢　维生素 E 吸收与肠道脂肪有关，影响脂肪吸收的因素也影响维生素 E 吸收。大部分被吸收的维生素 E 通过乳糜微粒到肝脏，为肝细胞所摄取，肝细胞有迅速更新的能力。维生素 E 主要储存在脂肪组织中。

（3）生理功能

1）抗氧化作用。维生素 E 是很强的抗氧化剂，在体内保护细胞免受自由基损害。维生素 E 抗氧化的机理是防止脂性过氧化物的生成，为联合抗氧化作用中的第一道防线。这一功能与其保持红细胞的完整性、抗动脉粥样硬化、抗肿瘤、改善免疫功能及延缓衰老等过程有关。

2）与动物的生殖功能和精子生成有关。动物实验发现，缺乏维生素 E 会引起雌、雄动物生殖系统损伤，且不可逆。

3）调节血小板的黏附力和聚集作用。

另外，维生素 E 还具有促进肌肉正常生长发育、治疗贫血等作用。

（4）营养状况与疾病　维生素 E 缺乏症在人类极为少见，表现为溶血性贫血。低的维生素 E 营养状况可能增加动脉粥样硬化、癌（如肺癌、乳腺癌）、白内障以及其他老年退行性病变的危险性。

动物实验未见维生素 E 有致畸、致癌、致突变作用，大多数成人没有明显的毒性症状，儿童对各种副作用较敏感。

（5）供给量与食物来源

1）供给量。中国居民膳食营养素参考摄入量中推荐的成人维生素 E 的适宜摄入量为 14mgα-生育酚当量/d。当多不饱和脂肪酸摄入量增多时，应增加维生素 E 的摄入量，一般每摄入 1g 多不饱和脂肪酸，应摄入 0.4mg 维生素 E。

2）食物来源。维生素 E 在自然界中分布甚广，一般情况下不会缺乏。食用油脂、麦胚等谷类食物、蛋类、鸡（鸭）肫、豆类、硬果、植物种子、绿叶蔬菜中都含有一定量的维生素 E；肉、鱼类动物性食品、水果及其他蔬菜含量较少。

5．维生素 B_1

（1）结构与理化性质　维生素 B_1 是人类发现最早的维生素之一，因其分子中含有硫和胺，又称硫胺素，它的功能性名称是抗脚气病维生素。

常见的维生素 B_1 略带酵母气味，易溶于水，微溶于乙醇。在干燥和酸性溶液中稳定，对温度和氧气也较稳定，但在熔点（249℃）附近容易分解。在紫外线照射下、碱性环境中维生素 B_1 会加速分解破坏，铜离子也会加快维生素 B_1 的分解。

（2）吸收与代谢 食物中的维生素 B_1 经消化道分解后被吸收。吸收的主要部位是空肠和回肠。浓度高时为被动扩散，浓度低时主动吸收。主动吸收时需要钠离子及 ATP。大量饮茶、酒精，叶酸缺乏都影响维生素 B_1 的吸收。

维生素 B_1 在小肠中被磷酸化后，经门静脉被运送到肝脏，然后转运到各组织。维生素 B_1 由尿液和汗液排出体外。

（3）生理功能 维生素 B_1 是机体重要辅酶的组成成分，参与机体内糖代谢等重要代谢，维持肌肉特别是心肌的正常功能，在维持正常食欲、胃肠蠕动和消化液分泌等方面都起重要作用。

（4）营养状况与疾病 维生素 B_1 在体内储存量极少，若摄入不足可引起维生素 B_1 缺乏症，即脚气病。如果长期以精白米面为主食、缺乏其他副食补充，机体处于特殊生理状态而未及时补充，或由于肝损伤、酒精中毒等疾病，都可导致脚气病。脚气病主要损害神经血管系统，导致多发性神经炎及心脏功能失调，发病早期可有疲倦、烦躁、头痛、食欲不振、便秘和工作能力下降等。

维生素 B_1 摄入过量可由肾脏排出，其毒性非常低。目前，人类尚未有维生素 B_1 中毒的记载。

（5）供给量与食物来源

1）供给量。维生素 B_1 的需要量与能量摄入量有密切关系。我国维生素 B_1 的推荐摄入量为：成人男性 1.4mg/d，女性 1.3mg/d，孕妇 1.5mg/d，乳母 1.8mg/d。

2）食物来源。维生素 B_1 广泛分布于整个动、植物界，并且以多种形式存在于各类食物中。其良好来源是动物的内脏（肝、肾、心）、瘦肉、全谷、豆类和坚果。目前谷物仍为我国传统膳食中维生素 B_1 的主要来源，未精制的谷类食物含维生素 B_1 含量较高，过度碾磨的精白米、精白面会造成维生素 B_1 大量丢失。蔬菜含维生素 B_1 较少。

6．维生素 B_2

（1）结构与理化性质 维生素 B_2 又称核黄素，为橙黄色针状结晶，微带苦味，溶于水，水溶液呈黄绿色荧光。维生素 B_2 耐热、耐酸、耐氧化，在酸性条件下对热稳定，加热到 100℃时仍能保持活性。在碱性环境中易被分解破坏，遇光易失去生理效应。对紫外光高度敏感，可光解而丧失生物活性。

（2）吸收与代谢 食物中维生素 B_2 绝大多数以辅酶形式存在，少量以游离形式存在，在肠道经蛋白酶、焦磷酸酶水解而释放出来被吸收。胃酸和胆盐有助于维生素 B_2 释放，有利于维生素 B_2 的吸收。抗酸制剂和乙醇会妨碍食物中维生素 B_2 的释放。某些金属离子如 Zn^{2+}、Cu^{2+}、Fe^{2+} 以及咖啡因、茶碱和抗坏血酸等能与维生素 B_2 形成络合物，影响其生物利用率。

维生素 B_2 主要经尿液排出，还可从其他分泌物如汗液中排出，汗中的排出量约为摄入量的 3%。

（3）生理功能 维生素 B_2 是机体许多重要辅酶的组成成分。它在体内以黄素单核苷酸（FMN）和黄素腺嘌呤二核苷酸（FAD）的形式作为多种黄素酶类的辅酶，在生物氧化过程中起电子传递的作用，催化氧化还原反应，在呼吸链的能量产生中发挥极其重要的作用。

维生素 B_2 还在氨基酸和脂肪氧化、嘌呤碱转化成尿酸、芳香族化合物的羟化、蛋白质与某些激素的合成以及体内铁的转运过程中发挥重要作用。

近年研究发现，维生素 B_2 具有抗氧化活性，对于机体抗氧化防御体系至关重要。它还参与维生素 B_6 和烟酸代谢。人体若缺乏维生素 B_2 会影响对铁的吸收。

（4）营养状况与疾病　维生素 B_2 调节体内的能量代谢和物质代谢，机体缺乏维生素 B_2 时，主要导致物质代谢紊乱，出现口腔、唇、皮肤、生殖器的炎症和机能障碍等多种多样的缺乏症。常见的临床症状有舌炎、口角炎、脂溢性皮炎和阴囊炎、眼结膜炎、畏光等。长期缺乏维生素 B_2 时，还可导致儿童生长迟缓，发生轻、中度缺铁性贫血，严重缺乏时常同时表现其他 B 族维生素缺乏症。

人与动物均无维生素 B_2 中毒的证据。实验动物在接受大剂量维生素 B_2，其组织内维生素 B_2 分量无明显增加。

（5）供给量与食物来源

1）供给量。维生素 B_2 是我国膳食容易缺乏的营养素之一。维生素 B_2 供给量与体内能量代谢有关，人体热量需要量高时，维生素 B_2 的需要量也要相应增加，制定膳食维生素 B_2 摄入量一般按热能摄入量计算，摄入量可按 0.31～0.35mg/4.2MJ（1 000kcal）计。

2）食物来源。维生素 B_2 的良好食物来源主要是动物性食物，尤其是动物内脏如肝、肾、心以及蛋黄、乳类含量较为丰富，鱼类以鳝鱼含量最高。植物性食物中则以绿叶蔬菜类如菠菜、韭菜、油菜及豆类含量较多，野菜的维生素 B_2 含量也较高，而一般蔬菜中的维生素 B_2 含量相对较低。天然存在于谷类食物的维生素 B_2 与其加工精度有关，加工精度较高的粮谷含量较低。

7．维生素 PP

（1）结构与理化性质　维生素 PP 又称为烟酸、尼克酸、抗癞皮病因子。它是无色针状结晶，化学名称为吡啶-3-羧酸。烟酸溶于水和乙醇，烟酸对酸、碱、光、热稳定，一般烹调损失小，是性质最为稳定的一种维生素。

（2）吸收与代谢　烟酸主要以辅酶的形式存在于食物中，经消化后在胃及小肠被吸收，经门静脉入肝，转化为辅酶 I（NAD）与辅酶 II（NADP）。过量的烟酸大部分从尿中排出，可随乳汁分泌，也从汗中排出。

（3）生理功能　烟酸在体内是一系列以辅酶 I 和辅酶 II 为辅基的脱氢酶类的成分，几乎参与细胞内生物氧化还原的全过程，起电子载体的作用。烟酸为核蛋白合成提供核糖，对 DNA 的复制、修复和细胞分化起重要作用。在维生素 B_6、泛酸和生物素存在的情况下参与脂肪、类固醇的生物合成。

此外，烟酸还是葡萄糖耐量因子的重要成分，具有增强胰岛素效能的作用。另据资料显示，大剂量服用尼克酸有降低血胆固醇、甘油三酯和扩张血管的作用。

（4）营养状况与疾病　烟酸缺乏症又称癞皮病，主要出现在以玉米、高粱为主食的人群，主要损害皮肤、口、舌、胃肠道黏膜以及神经系统。其典型病例可有皮炎、腹泻和痴呆等。初期症状有体重减轻，食欲不振，失眠、头疼、记忆力减退等，重度缺乏时表现为皮肤、消化道和神经系统病变。烟酸缺乏常与硫胺素、核黄素缺乏同时存在。

过量摄入烟酸的副作用有皮肤发红、眼部感觉异常、高尿酸血症，偶见高血糖等。

（5）供给量与食物来源

1）供给量。人体烟酸的来源有两条途径，一是直接从食物中摄取，二是在体内由色氨酸转化而来，平均约 60mg 色氨酸转化 1mg 烟酸。膳食为人体提供的烟酸按当量计：

烟酸当量（mgNE）=烟酸（mg）+色氨酸/60（mg）

2）食物来源。烟酸广泛存在于动植物性食物中，良好的来源为蘑菇、酵母，其次为动物内脏（肝、肾）、瘦肉、全谷、豆类等，绿叶蔬菜也含相当数量。乳类和蛋类烟酸含量较低，但是含有丰富的色氨酸，在体内可以转化为烟酸。一些植物中的烟酸常与大分子结合而不能被哺乳动物吸收，如玉米、高粱中的烟酸有 64%～73%为结合型烟酸，不能被人体吸收，导致以玉米为主食的人群，容易发生癞皮病。

8．维生素 B_6

（1）结构与理化性质　维生素 B_6 是一类含氮化合物，包括吡哆醇、吡哆醛和吡哆胺三种天然形式，以磷酸盐的形式广泛分布于动植物体内。

维生素 B_6 易溶于水及酒精，对热较稳定。一般在酸性溶液中稳定，而在碱性环境中容易分解破坏。三种形式维生素 B_6 对光均较敏感，在碱性环境中尤甚。

（2）吸收与代谢　食物中维生素 B_6 多以 5-磷酸盐的形式存在，经磷酸酶水解后被吸收。维生素 B_6 主要在小肠吸收。吸收后的维生素 B_6 以辅酶的形式分布于组织中，通常人体内含 40～150mg。维生素 B_6 的代谢产物经尿排出，也可经粪便排出，但排泄量有限。

（3）生理功能　维生素 B_6 是体内多种酶的辅酶，参与人体氨基酸、糖原与脂肪酸代谢，参与烟酸的形成，对淋巴细胞增殖会产生积极作用。

（4）营养状况与疾病　维生素 B_6 长期摄入不足可导致维生素 B_6 缺乏症，现已少见，但有不足症，主要表现为脂溢性皮炎、口炎、口唇干裂、舌炎，易激怒、抑郁等。人体用大量的维生素 B_6 一般不会中毒。但人工合成的维生素 B_6 的同类体脱氧吡哆醇则有剧毒。

（5）供给量与食物来源

1）供给量。维生素 B_6 的需要量随蛋白质摄入量的增加而增加，当保持每克蛋白质配 0.016mg 维生素 B_6 时，为维生素 B_6 的适宜营养状态。我国居民维生素 B_6 的膳食适宜摄入量推荐为：成人为 1.2mg/d，50 岁以上的人为 1.5mg/d。

2）食物来源。维生素 B_6 可以通过食物摄入和肠道细菌合成两条途径获得。虽然维生素 B_6 的食物来源很广泛，但一般含量不高。动物性食物中的维生素 B_6 大多以吡哆醛、吡哆胺的形式存在，质量相对较高，植物性食物中维生素 B_6 大多与蛋白质结合，不易被吸收。

维生素 B_6 较高的食物为白色的肉类（鸡肉、鱼肉等），其次为肝脏、蛋、豆类、谷类，水果和蔬菜中的维生素 B_6 含量也较多，奶及奶制品含维生素 B_6 很少。

9．维生素 B_{12}

（1）结构与理化性质　维生素 B_{12} 是结构最复杂也是唯一含有金属元素“钴”的一种维生素，又称钴胺素。维生素 B_{12} 为粉红色针状晶体，易溶于水，在中性和弱酸性下稳定，在强酸强碱下易分解，阳光照射易被破坏。

（2）吸收与代谢　食物中的维生素 B_{12} 与蛋白质结合，进入消化道内，在胃酸、胃蛋白酶及胰蛋白酶的作用下进入肠道，在回肠部被吸收。有游离钙及碳酸氢盐存在时，有利于维生素 B_{12} 的吸收。

维生素 B_{12} 进入血液循环后，与血浆蛋白结合成为维生素 B_{12} 运输蛋白，运输到肝、肾、骨髓、红细胞、胎盘等。体内维生素 B_{12} 储存量很少，主要储存在肝脏，排泄主要从尿排出，部分从胆汁排出。

维生素 B_{12} 可被肝、肠循环重复利用，由肝脏通过胆汁排入小肠的，维生素 B_{12} 约有一半可被重吸收，体内储存约可满足 6 年的需要。

（3）生理功能　维生素 B_{12} 在体内以辅酶的形式，参与体内生化反应，主要是提高叶酸的利用率，从而促进血细胞的发育和成熟。

（4）营养状况与疾病　维生素 B_{12} 缺乏较少见，多数缺乏症是素食者、老人和胃酸过少等吸收不良引起的，主要表现为巨幼红细胞贫血。

（5）供给量与食物来源

1）供给量。我国目前提出维生素 B_{12} 的适宜摄入量成年人为 2.4μg/d。

2）食物来源。维生素 B_{12} 的主要来源是动物性食物，富含维生素 B_{12} 的食物有动物肝脏、肉类、蛋类、鱼、贝壳类、牛奶、奶酪等。植物食物几乎不含维生素 B_{12}。

10．维生素 C

（1）结构与理化性质　维生素 C 是一种抗坏血病因子，因具有酸性，又名抗坏血酸。白色结晶状，易溶于水，在酸性条件下稳定，温度、pH、氧、酶、金属离子、紫外线等因子都影响其稳定性，因此维生素 C 是最不稳定的维生素。

（2）吸收与代谢　维生素 C 在小肠被吸收。血浆中维生素 C 可以逆浓度梯度转运至许多组织细胞中去，并在其中形成高浓度积累。维生素 C 从尿中排出。

（3）生理功能　维生素 C 具有较强的还原性，参与机体重要的氧化还原反应，保护酶的活性，促进胶原蛋白合成，促进铁的吸收。另外，维生素 C 还参与叶酸的活化，使叶酸能够发挥作用。维生素 C 还可促进机体抗体的形成，提高白细胞的吞噬作用，对铅、苯、砷等化学毒物和细菌毒素具有解毒作用，还可阻断致癌物质亚硝胺的形成。维生素 C 能清除自由基，对降低胆固醇、防治动脉粥样硬化、高血脂、冠心病等都有良好效果。

（4）营养状况与疾病　维生素 C 是非常不稳定的维生素。食物在储存、加工过程中容易丢失，维生素 C 缺乏比较普遍。当维生素 C 缺乏时，可引起坏血病，表现为疲劳倦怠、皮肤出现淤点、毛囊过度角化，继而出现牙龈肿胀出血、眼球结膜出血、机体抵抗力下降、伤口愈合迟缓、关节疼痛，同时伴有轻度贫血以及多疑、抑郁等神经症状。

吸烟者对维生素 C 需要量比非吸烟者高 40%，某些药物如阿司匹林和避孕药以及心理紧张和高温环境都可能使机体对维生素 C 的需要量增加。

对于维生素 C 的最大安全无毒剂量，目前尚无统一的认识。但长期摄入大剂量维生素可使人体产生信赖现象，当摄入恢复正常量时不能满足人体的生理需要；大剂量维生素在某些生理状态下（如妊娠）对人体的影响可能更严重。

（5）供给量与食物来源

1）供给量。我国居民维生素 C 的推荐摄入量随需要量不同而不同：成人 100mg/d，孕妇、乳母 130mg/d，0～11 岁儿童 40～90mg/d 不等。

2）食物来源。维生素 C 主要存在于新鲜的蔬菜和水果中，如柿子椒、番茄、菜花、苦瓜及各种深色叶菜类；水果中的柑橘、柠檬、青枣、山楂等维生素 C 含量十分丰富，可达30～100mg/100g；猕猴桃、沙棘、刺梨等维生素C含量尤为丰富，可达50～100mg/100g。除动物肝、肾、血液外，牛奶和其他动物性食品维生素C含量甚微。粮谷、豆类几乎不含维生素C，但豆类发芽后形成的豆芽则含有维生素C。

三、水

1．水在人体内的分布

水在人体中分布很广，肌肉重量的65%～75%是水，脂肪重量的25%是水。水主要储存在细胞和体液中，细胞内液62%左右是水，细胞外液90%以上是水，淋巴、唾液、皮肤和肾脏分泌的体液中也含有水等。

2．水的生理功能

（1）主要介质　机体内的一切化学反应必须有水参加。水具有很强的溶解性，各种物质在适当条件下均可溶于水中，甚至一些脂肪和蛋白质也可分散于水中形成乳浊液或胶体溶液，这使水成为体内各种生化反应的重要媒介和场所。

（2）运输功能　水的流动性很强，可作为各种物质的载体，对于营养物质的吸收和运输、代谢产物的运输和排泄有着重要作用。

（3）调节体温　水的比热容和蒸发潜热大，体内热量增多或减少时不致引起体温太大波动。身体也可通过汗液的蒸发对体温起调节作用，皮肤蒸发水分散失的热量约占人体总热量消耗的25%。

（4）润滑功能　水的黏度小，在各器官、组织如关节、肌肉、体腔的活动中，使摩擦面润滑而减少摩擦。

3．人体的水平衡

人体通过水的摄入和排泄维持水的平衡。水的平衡对人体维持内环境的稳定具有非常重要的作用。

（1）水的来源　补充人体水的来源包括三个部分：饮用水和其他饮料、固体食物中的水、人体代谢产生的代谢水。

代谢水又称内生水，是指营养素在人体内氧化代谢过程中产生的水。每克碳水化合物在人体内代谢会产生0.6g的水，每克蛋白质可产生0.41g的水，每克脂肪可产生1.07g的水。每日人体通过代谢可产生大约300g的水。

（2）水的排泄　水的排泄主要通过尿液、皮肤、肺、粪便等途径。一般情况下，只依靠食物中的水和内生水难以弥补从尿液、皮肤、肺、粪便等排出的水量，所以每日必须饮水。

4．机体水代谢不平衡的不良后果

一般来说，正常成人每天需水量为2 000～2 500g，包括饮水、食物中的水、代谢中产生的水。若因剧烈运动和高温作业而大量出汗，或因发热、呕吐、腹泻而体液大量丧失时，则人体对水的需要量更大。正常情况下，人体内水分的出入量是平衡的。若饮水过少，会使血液浓缩，黏稠度增高，不利于血液循环及营养的吸收。水摄入不足或丢失过多，可引起机体失水。人体如果严重缺水，就会造成电解质紊乱、血液浓缩和肝功能障碍，身体失去20%的水，就会有生命危险。

四、各种营养素之间的关系

各种营养素在体内代谢是有机的整体，相互配合，相互制约。因此，膳食中既要注意机体对营养素摄取和消耗之间的平衡，还要保持机体内各种营养素之间的平衡。

1．营养素相互影响的作用方式

（1）各营养素之间直接作用　如碳水化合物、脂肪对蛋白质的节约作用，非必需氨基酸胱氨酸、酪氨酸对必需氨基酸蛋氨酸、苯丙氨酸的节约替代，钙、镁、锌、铜、钾、钠等离子之间相互配合和拮抗。

（2）一种营养素可转化为另一种营养素　如色氨酸是尼克酸的前体，β-胡萝卜素可在体内转变成维生素 A。

（3）一种营养素参与另一种营养素的代谢　如维生素对产热营养素和能量代谢的影响，无机离子对调节代谢的酶类可激活或抑制。

（4）营养素相互对吸收和排泄的影响　如维生素 D 促进钙、磷的吸收，维生素 C、蛋白质促进铁的吸收。

（5）通过激素的影响而间接影响其他营养素的代谢　如碘通过甲状腺素影响代谢。

2．营养素之间的相互关系

（1）产热营养素之间的关系　三大产热营养素蛋白质、脂肪和碳水化合物除了各自有其独特生理功能之外，在能量代谢中既互相配合又互相制约。碳水化合物和脂肪在体内可以互相转化，互相替代，而蛋白质是不能由脂肪或碳水化合物替代的。但充裕的脂肪和碳水化合物供给可避免蛋白质被当做能量的来源。脂肪必须有碳水化合物的存在才能彻底氧化而不致因产生酮体而导致酸中毒。当能量摄入超过消耗，不论这些多余的能量是来自脂肪还是来自蛋白质或碳水化合物，都会一律转化成脂肪积存在体内造成肥胖。由此可见，在膳食中必须合理搭配这三种营养素，保持三者平衡，才能使能量供给处于最佳状态。

（2）维生素与产热营养素之间的关系　蛋白质、脂肪、碳水化合物这三大营养素的能量代谢过程需要维生素 B_1、维生素 B_2 和尼克酸的参与，因而这三种维生素的需要量随能量代谢的增加而增大。

膳食中多不饱和脂肪酸越多，体内越容易产生过氧化物，这时便需要增加维生素 E 的摄入量以对抗氧化损伤。脂肪可促进脂溶性维生素的吸收。膳食中如果蛋白质过少则维生素 B_2 不能在体内存留而经尿排出。

（3）氨基酸之间的相互关系　必需氨基酸和非必需氨基酸都是合成蛋白质所必不可少的。为使蛋白质合成能够正常进行，必须充足地供给这两类氨基酸。有些非必需氨基酸可部分地替代必需氨基酸。例如，胱氨酸可部分地替代蛋氨酸，酪氨酸可部分地替代苯丙氨酸。食物中缺乏某一种或几种氨基酸时，可在食物中添加化学合成的氨基酸，强化所缺的氨基酸，以提高其蛋白质营养价值，但必须严格掌握剂量。如果过量加入某一种氨基酸，造成氨基酸不平衡，反而会降低蛋白质的利用率。这种不良影响以蛋氨酸过量时最为严重。

（4）维生素之间的关系　维生素 C 有利于叶酸的利用，维生素 B_1 和维生素 B_2 又影响维生素 C；缺乏维生素 B_1，维生素 B_2 不能得到很好的利用；维生素 B_2 不足，常伴有尼克酸的缺乏；维生素 E 可保护维生素 A 不被氧化。

（5）无机盐之间的关系　各种微量元素之间相互协同或相互拮抗　适量的锌有利于铁的代谢，过量锌则阻止铁的利用；铁和锰、铁和钴相互干扰吸收过程，又能协同生血效果；铜促进铁的吸收，过量的磷干扰铁的吸收；铁可促进氟的吸收；锌可以拮抗镉的毒性，镉可以干扰锌的吸收；钙和锌相互影响，高钙低锌时，动物生长变慢；钴和镍有利于锌的吸收；硒可降低汞、镉、砷等元素的毒性，与钼、铬、铜、硫有拮抗作用，锌过多干扰硒的吸收。

（6）无机盐与其他营养素之间的关系　无机盐影响产能营养素的代谢。铁、磷、镁参与生物氧化过程，碘通过甲状腺素、锌和铬通过胰岛素间接作用于产能营养素，钠和钾促进氨基酸和葡萄糖的吸收。

无机盐与维生素相互配合，相互作用。钴是维生素 B_{12} 的组成成分，硒通过谷胱甘肽过氧化酶与维生素 E 有相似功能。维生素 C 促进铁的吸收，维生素 D 影响钙、磷的吸收和排泄。

（7）膳食纤维与其他营养素之间的关系　膳食纤维可降低胆固醇，通过升高血胰岛素降低血糖。膳食纤维可与钙、铁、锌等矿物质结合在一起，排出体外，影响矿物质的吸收利用。膳食纤维也可降低小肠消化酶的作用，降低脂肪和蛋白质的利用率。

复习思考

1. 维生素是怎样命名和分类的？
2. 试述维生素 A、D、E、K 的主要功能及其缺乏症。
3. 试述维生素 B_1、B_2 和维生素 C 的主要功能及其缺乏症。
4. 简述矿物质的生理功能。
5. 简述钙、铁、碘、锌、硒主要功能及其缺乏症。
6. 影响钙、铁吸收的主要因素有哪些？
7. 水的生理功能是什么？
8. 营养素相互影响的作用方式有哪些？
9. 试述营养素之间的相互关系。

技能应用

矿泉水的选购

外包装鉴别：优质的矿泉水多用无毒塑料瓶包装，造型美观，做工精细；瓶盖用扭断式塑料防伪盖，有的还有防伪内塞；表面采用全贴商标，彩色精印，商品名称、厂址、生产日期齐全，写明矿泉水中各种微量元素及含量，有的还标明检验、认证单位名称。

色泽与水体鉴别：优质矿泉水洁净，无色透明，无悬浮物和沉淀物，水体不黏稠。

气味与滋味鉴别：优质矿泉水纯净、清爽无异味，有的带有本品的特殊滋味，如轻微咸味等。

知识拓展

矿泉水

我国饮用天然矿泉水国家标准（以下简称国标）规定：饮用天然矿泉水是从地下深处自然涌出的或经钻井采集的，含有一定量的矿物质、微量元素或其他成分，在一定区域未受污染并采取预防措施避免污染的水；在通常情况下，其化学成分、流量、水温等动态指标在天然周期波动范围内相对稳定。国标还确定了达到矿泉水标准的界限指标，如锂、锶、锌、碘化物、偏硅酸、硒、游离二氧化碳以及溶解性总固体。其中必须有一项（或一项以上）指标符合上述成分要求，即可称为天然矿泉水。国标还规定了某些元素、化合物、放射性物质的限量指标和卫生学指标，以保证饮用者的安全。根据矿泉水的水质成分，一般来说，在界限指标内，所含有益元素，对于偶尔饮用者是起不到实质性的生理或药理效应。但如长期饮用矿泉水，对人体确有较明显的营养保健作用。以我国天然矿泉水含量达标较多的偏硅酸、锂、锶为例，这些元素具有与钙、镁相似的生物学作用，能促进骨骼和牙齿的生长发育，有利于骨骼钙化，防治骨质疏松；还能预防高血压，保护心脏，降低心脑血管的患病率和死亡率。因此，偏硅酸含量的高低，是世界各国评价矿泉水质量最常用、最重要的界限指标之一。矿泉水中的锂和溴能调节中枢神经系统活动，具有安定情绪和镇静作用。长期饮用矿泉水还能补充膳食中钙、镁、锌、硒、碘等营养素的不足，对于增强机体免疫功能，延缓衰老，预防肿瘤，防治高血压、痛风与风湿性疾病也有着良好作用。此外，绝大多数矿泉水属微碱性，适合于人体内环境的生理特点，有利于维持正常的渗透压和酸碱平衡，促进新陈代谢，加速疲劳恢复。

第五章　烹饪原料的营养价值

学习目标

1. 全面了解各种原料的营养价值。
2. 熟悉重要烹饪原料的营养特点。
3. 能在熟悉各类原料营养特点的基础上，合理利用各种烹饪原料。

一、食品营养价值的评定

1. 营养素的种类和含量

在评定一种食品的营养价值时，首先应确定其所含营养素的种类和含量，这是评定其营养价值的基础。一般食品中所含营养素的种类和含量越接近人体需要，该食品的营养价值越高。将食物原料中营养素种类和含量的分析结果发表在《中国食物成分表》上，这是我国目前广为应用、非常重要的评定原料营养价值的工具，它集中介绍食物原料中营养素种类和含量的分析结果。

2. 营养素的质量

对某种食品的营养价值进行评价时，既要考虑其含量又要重视其质量。营养素质量的评价主要是指它们实际被机体吸收利用的程度。例如，动物性食品中的铁比植物性食品所含的铁的生物有效性高。若食物中存在维生素 C 可促进铁的吸收；而若存在草酸盐、植酸盐等成分，则可与铁离子结合形成不溶的复合物，不利于铁的吸收。

此外，食品加工对营养价值也有一定影响。例如，谷物在加工中会损失一些水溶性维生素；大豆在加工成豆腐的过程中去除了纤维素和抗营养因子，提高了大豆蛋白质的营养价值。营养素的吸收利用还受生理因素等影响。

目前评价食品营养价值常用的指标是营养质量指数（INQ），该值为营养素密度与热能密度之比。

$$\text{INQ}=\frac{\text{某营养素密度}}{\text{热能密度}}=\frac{\text{某营养素含量}}{\text{该营养素供给量标准}}\div\frac{\text{所产生热能}}{\text{热能供给量标准}}$$

当 INQ≥1 时，该食物的营养价值的供给量高于热能的供给或与人的需要达到平衡，为营养价值高的食物。

当 INQ<1 时，该食物的营养价值的供给量低于热能的供给，为营养价值低的食物。

INQ 值用于评价食物营养价值简单实用。现以成年男子轻体力劳动者营养素供给量标准为示例，根据《中国食物成分表》中的鸡蛋和牛奶的营养素含量计算出每 100g 鸡蛋和牛奶中主要营养素的 INQ 值，见表 5-1。

表 5-1　鸡蛋和牛奶中主要营养素的 INQ 值

项　目	热能/kJ	视黄醇/mg	核黄素/mg	蛋白质/g	铁/mg	硫胺素/mg	钙/mg	尼克酸/mg	抗坏血酸/mg
供给量标准	10 868	800	1.3	80.0	15.0	1.3	800	13	60
100g鸡蛋	710.6	432	0.31	14.7	2.7	0.16	55	0.1	0
密度（%）	6.54	54.0	23.85	18.4	18.0	12.3	6.88	0.77	0
INQ		8.26	3.65	2.81	2.75	1.88	1.05	0.12	0
100g牛奶	288	42	0.13	3.5	0.2	0.04	120	0.2	1.67
密度（%）	2.65	5.25	10	4.38	1.33	3.08	15	1.54	0.63
INQ		1.98	3.77	1.65	0.50	1.16	5.66	0.58	0.24

从表 5-1 可以看出，鸡蛋的几种营养素除尼克酸和抗坏血酸外，INQ 均大于 1；牛奶中的几种主要营养素除了铁、尼克酸和抗坏血酸外，INQ 也均大于 1，说明鸡蛋和牛奶都是营养价值高的食物。

3．酸性食品与碱性食品

根据食物在体内代谢后对机体的影响，可将食物分为酸性食品和碱性食品。

（1）酸性食品。凡食物中硫、磷、氯等非金属元素的含量较高，在体内代谢生成酸根，称为酸性食品。通常高蛋白食品是酸性食品，常见的有蛋黄、肉类、鱼、虾、谷类、啤酒、干紫菜、芦笋，以及坚果中的花生、核桃、榛子和水果中的李、梅等。

（2）碱性食品。凡食物中钾、钠、钙、镁等金属元素含量较多，在体内代谢中氧化成碱性氧化物，称为碱性食品，通常海带、蔬菜和水果中成碱元素较多。常见的有海带、豆类、西瓜、萝卜、梨、苹果、柿子、南瓜、马铃薯、黄瓜、藕、洋葱、牛奶，以及坚果中的杏仁、栗子、椰子等。

酸性食品和碱性食品可以影响机体的酸碱平衡和尿液酸度。人体的体液应保持中性（pH7.3～7.4），若摄入酸性食物过多，会对人体产生不良影响。因此食物中酸性食品和碱性食品最好有一定的比例，以保持机体适宜的酸碱度。

4．评定食品营养价值的意义

食品营养价值的评定的意义在于以下几个方面：

1）全面了解各种食品中营养素的组成和含量的特点，充分利用食品资源。

2）了解食品营养素在加工、储存等过程中的变化和损失，从而对其质量进行控制，提高食品营养价值。

3）指导平衡膳食，使人们对食品的选择更为合理。

二、植物性烹饪原料的营养价值

植物性烹饪原料是碳水化合物、维生素、无机盐及膳食纤维的良好来源，是我国人民膳食构成的主要部分。此类原料应用范围广，食用方法很多，在烹饪中占有十分重要的地位。

1．谷类

（1）谷类的营养价值　谷类食品主要包括小麦、大米、高粱、玉米、小米、薯类等。中国居民膳食结构中以小麦、大米为主食，是主要的食物来源之一。谷类可供给大量的糖类、植物性蛋白质和B族维生素。在我国居民的膳食中，谷类是人体热能的主要来源，有50%～80%的热能、50%～60%的蛋白质来自谷类，同时有相当比重的B族维生素和无机盐也靠谷类提供。

1）谷粒的构造和营养素分布。谷类食物主要来源于谷类植物的种子，各类谷物的种子都有相似的结构，都是由谷皮、胚乳和胚芽组成，在谷皮和胚芽间有一层由厚壁方形细胞组成的糊粉层，胚芽与胚乳连接处有一吸收层。

① 谷皮。谷皮为谷粒外面的数层被膜，占谷粒的13～15%，主要由纤维素、半纤维素和本质素组成，含有一定量的蛋白质、脂肪和维生素。

糊粉层含有比较多的维生素和无机盐，但在加工过程中多被损失掉。

② 胚乳。胚乳是谷粒的主要组成部分，约占子实质量的83.5%，几乎全部为淀粉，含有一定量的蛋白质，脂肪、无机盐，维生素含量极少，这一部分容易消化吸收。

③ 胚芽。胚芽是种子发芽的部分，位于谷粒的一端，占全粒的2%～3%，富含蛋白质、脂肪、维生素和无机盐，其中维生素 B_1 和维生素E特别丰富，其营养价值很高。胚芽质地松软而柔韧性强，所以不易被粉碎，在碾磨加工过程中容易与胚乳分离而混入糠麸中，造成营养的损失。

总之，在谷粒的各部分中，营养成分的分布是很不均衡的，详见表5-2。

表5-2　小麦粒各部分的质量和营养素占全粒的比例

部　位	质量（%）	蛋白质（%）	硫胺素（%）	核黄素（%）	尼克酸（%）	泛酸（%）	吡哆醇（%）
谷皮	13～15	19	33	42	86	50	73
胚乳	83.5	70～75	3	32	12	43	6
胚芽	2～3	8	64	26	2	7	21

2）谷类的营养成分。谷类由于种类、品种、产地、管理和加工方法等的不同，其营养成分的含量有很大差别。总体上看，谷类含糖类70%～80%，水分10%～15%，蛋白质6%～15%，脂肪2%左右，无机盐及维生素1%～3%。

① 蛋白质。各种谷类作物中蛋白质含量差别较大，稻米约为8%，面粉约为10%，莜麦含量较高，可达15.6%。谷粒外层的蛋白质含量较里层高。因此，精制的大米和面粉因过多除去了外皮，使得蛋白质的含量较粗制的米和面低。

谷类蛋白质属于半完全蛋白质，所含的赖氨酸等含量都比较低，玉米中色氨酸很低。因此，配膳时注意与其他蛋白质（肉类、蛋类、奶类、黄豆类）配合，发挥互补作用，提高生理价值。

将小麦面粉加水合成面团，面团在流水中揉搓，淀粉不断被洗出，最后剩下一块柔软而有弹性的软胶，我们称之为“湿面筋”。面筋的主要成分就是蛋白质。

② 脂类。谷类脂肪量很低，仅占1%～3%，玉米可达4.6%，以甘油三酯为主，还含有

少量植物固醇和卵磷脂，主要存在于胚芽及糊粉层中，在谷类加工时，大部分转入副产品中。小麦和玉米胚芽中的甘油三酯80%为不饱和脂肪酸，其中亚油酸可达60%，有防止动脉粥样硬化的作用。

③ 碳水化合物。谷类中含量最多的碳水化合物是淀粉，平均达 70%左右，其中大米和面粉中含量最高，可达75%以上。谷类淀粉有两种不同类型的形式，即直链淀粉和支链淀粉，支链淀粉含量越多，米的黏性越好。淀粉烹调后容易消化吸收，是人类最理想、最经济的能量来源。除淀粉外，还含有一定量的小分子糖，如果糖和葡萄糖，容易被酵母发酵，产生乙醇，所以谷类又可用于酿酒、制作发酵面食。此外，谷类还含有较多的膳食纤维。

④ 矿物质。谷类矿物质大部分集中在谷皮和糊粉层里，含量为1.5%～3%，有钙、磷、铁、铜、钴、锌、锶、锰、钼、镍、铬等，其中主要是钙和磷。由于多以不溶性的植酸盐形式存在，几乎不能被机体吸收利用。谷类胚芽和谷皮中含有植酸酶，当米面经过蒸煮时植酸酶可分解植酸盐释放出游离的钙和磷，提高其吸收利用率。

⑤ 维生素。谷类中的维生素主要是B族维生素，其中维生素 B_1、维生素 B_2 和尼克酸含量较多。在小米和黄玉米中，还含有少量胡萝卜素和维生素E，小麦胚芽中也含较多的维生素E。谷类中不含维生素A、维生素D和维生素C。

谷类中的维生素大部分集中在糊粉层和胚芽中，大米和面粉加工精度越高，维生素损失得越多。

（2）常见谷类食物的营养价值

1）稻谷。稻谷是世界上约一半以上人口的主要食用谷类，主要种植区域在印度、中国、日本、孟加拉和东南亚部分地区与国家。就世界谷类产量而言，稻谷次于小麦和玉米居第三位。我国的稻谷种植总产量则居世界首位，约占世界稻谷总产量的1/3。按国家标准（GB 1350—2009）规定：稻谷分为早籼稻谷、晚籼稻谷、粳稻谷、籼糯稻谷、粳糯稻谷五类。不同品种、不同类型的稻谷蛋白质含量不同。对同一品种，也因产地、种植条件不同而异，甚至同株谷穗上谷粒生长部位不同，其蛋白质含量也略有差异。稻谷中蛋白质含量一般为7%～12%，大多在10%以下，其中香大米含量较高，可达12.7%，红籼米较低，仅为7%。稻谷蛋白质组成中，赖氨酸和苏氨酸含量较欠缺，分别为第一限制氨基酸和第二限制氨基酸，赖氨酸约占总蛋白质的3.5%左右，略高于其他谷类。脂类在稻谷子实中的分布不均匀，谷胚中含量最高，其次是谷皮和糊粉层，胚乳中含量极少。米糠主要由糊粉层和谷胚组成，含丰富的脂类物质。大米中只含有0.3%～0.5%的脂类，随大米精度的提高而下降。实际上，脂类含量可用来测定大米的加工精度。稻谷中B族维生素主要分布于谷皮和谷胚中。大米外层维生素含量高，越靠近米粒中心含量越低。相对糙米而言，精米中维生素 B_1 的含量很低，长期食用高精度大米，会使人体内维生素 B_1 缺乏。从矿物质元素的角度评估，糙米的营养价值优于精度加工的大米。在大米中，以植酸盐形式存在的磷就占总磷含量的40%，核酸中占46%，碳水化合物中占10%，无机磷占3%，磷脂中占1%。米糠中磷元素的分布是：以植酸盐形式占90%，核酸中4%，无机磷占2%，磷脂中占1%。

2）小麦。小麦是世界上种植最广泛的作物之一，世界上有 1/3 以上人口以小麦为主要食用谷类。小麦在我国的种植极为广泛，其种植面积约占粮食作物总面积的26%。小麦蛋白质含量略高于稻谷，一般在10%以上，由清蛋白、球蛋白、麦醇溶蛋白（又称麦胶蛋白、醇溶麦谷蛋白）和麦谷蛋白组成。小麦胚芽约占小麦粒重量的2.5%～3%，未脱脂的小麦胚芽中，蛋白质含量为 30%～33%，氨基酸的比例均衡，赖氨酸含量相对较高。小麦碳水化合物含量为 74%～78%，其主要形式是淀粉。小麦淀粉对面制食品特别是对面条等的品质影响极大。小麦子实中脂类的含量与品种、土壤、气候等条件有直接关系。小麦含有较多的 B 族维生素，如维生素 B_1、烟酸、泛酸、吡哆醇等，主要分布在糊粉层和谷胚中，在谷胚中还含有较多维生素 E 等。小麦所含的矿物质也较为丰富，主要有钙、镁、锌、锰、铜等。

3）玉米。玉米又称玉蜀黍或苞米，为我国主要杂粮之一。玉米按粒色、粒质分为黄玉米、白玉米、混合玉米。黄玉米种皮为黄色，或略带红色；白玉米种皮为白色，或略带淡黄色。不属于前两种特征的玉米统称为混合玉米。玉米含蛋白质 8. 6%，主要为玉米醇溶蛋白，其中色氨酸、赖氨酸含量低，亮氨酸含量较高，其蛋白质生物价为 60。

在玉米粉中掺入一定量的食用豆饼粉，可提高玉米蛋白质的营养价值。在脂肪组成中，亚油酸的比例高于稻谷和小麦粉，达 54%以上。

玉米中所含的烟酸多为结合型，不能被人体吸收利用。若在玉米食品中加入少量小苏打或食碱，能使结合型烟酸分解为游离型。嫩玉米中含有一定量的维生素 C。

玉米加工时，可提取出玉米胚。玉米胚的脂肪含量丰富，出油率达 16%～19%。

玉米油是优质食用油，人体吸收率在 97%以上。它的不饱和脂肪酸含量占 85%左右，其中油酸占 36.5%，亚油酸占 47.8%，亚麻酸占 0.5%。食用玉米油有助于降低人体血液中胆固醇的含量，对冠心病和动脉硬化症等有辅助疗效。玉米油中还含有丰富的维生素 E。

4）小米。小米又名粟米，有粳、糯之分，粳小米多作为主食，糯小米可制作各种糕点，也可做粥饭。小米的营养含量均较大米多，尤其是 B 族维生素、维生素 E、钙、磷、铁、硒等。

小米中还含有少量的胡萝卜素。小米在人体内的消化吸收率也较高，其蛋白质的消化率也高，为 83.4%，脂肪为 90.8%，碳水化合物为 99.4%，但小米蛋白质中赖氨酸含量很少，宜与大豆类食物搭配食用。

小米所含蛋白质、脂肪、钙、磷、铁均比稻米多，硫胺素和核黄素比较丰富，并含有少量胡萝卜素。小米蛋白质中的苏氨酸、蛋氨酸和色氨酸含量比一般粮食高，但赖氨酸含量低，亮氨酸含量偏高，故其蛋白质的生物价仅为 57。

5）大麦。我国栽培大麦已有数千年的历史，我国大麦主要分布在长江流域及黄、淮河中下游地区，主要产区是江苏、湖北、四川、河南、安徽等省。大麦根据是否有稃还可分为有稃和无稃两种类型。无稃大麦成熟收获时，是无壳的裸粒，故又称稞大麦或元麦，青海、西藏等地又称青稞。

大麦中蛋白质含量为 10%左右，赖氨酸含量远高于其他谷类作物子实中的含量，同大多数其他谷类一样，赖氨酸仍然是第一限制氨基酸，苏氨酸是第二限制氨基酸。

大麦中脂类含量约占子实重量的 3.3%，约有 1/3 存在于胚芽中。由于胚芽仅占子实重量 3%左右，胚芽中脂类的含量约为 30%。大麦脂类脂肪酸的饱和度比小麦脂类脂肪酸稍高。

大麦食用时，一般先制成粉，然后加工成糌粑（即炒熟的青稞）食用。加工糌粑要注意掌握好烘炒的温度与时间。温度过高或烘炒时间太长，易将青稞炒焦，食味变苦，维生素大量破坏，降低其营养价值；温度过低或烘烤时间过短，青稞未熟，则香味不浓，消化吸收率也低。

6）莜麦。又称裸燕麦，主要分布在华北、西南地区。莜麦的营养价值很高，蛋白质和脂肪都高于一般谷类食品，是一种高能食物。莜麦蛋白质中含有人体需要的全部必需氨基酸，特别是赖氨酸含量高。脂肪中含有大量的亚油酸，消化吸收率也较高。

莜麦还有良好的降血脂和预防动脉硬化症的作用。实验表明，每天早饭如果能食用 50g 莜麦食品，连续 3 个月，可有效降低血清低密度脂蛋白胆固醇浓度，提高高密度脂蛋白胆固醇浓度，而且对肝肾无任何不良反应，这对高脂血症合并肝肾疾病及糖尿病患者更为适用。

莜麦常见的主要产品有燕麦片和燕麦粉等。燕麦片作为煮食的燕麦粥已成为欧美各国主要的即食早餐食品。

7）荞麦。荞麦又名三角麦，是蓼科一年生草本植物。荞麦生长期短、适应性强，一般 60～80d 就能成熟，既可春种，也可秋种，是一种救灾作物。荞麦不属于禾本科，但因其使用价值与禾本科粮食相似，因此通常将它列入谷类。

荞麦起源于中国和亚洲北部一些国家和地区，公元前 5 世纪的《神农书》中记载，荞麦已是当时栽培的八谷之一。现在全世界种植荞麦最多的国家是俄罗斯，其次是中国、法国、波兰和加拿大等。我国荞麦主要分布在西北、华北和西南的一些高寒地区，北方其他地区和南方部分地区也有种植。荞麦由于其独特的营养价值和药用价值，被认为是世界性新兴作物。目前栽培的荞麦有两种类型，即甜荞麦和苦荞麦。

荞麦营养价值很高。荞麦面的蛋白质含量高于大米和玉米粉；脂肪含量低于玉米面而高于大米和小麦粉；维生素的含量也较丰富，此外尚有钙、磷、铁等矿物质。

荞麦蛋白质含有较多的赖氨酸，生物价较高，是一种完全蛋白质。荞麦含有铬，临床上可用于糖尿病营养治疗。

（3）谷类的合理利用

1）合理加工。谷类加工有利于食用和消化吸收。由于蛋白质、脂肪、矿物质和维生素主要存在于谷粒表层和谷胚中，故加工精度越高，营养素损失就越多，影响最大的是维生素和矿物质。因此，谷类在加工时，既要保持良好的感官性状和利于消化吸收，又要最大限度地保留各种营养素。1950 年我国规定加工精度为“九二米”和“八一粉”，1953 年又将精度降低改为“九五米”、“八五粉”，与精白米、面比较，保留了较多的维生素、纤维素和矿物质，在预防营养缺乏病方面起到良好的效果。但近年来，人民生活水平不断提高，对精白米、面的需求日益增长，为保障人民的健康，应采取营养强化措施，改良加工方法，提倡粗细粮混食等方法来克服精白米、面营养的缺陷。

2）合理烹调。烹调过程可使一些营养素损失。例如，在大米淘洗过程中，维生素 B_1 可损失 30%～60%，维生素 B_2 和烟酸可损失 20%～25%，矿物质损失 70%。淘洗次数愈多、浸泡时间愈长、水温愈高，损失愈多。米、面在蒸煮过程中，B 族维生素有不同程度的损失，烹调方法不当时，如加碱蒸煮、油炸等，则损失更为严重。

3）合理储存。谷类在一定条件下可以长时间储存，而质量不会发生变化。但当环境条件发生改变，如水分含量高、环境湿度大、温度较高时，谷粒内酶的活性增大，呼吸作用加强，使谷粒发热，促进真菌生长，导致蛋白质、脂肪分解产物积聚，酸度升高，最后霉烂变质，失去食用价值。因此谷类食品应保持在避光、通风、阴凉和干燥的环境中储存。

4）合理搭配。一般谷类蛋白质必需氨基酸组成比例不平衡、生理价值低，有几种必需氨基酸如赖氨酸、苯丙氨酸、苏氨酸和蛋氨酸的数量偏低。因此谷类蛋白质营养价值远不如动物性食物蛋白质和大豆蛋白质。为了提高谷类蛋白质的营养价值，提倡同时吃多种谷类或谷豆搭配，取长补短，发挥蛋白质的互补作用。因此，混食多种粮食比单吃一种为好。

2．豆类及其制品

豆类品种较多，按营养价值可分为两类：一类是大豆类，包括黄豆、青豆及黑大豆等；另一类为其他豆类，包括豌豆、蚕豆、绿豆、赤豆等。豆类蛋白中含有 8 种必需氨基酸，氨基酸组成比较合理，是中国居民膳食中优质蛋白质的重要来源。

豆制品的种类繁多，我国人民经常食用的有豆腐、豆浆和豆芽等。

（1）豆类及其制品的营养价值　豆类及制品的营养成分因品种和种类不同相差较大，见表 5-3。

1）蛋白质。大豆中的蛋白质含量为 35%～40%，是植物性食物中蛋白质含量最高的，并且质量也好，氨基酸组成接近人体的需要，其组成比例类似动物蛋白质，因此被认为是优质蛋白质。尤其它富含赖氨酸，与赖氨酸含量较少的谷类食物混合食用，可以很好地发挥蛋白质互补作用，提高蛋白质的利用率。1kg 黄豆的蛋白质含量相当于 2kg 瘦猪肉或 3kg 鸡蛋或 12kg 牛奶。所以，黄豆被称之为“植物肉”。

2）脂类。大豆中脂肪为 15%～20%，以不饱和脂肪酸居多，达 85%，其中必需脂肪酸占 50%以上，亚油酸含量最丰富；此外还有一定的磷脂，少量的豆固醇和具有较强抗氧化能力的维生素 E，有保健作用，常被推荐为防治冠心病、高血压、动脉粥样硬化的理想食品。其油脂为优质食用油。

3）碳水化合物。大豆中的碳水化合物含量相对较少，约为 25%～30%，其中一半是可供利用的淀粉、阿拉伯糖、半乳聚糖等；另一半是人体不能消化吸收的棉籽糖和水苏糖，在肠道细菌作用下会发酵产气，可引起腹胀。豆类加工成豆腐或豆浆后这些难消化的成分大大减少，豆类的营养价值也随之明显提高。

4）矿物质。大豆富含矿物质，其中钙、磷、铁等丰富，但其利用率不高。

5）维生素。大豆含 B 族维生素较丰富，其中维生素 B_1、维生素 B_2 较高，还有一定的胡萝卜素和维生素 E。大豆几乎不含维生素 C，但发芽后可产生一定量的维生素 C。

（2）大豆中的抗营养因子　大豆中的抗营养因子主要包括抑肽酶、血细胞凝聚素、胀气因子、植酸、致甲状腺肿素及抗维生素因子等。在这些抗营养因子中，抑肽酶制素对豆制品的营养价值影响最大。一般认为，要提高大豆中的蛋白质的生理价值，至少要钝化 80%以上的抑肽酶。植酸可与钙、镁、铁、锌等螯合成复合盐，因此植酸的存在会影响人体对这些物质的吸收。绝大部分抗营养因子都是热不稳定性的，加热可破坏大豆中的抑肽酶、血细胞凝聚素和其他有害物质。大豆在 0.14MPa 蒸汽压下经 10min 的处理即可使天然毒物失活。豆类及豆制品充分加热处理对其营养价值有积极作用。

综上所述，大豆的营养价值很高，但也存在诸多抗营养因素。大豆蛋白的消化率为 65%，但经加工制成豆制品后，其消化率明显提高。近年来的多项研究表明大豆中的多种抗营养因子有良好的保健功能，这使得大豆研究成为营养领域的研究热点之一。

（3）其他豆类的营养价值　其他豆类蛋白质含量均低于大豆，一般为 20%～25%，含量不及黄豆多，其质量也逊于大豆；脂肪含量很低，约为 0.5%～2%，只有大豆脂肪的 1/10；碳水化合物较高，达 50%～60%，主要是淀粉，是热能的良好来源，还含钙、磷、铁和多种维生素 B，但缺乏胡萝卜素，不含维生素 C。

表 5-3　几种豆类的营养价值

名　称	蛋白质/(g/100g)	脂肪/(g/100g)	硫胺素/(mg/100g)	核黄素/(mg/100g)	钙/(mg/100g)	铁/(mg/100g)	锌/(mg/100g)
大豆	35.1	16.0	0.41	0.20	191	8.2	3.3
红豆	20.2	0.6	0.16	0.11	74	7.4	2.2
绿豆	21.6	0.8	0.25	0.11	81	6.5	2.2
扁豆	25.3	0.4	0.26	0.45	137	19.2	1.9
豌豆	20.3	1.1	0.49	0.14	97	4.9	2.4

（4）豆制品的营养价值　豆制品不仅是以大豆为原料，还包括其他豆类原料生产的豆制品，有非发酵豆制品和发酵豆制品两类，一些传统豆制品的营养价值见表 5-4。

表 5-4　一些传统豆制品的营养价值

名　称	蛋白质/(g/100g)	脂肪/(g/100g)	硫胺素/(mg/100g)	核黄素/(mg/100g)	钙/(mg/100g)	铁/(mg/100g)	锌/(mg/100g)
内酯豆腐	5.0	1.9	0.06	0.03	17	0.8	0.55
北豆腐	12.2	4.8	0.05	0.03	138	2.5	0.63
油豆腐丝	24.2	17.1	0.02	0.09	152	5.0	2.98
素什锦	14.0	10.2	0.07	0.04	174	6.0	1.25
腐竹	44.6	21.7	0.13	0.07	77	16.5	3.69

非发酵豆制品如豆浆、豆乳粉、豆腐、豆腐干、内酯豆腐等均由大豆制成，制作中经各种处理，降低了食物纤维，提取大豆蛋白质，提高了消化率，但部分可溶性固型物由于溶于水而损失。

发酵豆制品有豆瓣酱、豆豉、黄酱、腐乳等，其蛋白质被部分分解为肽和氨基酸，易消化和吸收，并使氨基酸游离，味道鲜美。豆类发酵对营养价值的最大贡献是提高了维生素的含量。食物加工通常可提高大豆的营养价值，不仅除去了大豆的有害成分，而且使大豆蛋白质的消化率提高，从而提高了大豆的营养价值。例如，炒熟大豆的蛋白质消化率仅 60%，但制成豆腐时，蛋白质消化率可达 92%～96%。下面是几种常见豆制品的营养特点。

1）豆腐。我国的豆腐品种多种多样，但其营养成分相差不大，一般含蛋白质约 5%～7%，脂肪 1%左右，碳水化合物 3%左右。豆腐中蛋白质极易消化吸收，消化率由大豆的 65%提高到 90%以上，并含有丰富的钙和其他矿物质及维生素。将豆腐进一步压去水分可制成其他豆制品，如豆腐干、腐竹、千张、素鸡等。总之，用豆腐可制成各种风味的豆制品。

在吃豆腐时，可以稍配点动物蛋白质来提高营养价值，如肉末烧豆腐、鸡蛋烩豆腐、鸡蛋豆腐羹、肉丝豆制品配青菜等，都是利用互补作用提高营养价值的经济方法，比单吃肉便宜，而营养价值还高。

2）豆浆。豆浆更是深受人们欢迎的一种食品，是将大豆用水泡后，磨碎过滤、煮沸而成。它除含钙量比豆腐略低外，其他营养素的含量和豆腐不相上下，蛋白质含量比牛奶略高，含铁量为牛奶的 4 倍之多，钙、磷及维生素比牛奶略少。

3）豆芽。豆芽是用大豆、绿豆在适宜的水分和温度下发芽生成。大豆蛋白在发芽过程中分解成氨基酸或多肽，同时破坏了抑肽酶因子，提高了蛋白质的利用率。在发芽过程中，由于酶的作用使矿物质和维生素倍增，尤其是维生素C，发芽前几乎为零，发芽后可达6～8mg/100g，以其作为维生素C和膳食纤维来源可与鲜菜水果媲美，尤其是在冬季或缺乏蔬菜时可起到重要调节作用。

4）发酵豆制品。发酵豆制品如豆豉、豆瓣酱、臭豆腐及各种腐乳都是大豆及大豆制品经接种霉菌发酵后制成的传统食品。

（5）豆类的合理利用　不同加工和烹调方法，对大豆蛋白质的消化率有明显的影响。整粒熟大豆的蛋白质消化率仅为65.3%，但加工成豆浆可达84.9%，加工成豆腐可提高到92%～96%。

大豆中含有抗胰蛋白酶的因子，它能抑制胰蛋白酶的消化作用，使大豆难以分解为人体可吸收利用的各种氨基酸。经过加热煮熟后，这种因子即被破坏，消化率随之提高，所以大豆及其制品须经充分加热煮熟后再食用。

豆类中膳食纤维含量较高，特别是豆皮。因此国外有人将豆皮经过处理后磨成粉，作为高纤维用于烘焙食品。据报道，食用含纤维的豆类食品可以明显降低血清胆固醇，对冠心病、糖尿病及肠癌也有一定的预防及治疗作用。提取的豆类纤维加到缺少纤维的食品中，不仅改善食品的松软性，还有保健作用。

3．蔬菜类营养价值

蔬菜在中国居民膳食结构中占33.7%，摄入量占每日进食量的一半左右，所以在膳食中具有重要位置。新鲜蔬菜含水分多在90%以上，糖类含量不高，蛋白质和脂肪含量很少，所以不能作为热能和蛋白质来源。但它们富含人体所需的多种维生素、无机盐及膳食纤维，还含有各种有机酸、芳香物质和色素等成分，能刺激胃肠蠕动和消化液的分泌，对增进食欲、促进消化有很好的辅助作用。

（1）碳水化合物　蔬菜中所含的碳水化合物包括可溶性糖、淀粉、纤维素和果胶物质。根茎类蔬菜（如芋头、藕、马铃薯等）淀粉含量高。蔬菜所含的纤维素和果胶物质是人们膳食纤维的主要来源，可促进肠道蠕动，利于通便，并具有预防肥胖、调节血糖水平、降低血脂和预防结肠癌等生理功效。

（2）维生素　新鲜蔬菜含丰富的维生素C、维生素B_2、维生素B_{11}和胡萝卜素等。胡萝卜素含量与蔬菜颜色有关，凡绿叶菜、黄色菜或红色菜都有较多的胡萝卜素。各种新鲜蔬菜一般均含维生素C，一般深绿色蔬菜含量比浅色蔬菜高。蔬菜中辣椒含丰富的维生素C、烟酸及大量的胡萝卜素。一般瓜茄类维生素C含量低，但苦瓜中维生素C含量高。虽然蔬菜中维生素B_2含量不算丰富，但却是中国居民维生素B_2的重要来源。

（3）无机盐　蔬菜是膳食中无机盐的主要来源，含丰富的钙、磷、钾、铁、钠、镁、铜等。各种蔬菜中，绿叶菜含无机盐较多。这些无机盐大部分与酸结合成盐类（如硫酸盐、磷酸盐、有机酸盐），小部分与人体中的大分子结合参与有机体的构成（如蛋白质中的硫和磷，叶绿素中的镁等）。由于某些蔬菜中含有草酸，不仅会降低蔬菜本身所含的钙、铁等无机盐的吸收率，而且还影响其他食物中钙和铁的吸收。草酸溶于水，所以食用含草酸多的蔬菜时，可先在开水中烫一下，去除部分草酸，以利钙、铁的吸收。表5-5为常见蔬菜（食部）中钙、磷、铁的含量。

表 5-5 每 100g 常见蔬菜（食部）中钙、磷、铁的含量

蔬菜名称	钙/mg	磷/mg	铁/mg
黄姜	27	25	1.4
大葱	24	39	0.6
大白菜	69	30	0.5
芹菜	48	50	0.8
冬瓜	19	12	0.2
韭菜	42	38	1.6
苋菜	178	63	2.9
菠菜	66	47	2.9

（4）蛋白质　蔬菜中的蛋白质含量比水果多，含氮物质一般在 0.6%～9%之间。蔬菜蛋白质的质量不如动物蛋白好，主要是其中赖氨酸、蛋氨酸含量不足。蔬菜蛋白质能提高谷类蛋白质在人体中的吸收率。

（5）其他

1）芳香物质、色素。蔬菜中天然色素（如叶绿素、类胡萝卜素、花青素、花黄素等）和芳香物质使食品具有鲜艳的色泽和香味，可增进食欲。

2）酶。某些蔬菜含有促进消化的酶，如萝卜中的淀粉酶。

3）具有特殊功能的生理活性成分。大蒜含二烯丙基硫醚，有助于降低血清胆固醇。黄瓜含丙醇二酸，有抑制糖类转化为脂肪的作用。南瓜能促进人体胰岛素的分泌，有降低血糖的作用。番茄中的生物类黄酮可维持微血管的正常功能。萝卜所含的淀粉酶，生食时可增进食欲、帮助消化。白菜中有吲哚三甲醇能帮助分解同乳腺癌有关的致癌雌激素。菠菜中含大量抗氧化剂，具有抗衰老、减缓老年人记忆力减退的作用。花茎甘蓝中含大量抗生素。

（6）食品加工对蔬菜营养价值的影响　蔬菜在洗涤、修整、热烫和漂洗加工处理中，应注意减少对水溶性维生素及无机盐的损失和破坏，特别是维生素 C。加工过程中，洗涤、切碎程度、用水量、pH、加热温度和时间对蔬菜维生素都有影响。蔬菜切碎后维生素损失巨大，如黄瓜切片放置 1h，维生素 C 将损失 33%～35%。为防止蔬菜无机盐和维生素的损失，应注意尽量减少用水浸泡及弃掉汤汁的做法；蔬菜先漂洗后切碎比先切碎后漂洗保留维生素多；烹调加热时间不宜过长，叶菜类宜快火急炒；新鲜蔬菜不要放置时间过久及在日光下暴晒；烹制后的蔬菜应尽快吃掉；适当加醋烹调可降低维生素 B、维生素 C 的损失，加芡汁也可降低维生素 C 的损失；用铜锅加工损失维生素 C 最多，铁锅次之。

脱水加工时蔬菜中维生素受热而损失，以维生素 B_1 的损失最大；脂溶性维生素在空气中易氧化损失，如胡萝卜素在空气中干燥加工损失达 26%。

大多数蔬菜在冷藏、隔氧、降低 pH 条件下可减少维生素 C 的损失。例如，绿色蔬菜在室温下储存数天则维生素 C 丧失殆尽，在 0℃下储存则可保存一半。

（7）蔬菜的合理利用

1）合理选择。由于蔬菜含丰富的维生素，一般叶部含量比根茎部高，嫩叶比枯叶高，

深色的菜叶比浅色的高。因此在选择时，应注意选择新鲜、色深的蔬菜。

2）合理加工与烹饪。在食品加工和烹饪时最易损失的营养素是维生素和矿物质，因此，合理的加工、烹饪对营养素的保护非常重要。蔬菜宜先洗后切，以减少蔬菜与水和空气的接触面积，避免损失营养素。洗好的蔬菜放置时间不宜过长，以避免维生素氧化破坏，尤其要避免将切碎的蔬菜长时间地浸泡在水中。烹调时要尽可能做到急火快炒。有实验表明，蔬菜煮 3min，其中维生素 C 损失 5%，煮 10min 损失 30%。为了减少损失，烹调时加少量淀粉，可有效保护维生素 C 不被破坏。

（8）菌藻类食物的合理利用　菌藻类食物不仅能提供丰富的营养素，还具有提高人体免疫力等明显的保健作用。研究发现，蘑菇、香菇和银耳中含有多糖物质，具有提高人体免疫功能和抗肿瘤作用。香菇中所含的香菇嘌呤，可抑制体内胆固醇的形成和吸收，促进胆固醇分解和排泄，有降血脂作用。黑木耳能抗血小板聚集和降低血凝，减少血液凝块，防止血栓形成，有助于防治动脉粥样硬化。海带因含有大量的碘，临床上常用来治疗缺碘性甲状腺肿。海带中的褐藻酸钠盐，有预防白血病和骨癌作用。另外，在食用菌藻类食物时，还应注意食品安全，防止食物中毒。例如，银耳易被酵米面黄杆菌污染，食入被污染的银耳，可发生食物中毒；海带中含砷较高，每千克可达 35～50mg，大大超过国家食品卫生标准（0.5mg/kg），因此食用海带时，应注意用水洗泡。

4．果类营养价值

果类可分为鲜果、干果、和坚果。水果与蔬菜一样，主要提供维生素和矿物质。水果也属碱性食品。

（1）主要营养成分及组成特点

1）鲜果及干果类。鲜果类的营养价值近似新鲜蔬菜，其蛋白质和脂肪含量很低；碳水化合物含量在 6%～25%，主要是果糖、葡萄糖和蔗糖，在未成熟的水果内含有淀粉，许多水果如山楂、苹果等还富含纤维素、半纤维素和果胶等膳食纤维；水果也是人体所需无机盐如钙、磷、铁、铜、镁的良好来源，与蔬菜一样也是碱性食品。新鲜水果是人体维生素 C 的主要来源，如酸枣、柑橘类水果、山楂、草莓等含量丰富，以鲜枣为最多，每百克鲜枣高达 500 多毫克。含胡萝卜素丰富的有橘子、鲜枣、杏、芒果、枇杷等，其中以芒果含量最丰富。水果中含有柠檬酸、苹果酸等有机酸，可促进消化液分泌。许多水果都含有各种芳香物质和色素，可谓色、香、味俱佳，能促进食欲，有助于消化吸收。表 5-6 列出了部分水果中的维生素 C 和胡萝卜素的含量。

表 5-6　部分水果中的维生素 C 和胡萝卜素含量

名　称	维生素 C/（mg/100g）	胡萝卜素/（mg/100g）	名　称	维生素 C/（mg/100g）	胡萝卜素/（mg/100g）
鲜枣	243	0.24	芒果	41	8.05
猕猴桃	60～250	0.13	菠萝	18	0.20
山楂	53	0.10	草莓	47	0.03
川红橘	33	0.18	鸭梨	4	0.01
红富士苹果	2	0.60	玫瑰香葡萄	4	0.02

干果是鲜水果经加工而成，如葡萄干、杏干等，其维生素含量明显降低，但因加工使

水分减少，其蛋白质、碳水化合物和无机盐，含量相对增加，具有很高的食用价值。

2）坚果类。坚果类包括花生、核桃、瓜子、松子、芝麻、栗子等有硬壳的小食品（果仁），是一类营养丰富的食品。多数坚果油脂含量很高，被称为油脂类坚果；有些坚果淀粉含量很高，如栗子、莲子、白果等，被称为淀粉类坚果。表 5-7 列出了部分坚果类食品的营养价值。

表 5-7　部分坚果类食品的营养价值

名　称	蛋白质/（g/100g）	脂肪/（g/100g）	硫胺素/（mg/100g）	核黄素/（mg/100g）	钙/（mg/100g）	铁/（mg/100g）	锌/（mg/100g）
花生仁	25	44.3	0.72	0.13	17.9	2.1	2.5
核桃仁	14.9	58.8	0.15	0.14	0.9	2.7	2.2
葵花子仁	23.9	49.9	0.36	0.20	4.8	5.7	6.0
杏仁	24.7	44.8	0.08	1.25	—	1.3	3.6
黑芝麻	19.1	46.1	0.66	0.25	5.9	22.7	6.1

油脂类坚果的蛋白质含量在 13%～35%之间；而淀粉类坚果的蛋白质含量较低，如栗子仅5%左右。坚果类蛋白质的限制氨基酸因品种而异。例如，花生、葵花子的限制氨基酸是蛋氨酸和异亮氨酸，芝麻的限制氨基酸为赖氨酸，核桃的限制氨基酸为赖氨酸和蛋氨酸。

油脂类坚果的脂肪含量在 40%～70%，如松子仁中脂肪的含量很高，可高达 70%；淀粉类坚果的脂肪含量在 2%以下。坚果类所含脂肪酸中必需脂肪酸含量高，其中特别富含卵磷脂，具有补脑、健脑的作用。

脂溶性维生素与高油含量相伴，油脂类坚果中的维生素 E 十分丰富，B 族维生素也较高，是植物性食品中的佼佼者，如杏仁中含较多核黄素；淀粉类坚果的维生素含量不十分突出。

油脂类坚果的铁、锌、铜、锰、硒等各种微量元素的含量在各种食品相当突出，高于大豆，更远高于谷类。芝麻中除含特别丰富的铁外，还含有大量的钙。黑芝麻中含有大量的锰。

坚果类虽为营养佳品，但因为大多含有丰富的脂肪，能量很高，因此不宜大量食用，以免引起消化不良或肥胖等问题。

（2）水果的合理利用　水果除含有丰富的维生素和矿物质外，还含有大量的非营养素的生物活性物质，可以防病、治病，也可致病，食用时应予注意。例如，梨有清热降火、润肺去燥等功能，对于肺结核、急性或慢性气管炎和上呼吸道感染患者出现的咽干、喉疼、痰多而稠等有辅助疗效，但产妇、胃寒及脾虚泄泻者不宜食用。又如，红枣可增加机体抵抗力，对体虚乏力、贫血者适用，但龋齿疼痛、下腹胀满、大便秘结者不宜食用。在杏仁中含有苦杏仁苷、柿子中含有柿胶酚，食用不当，可引起溶血性贫血、消化性贫血、消化不良、柿结石等疾病。

鲜果类水分含量高，易于腐烂，宜冷藏。坚果水分含量低而较耐储藏，但油脂类坚果的脂肪含不饱和脂肪酸的比例较高，易受氧化而酸败变质，故而应当保存于干燥阴凉处，并尽量隔绝空气。

三、畜禽肉类食物的营养价值

畜禽肉类食物包括畜禽肌肉、内脏及制品。它们营养丰富，吸收率高，饱腹作用强，味道鲜美，可以烹调加工成各种制品和菜肴，所以食用价值较高，是人类重要的食物资源。

1．畜肉类营养成分

畜肉类是指猪、牛、羊等牲畜的肌肉、内脏及制品。它们的蛋白质、维生素和矿物质含量随动物的种类、年龄、肥育度和部位的不同而有很大差异。畜肉是蛋白质、脂肪、维生素 B_1、维生素 B_2、尼克酸及铁等的重要来源（见表 5-8）。

表 5-8　一些畜肉的主要营养素含量

名　称	蛋白质/(g/100g)	脂肪/(g/100g)	硫胺素/(mg/100g)	核黄素/(mg/100g)	尼克酸/(mg/100g)	视黄醇/(μg/100g)	铁/(mg/100g)
猪里脊	20.2	7.9	0.47	0.12	5.1	5	1.5
猪排骨肉	13.6	30.6	0.36	0.15	3.1	10	1.3
猪肝	19.3	3.5	0.21	2.08	15.0	4 972	22.6
牛后腿	19.8	2.0	0.02	0.18	5.7	2	2.1
羊后腿	15.5	4.0	0.06	0.22	4.8	8	1.7
兔肉	19.7	2.2	0.11	0.10	5.8	212	2.0

（1）蛋白质　畜肉中蛋白质含量一般为 10%～20%，其中以内脏含量为最高，如肝脏蛋白质含量可达 21%；其次是瘦肉，含量约为 17%，其中牛肉较高，可达 19%；肥肉的含量较低，如肥猪肉仅为 2.2%。

肉类蛋白质的氨基酸组成接近人体的需要，因此，其生理价值较高，为优质蛋白质。在氨基酸组成上，赖氨酸含量较高，因此宜与赖氨酸含量较少的谷类食物搭配食用。

肉类食品经烹调后，释放出肌凝蛋白、肌肽、肌酸、肌酐、嘌呤碱和氨基酸等小分子溶解物质，这些总称含氮浸出物。如果肉汤中含氮浸出物越多，味道就越浓香、鲜美，对胃液的分泌刺激作用也越大。一般成年动物的肉和禽类肉的含氮浸出物较多，所以它们味道就比较鲜美。

（2）脂类　畜肉的脂肪含量因牲畜的种类及部位不同而有很大差别。一般瘦肉的脂肪含量在 6%～30%之间，如瘦猪肉为 30%，瘦牛肉仅为 6.2%；肥羊肉为 55%，肥猪肉可高达 90%；内脏的脂肪相对较低，在 4%～7%之间。

胆固醇在肥瘦肉中含量有很大差异，瘦牛肉为 59mg/100g，瘦猪肉为 81mg/100g，肥肉为 109mg/100g；内脏中含量较高，约为 200mg/100g，脑中可高达 2 000mg/100g 以上。

畜肉类脂肪以饱和脂肪酸居多，如猪油含饱和脂肪酸为 42%、牛油为 53%、羊油为 57%，高脂血症和动脉粥样硬化患者应限制吃肥肉。

（3）维生素　维生素的含量以动物内脏，尤其是肝脏为最多，畜肉可提供多种维生素，尤其是瘦肉和内脏中含 B 族维生素丰富，以猪肉最为突出，其维生素 B_1 达 0.53mg/100g，约是羊肉或牛肉的 7 倍左右。在畜类的肝脏中，含有多种维生素，如维生素 A、维生素 B_1、维生素 B_2、烟酸和维生素 C，特别是羊肝中含量丰富。所以肝脏是一种营养极为丰富的食品。

（4）矿物质　畜肉中矿物质含量一般为 1%左右，瘦肉中含量高于肥肉，而内脏器官又高于瘦肉。矿物质较多的有磷、钾、钠、镁等，红色瘦肉含有铁。肉类含钙量不多，仅为 6～13mg/100g，但利用率较高。动物肝脏和肾脏中铁含量比较丰富，利用率也较高，如猪肝的铁含量为 2.3mg/100g，比肌肉多 15 倍，牛肝的铁含量为 9.0mg/100g，是肌肉的 10 倍左右。

（5）碳水化合物　碳水化合物以糖原形式存在于肝脏和肌肉中，含量极少，随存放时间的延长，其糖原含量也逐渐降低。

2．禽肉类的营养成分

禽类包括鸡、鸭、鹅、鹌鹑、鸵鸟、火鸡等的肌肉、内脏及其制品。禽肉的营养价值与畜肉相似，但在脂肪含量和质量方面具有优势。

一般禽肉的蛋白质含量为16%～20%之间，也是优质蛋白，生物价与猪肉和牛肉相当。

因肥育程度的不同，不同禽类的脂肪含量会有很大的差异。肥育禽类如肥鱼、肉鸡、填鸭等的脂肪含量可达30%～40%；鸭和鹅的脂肪含量达20%左右；鸡和鸽子的脂肪含量在14%～17%之间；火鸡和鹌鹑的脂肪含量较低，在3%以下；鸡脯肉的脂肪含量通常仅有3%～5%。禽类脂肪中不饱和脂肪酸的含量高于畜肉，其中油酸约占30%，亚油酸占20%左右，在室温下呈半固体状态，因此营养价值高于畜类脂肪。

禽肉中B族维生素含量丰富，特别是富含尼克酸。例如，鸡脯肉中含尼克酸10.8mg/100g。肝脏中各种维生素的含量均很高，维生素A、维生素D、维生素B_2含量丰富。心脏和胗也是营养丰富的食物。禽肉中铁、锌、硒等微量元素含量很高，但钙的含量不高。禽类肝脏和血中的铁含量可达10～30mg/100g，是铁的良好来源（见表5-9）。

另外，禽肉的肉质细嫩，含氮浸出物多，故其肉汤较畜肉汤更鲜美。

表5-9　一些禽肉的主要营养素含量

名　称	蛋白质/（g/100g）	脂肪/（g/100g）	硫胺素/（mg/100g）	核黄素/（mg/100g）	尼克酸/（mg/100g）	维生素A/（μg/100g）	铁/（mg/100g）
鸡胸脯肉	19.4	5.0	0.07	0.13	10.8	16	0.6
鸡肝	16.6	4.8	0.33	1.10	11.9	10 414	12.0
鹌鹑	20.2	3.1	0.04	0.32	6.3	40	2.3
鸭	15.5	19.7	0.08	0.22	4.2	52	2.2
鸭血	13.6	0.4	0.06	0.06	—	—	30.5
鹅	17.9	19.9	0.07	0.23	4.9	42	3.8

四、水产品的营养价值

水产品包括各种鱼类、虾、蟹、贝类和海藻类（海带等）。它们是蛋白质、无机盐和维生素的良好来源，味道也非常鲜美，是深受人们欢迎的饮食佳品。

1．水产品的营养成分

（1）蛋白质　鱼类中蛋白质的含量多在15%～20%，蛋白质中必需氨基酸组成与肉类很接近，属于优质蛋白质，生物价为83，营养价值很高，是蛋白质的良好来源。其他水产品含量也较高，如对虾为20.3%，河虾为17.5%，河蟹为14.6%，紫菜为20.3%。由于鱼类的肌纤维细而短，间质蛋白质较少，水分含量较多，故组织柔软细嫩，比禽畜肉更容易消化，利用率高达85%～90%。鱼类的含氮浸出物主要为胶原和粘蛋白，加水煮沸溶出，冷却后即成凝胶。

（2）脂类　鱼类可食部分脂肪一般为1%～3%，多由不饱和脂肪酸组成，约达80%，熔点较低，消化吸收率高，约为95%。鱼类胆固醇一般在100mg/100g左右，但鱼子、虾子中含量较高。

（3）碳水化合物　水产品中碳水化合物的含量很低，一般小于 5%，但水产植物较高，如海带可达 56.2%，紫菜达 48.5%。

（4）维生素　海产鱼肝脏含有极丰富的维生素 A 和维生素 D，是生产药用鱼肝油的原料；有些虾、蟹和蛤蜊含有较多的维生素 A；鱼类也是一些 B 族维生素的良好来源，如维生素 B_1、维生素 B_2 和尼克酸等；水产植物中含有较多的胡萝卜素；鱼类中几乎不含维生素 C 或极少。

（5）矿物质　鱼类特别是海鱼矿物质比其他肉类高，一般为 1%～2%，除钙、磷、钾、钠含量较高外，微量元素碘、铁、锌、铜、锰、硒等含量都很高，如海带含碘和铁很丰富，牡蛎中含铜和锌较多，虾皮中富含钙。

2. 水产干货原料的营养价值

这类原料主要指水域中的某些鱼类及其他动物，经部位性选择，再通过加工脱水干制的成品及半成品。

（1）鱼翅　鱼翅系鲨鱼的背鳍、胸鳍和尾鳍的干制品。鱼翅中有许多棒状软骨和丝状的弹性鳍筋，其化学组成主要为软骨粘蛋白、胶原蛋白、弹性蛋白。鱼翅中蛋白质含量很高，约为 85%，脂肪约为 0.3%，碳水化合物约为 0.2%，无机盐约为 2.2%。鱼翅的蛋白质虽然含量高，但其生物价不高，它的氨基酸组成中缺少色氨酸、胱氨酸、酪氨酸，是一种不完全蛋白质，质量较差。再者，它的蛋白质不易为人体消化吸收。

（2）海参　海参干品中蛋白质约为 76.5%，脂肪约为 1.1%，碳水化合物约为 13.2%，矿物质为 4.2%。海参蛋白质不仅含量高，而且所含的氨基酸也比较接近人体的需要，其中精氨酸的含量较为丰富。海参与一般的动物性原料相比，脂肪含量较低，且不含胆固醇。海参矿物质含量较高，所含铁、碘、钒等微量元素也很丰富。

3. 水产品的合理利用

（1）水产品的质量特点　鱼类蛋白质属优质蛋白，其蛋白质结构松软，肉质细嫩，易为人体消化吸收，比较适合病人、老年人和儿童食用。

鱼类脂肪大部分为不饱和脂肪酸，尤其是深海鱼中多不饱和脂肪酸占的比例较大，具有一定的防止动脉硬化和冠心病的作用。据考察，生活在北极圈的爱斯基摩人是冠心病发病率很低的民族，科学家认为，这可能与他们自古以来长年吃鱼有关。在我国和日本的疾病调查中，也发现祖祖辈辈以打渔为生的渔民，由于吃鱼多，冠心病的患病率同样很低。目前许多营养学家建议每人每星期最好吃一次或两次海鱼，以补充多不饱和脂肪酸。

（2）水产品的安全食用

1）天然毒素。如自古为人们所欣赏的河豚，含有极毒的河豚毒素，若不会处理，食后会致急性中毒而死亡，因此没有经验的人不要“舍命吃河豚”。

2）容易腐败变质。鱼肉含水分和蛋白质较多，结缔组织较少，很容易腐败变质，且腐败速度也快，有些鱼类即使刚刚死亡，体内往往已产生引起食物中毒的毒素，所以吃鱼一定要新鲜。

3）寄生虫及其卵。有些水产动物易感染肺吸虫和肝吸虫，特别是小河和小溪中的河蟹，常是肺吸虫的中间宿主，如吃时未煮熟，就可使人患病，所以在烹调加工时要注意烧熟煮透。

4）过敏性物质。有些鱼如鲐鱼、金枪鱼等，体内含有较多的组织胺，体质过敏者吃后会引起过敏反应，如皮肤潮红、头晕、头疼，有时会出现哮喘或荨麻疹等，因此要特别注意。

五、蛋类的营养价值

人们常食用的禽蛋主要有鸡蛋、鸭蛋、鹅蛋、鸽蛋和鹌鹑蛋等，蛋制品主要是咸蛋、松花蛋和鸡蛋粉等。各种禽蛋的营养价值基本相似，具有营养全面、均衡，容易消化吸收，食用方便等优点，是理想的天然食品，是人们饮食中很重要的食物之一。

1. 蛋的结构

各种禽蛋大小不一，但结构基本相似，由蛋壳、蛋清和蛋黄三部分组成。蛋壳的颜色由白色到棕色，深浅因鸡的品种而异，与蛋的营养价值无关。

2. 蛋类的营养成分

各种禽蛋的营养成分大致相同，蛋清和蛋黄分别占可食部分的 2/3 和 1/3，主要含有丰富的蛋白质、脂肪、无机盐和维生素。

（1）蛋白质　蛋白质含量占全蛋的 13%～15%，主要集中在蛋清部分；蛋黄水分较少，蛋白质的量相对也较高。

在天然食物中，蛋类蛋白质的氨基酸组成与人体的最为接近，而且比例也非常适合人体需要，因此，蛋类蛋白质的生物价很高，是天然食物中优良的蛋白质（见表 5-10）。此外，蛋类的蛋氨酸含量相对较高，与豆类和谷类混合食用时，可补充它们蛋氨酸的不足，提高营养价值。

表 5-10　鸡蛋蛋白质与其他食物蛋白质质量比较

蛋　白　质	生物价（BV）	蛋白质功效比（PER）	净蛋白利用率（NPU）
全蛋	100	3.8	94%
牛奶	91	3.1	82%
酪蛋白	77	2.9	76%
乳清蛋白	104	3.6	92%
牛肉	80	2.9	76%
马铃薯	71	—	—
大豆蛋白	74	2.1	61%
稻米蛋白	59	2.0	57%

（2）脂类　蛋类脂肪含量为 11%～15%，主要集中在蛋黄。此外，蛋黄还含有一定量的卵磷脂和胆固醇，一个中等大小的鸡蛋，约含胆固醇 250mg。

（3）维生素　禽蛋所含维生素几乎都集中在蛋黄，维生素 D、维生素 A、维生素 B_1 和维生素 B_2 均很丰富。

（4）矿物质　蛋类是多种无机盐的良好来源，含钙、磷、铁较多，主要集中在蛋黄。其中钙、磷的吸收率较高；但所含铁由于受卵黄高磷蛋白的干扰，吸收率较低，约 3%。

（5）碳水化合物　蛋类含碳水化合物很少，约为 1%～3%，所以有些人早晨只吃鸡蛋，而不吃淀粉类食物是不科学的。

3．蛋类的合理利用

蛋类的营养成分较全面而均衡，人体需要的营养素几乎都有，而且易于消化吸收，是理想的天然食品。但因蛋黄中含有较高的胆固醇，而被认为是高血压、冠心病和动脉粥样硬化的危险因素，虽已被证实不那么可怕，不必禁食鸡蛋，但一般每人每天吃 1～2 个即可。

另外，吃生鸡蛋不可取。生鸡蛋蛋清中含有抗生物素蛋白和抗胰蛋白酶，影响生物素吸收和蛋白质的消化吸收，因此应当煮熟来吃。

六、乳和乳制品的营养价值

乳类主要有牛乳、羊乳、马乳及其制品，营养丰富，容易消化吸收，是一种营养价值很高的天然食品，也是婴幼儿的主要食品。

1. 乳的营养价值

（1）乳的组织结构和性质　乳类是由乳糖、酪蛋白钙—磷的复合体胶粒、水溶性盐类、维生素及细小的脂肪微粒构成的多级分散体系乳胶体。乳呈乳白色，正常鲜乳的密度平均为 1.028～1.032g/mL，密度大小与乳中固体物的含量有关。乳类呈微酸性，含水约 83%，味道温和，稍有甜味，具有特有的奶香味。

（2）乳的营养成分　乳类除不含纤维素外，几乎含有人体需要的各种营养素。由于水分含量较高，因此，它的营养素含量与其他食物比较时，相对较低。

1）蛋白质。乳中蛋白质含量约 3%，牛乳和羊乳含蛋白质较高，达 3.5%～4%。蛋白质的组成以酪蛋白为主，其次是乳清蛋白和乳球蛋白，其消化吸收率很高，生物价仅次于蛋类，为 85，属优质蛋白，其中赖氨酸和蛋氨酸含量比较高，能补充谷类蛋白质氨基酸组成的不足，提高其营养价值。

2）脂类。乳中脂肪含量约为 3%，脂肪颗粒很小，呈高度乳化状态，消化率高达 97%。此外，还有少量的卵磷脂、脑磷脂和胆固醇。

3）碳水化合物。乳中碳水化合物含量为 5%左右，其中主要是乳糖。它有多种功能，可以调节胃酸，促进胃肠蠕动和消化腺分泌，还能促进钙的吸收，助长肠道乳酸杆菌的繁殖，并抑制腐败菌的生长，因此可改善幼儿肠道细菌丛的分布状况。

4）维生素。乳中含有已知的各种维生素，各种维生素的含量随饲养方式和季节变化而变动。其中以维生素 A 及维生素 B_2 最为突出，维生素 D 含量不高，但夏季日照多时，其含量也有一定增加。目前，多数鲜奶中强化了维生素 A 和维生素 D。

5）矿物质。乳中矿物质在含量 0.7%左右，且特别富含钙、磷、钾等。乳中的矿物质大部分与有机酸或无机酸结合成盐类，容易吸收。每升牛乳可提供 1 200mg 钙，吸收利用率也较高；乳中还含有铜、锌、锰、碘等多种微量元素，但是铁含量很少。此外，乳中的成碱元素（钙、钠、钾等）多于成酸元素（氯、硫、磷），因此，乳属于碱性食品，有助于维持血液的 pH。

各种动物的乳汁都是为其后代所提供的，因而其营养素的含量有着非常大的差别，见表 5-11。

表 5-11 各种乳的营养素含量比较（食部 100g）

营养素	人乳	牛乳	羊乳
水分/g	87.5	87.0	86.9
蛋白质/g	1.5	3.5	3.3
脂类/g	3.7	4.0	4.1
碳水化合物/g	6.9	5.0	4.3
热能/kJ	280	288	288
钙/mg	34.0	120.0	140.0
磷/mg	15.0	93.0	106.0
铁/mg	0.1	0.2	0.1
视黄醇/g	75	42	24
硫胺素/mg	0.01	0.04	0.05
核黄素/mg	0.04	0.13	0.13
尼克酸/mg	0.1	0.2	0.3
抗坏血酸/mg	6.0	1.0	1.0

2. 乳制品的营养价值

乳制品是指将鲜奶根据不同需要加工制成的乳类食品，主要包括消毒鲜奶、酸奶、奶粉、炼乳、奶油、奶酪等。

（1）消毒鲜奶　消毒鲜奶是指将鲜牛奶过滤、加热灭菌后，分装出售的饮用奶，是乳制品中产量最大的一种。消毒鲜奶除维生素 B_1 和维生素 C 有损失外，营养价值与新鲜生牛奶差别不大，而且目前市售消毒鲜奶中常进行维生素 A、维生素 D 和维生素 B_1 等营养素的强化。

（2）奶粉　将消毒后的鲜牛奶经浓缩、喷雾干燥制成的粉状食品。根据成分可分为全脂奶粉、脱脂奶粉、调制奶粉。

1）全脂奶粉。除去鲜奶中 2/3 的水分，采用喷雾干燥法将奶喷成的雾状微粒即为全脂奶粉。全脂奶粉所含脂肪约 26%，营养和色香味与鲜奶相比，变化不大，是蛋白质和钙的良好来源，溶解性好。

2）脱脂奶粉。将鲜奶脱脂后，用与生产全脂奶粉同样的工艺生产，其脂肪不超 1.3%，由于脱脂造成了脂溶性维生素的损失，此种奶粉适合于腹泻的婴儿、需低脂饮食者。

3）调制奶粉。调制奶粉是指以牛奶为基础根据某种特殊需要，在营养组分上加以调整和改善而制成的奶粉。最多见的为婴儿配方奶，参照母乳组成成分和模式调制而成，使各种营养成分的种类、含量和比例接近母乳，适合婴儿生长发育。还有为肾脏病人配制的限制蛋白质的配方奶，为心脏病人配制的限制钠盐的配方奶等。

（3）酸奶　酸奶是一种发酵奶制品，是将鲜奶接种乳酸菌发酵制成。牛乳经过乳酸菌发酵后，原料中的乳糖有 20%～30%分解成了葡萄糖和半乳糖，并可进一步转变为乳酸或其他有机酸。有机酸的存在增加了人体对钙、磷和铁的消化吸收率。在乳酸菌的作用下，酪蛋白也可发生一定程度的降解，增加人体对酪蛋白的利用。部分脂肪也发生不同程度的分解。发酵过程中，乳酸菌还可以产生维生素 B_1、维生素 B_2、维生素 B_{12}、烟酸和叶酸等。因此，酸奶的营养价值和普通奶相比，有了很大的提高。

酸奶制品不仅营养丰富，易消化吸收，还可刺激胃酸分泌，调整肠道菌群，对维护人体的健康有重要作用。酸奶适合各种人群尤其是消化功能不良的婴幼儿和老年人食用，并能使成人原发性乳糖酶缺乏者的乳糖不耐受症状减轻。

（4）奶油　奶油是从鲜牛乳中分离的密度较小的脂肪和其他成分的混合物。奶油一般脂肪含量在 20%～40%，以饱和脂肪酸为主，其他成分主要是水分、蛋白质及乳糖等。奶油为乳白色，略带浅黄，呈半流质状态。优质的奶油气味芳香纯正，口味稍甜，主要用于佐餐和面包、糕点制作。

（5）奶酪　奶酪又称干酪、计司（cheese），是由牛乳经过发酵、凝乳、除去乳清、加盐压榨、后熟等处理后得到的产品，除部分乳清蛋白和水溶性维生素随乳清流失外，其他营养素得到保留和浓缩。经过后熟发酵，牛乳中的蛋白质和脂肪部分分解，提高了消化吸收率，并产生奶酪特有的风味。有的维生素经细菌发酵而增加。奶酪中蛋白质、维生素 A、B 族维生素和钙等营养素的含量均十分丰富，并含较多脂肪，能量较高。例如，据《中国食物成分表》，100g 奶酪中所含的蛋白质为 25.7g，脂肪 23.5g，核黄素 0.91g，钙 779mg。

（6）炼乳　炼乳是一种浓缩乳制品，品种多，常见的主要为甜炼乳和淡炼乳。

1）甜炼乳。甜炼乳是在鲜奶中加入约 16%的蔗糖浓缩至原来体积的 40%制成的半流体乳制品。甜炼乳因糖分过高，食用前需加大量水冲淡，造成蛋白质等营养成分相对降低，故不适合于喂养婴幼儿。

2）淡炼乳。淡炼乳是指鲜奶浓缩除去 2/3 水分后，罐装密封，加热灭菌制成的乳制品。由于经过多次加热，多种维生素受到破坏，而蛋白质、脂肪和矿物质得到浓缩。

（7）黄油　黄油又称白脱（butter）、牛油，是从奶油中进一步分离出来的较纯净的脂肪。黄油含脂率较高，为 80%左右。牛乳中的维生素 A、维生素 D 脂溶性营养成分基本上保留在黄油中，但是水溶性营养成分含量较低。黄油中以饱和脂肪酸为主，并含有一定量的胆固醇。常温下黄油为浅黄色固体，加热后熔化，有明显的乳香味。黄油在西餐中使用广泛，是制作各种菜肴不可缺少的调配料，也可涂在面包上直接食用。

3．乳类的合理利用

1）适当加热。加热消毒太久，其中某些营养素会被大量破坏，故不宜久煮，加热见沸即可。

2）注意饮用时间。不要空腹饮用，否则蛋白质就会被当做热能利用，而应当与馒头、面包等搭配食用，充分发挥蛋白质的作用。

3）成年人适当饮用酸牛奶。酸牛奶可刺激胃酸分泌，增强胃肠道消化功能和促进人体新陈代谢，对患肝脏病、胃肠病和身体虚弱的成年人及婴幼儿最为合适。由于酸奶在加工过程中，其营养成分如蛋白质、钙、脂肪并无损失，而乳糖却减少了 1/5，所以对那些乳糖活性低的成年人来说更为适宜。酸奶中的乳酸菌可调节肠道 pH，抑制腐败菌，所以对人体十分有益。

七、调味品的营养价值

1．食盐

目前市场上食盐的种类很多。按加工的精细程度分为粗盐、精盐；按强化的无机盐不同，分为加碘盐、加锗盐等；此外，为迎合人们对低盐的需要，还出现了低钠富钾盐等。不管是哪种食盐，它们的主要成分是氯化钠，还有其他成分。一般精盐氯化钠含量约占95%以上，低钠富钾盐约含氯化钠70%。

氯化钠是维持人体生理功能可不缺少的物质成分，一个正常人的体内，大约需要保持100g左右的钠。人通过出汗、排尿，会不断排泄掉一部分钠，因此，人体每天必须补充一部分氯化钠。

为了预防碘缺乏病，我国目前强制性实行在食盐中强化碘。由于碘易挥发，因此碘盐要严密包装，避免风吹日晒和高温的影响，烹调时尽可能在菜出锅前加入。

2．酱油

酱油是选用豆饼加曲霉发酵精制而成的。豆类中的蛋白质经过发酵，水解后形成多种氨基酸。为了使酱油产生甜香鲜味，生产过程中还加入淀粉类原料，因此，酱油不仅含有人体需要的8种必需氨基酸（蛋白质含量一般3%～8%），而且还含有糖、维生素B_1、维生素B_2、锌、钙、铁等多种无机盐。所以，优质酱油不但是调味品，也是对人体健康有益的营养品。

我国的市场上现在已有多种酱油进行了铁的强化，可以作为铁的一个重要补充来源。

在烹调使用酱油时，不宜过早将酱油倒入菜锅内长时间高温加热，否则会使酱油内的氨基酸受到破坏，糖分焦化，营养价值降低。适当的做法是在菜快出锅时加入，略经烹炒后即出锅。

3．醋

醋是烹调中最常用的调味品之一，也是用发酵工艺制作的调味品。生产醋的原料是粮食、糖或酒，以醋酸菌进行发酵。醋在生产过程中，其发酵液的成分也是非常复杂的，特别是一些老陈醋，其成分更为复杂。除醋酸（3%～5%）外，还含有乳酸、琥珀酸、柠檬酸、苹果酸等有机酸，葡萄糖等糖类，一些酮类，酯类和氨基酸，醋具有浓醇、香甜、鲜美之气味和滋味，因而用它烹调食物，其价值不仅仅是含有一定营养物质，而且具有增进食欲、促进消化、防腐杀菌等重要功效。过咸、过甜或油腻的食品，只要加点醋或蘸醋吃，可以降低咸味，减少油腻感；加热烹调食品时，加点醋不但可以减少破坏营养素，而且能使菜肴鲜香扑鼻、脆嫩爽口；夏天吃凉拌海鲜时，放点醋既能增加食欲、帮助消化，又可杀灭病原菌、预防肠道传染病的发生。

醋作为调味品不仅有较高的食用价值，而且在防病治病方面也有重要的作用。醋可软化血管，降低血压，降低胆固醇，预防心血管疾病。

4．食糖

糖也是一种重要的调味品，在许多菜点的制作中使用，有的甜味菜点使用量还比较大。作为调味品使用的主要有白糖、红糖、麦芽糖，有时也用蜂蜜。

如表5-12所示，白糖属于精制糖，主要的营养素为碳水化合物，以蔗糖为主，占99%，其他的营养素很少；红糖未经精制，其碳水化合物的含量低于白糖，但钙、铁的含量高于白糖；麦芽糖水分含量较高，其营养密度相对小于白糖和红糖。

表5-12　各种食糖的营养素含量（按100g）

名　称	水分/g	蛋白质/g	脂肪/g	碳水化合物/g	钙/mg	铁/mg
白糖	0	0.3	0	99	32	1.9
红糖	4.4	0.4	0	93.5	90	4.0
麦芽糖	12.8	0.2	0.2	82.0	—	—
蜂蜜	20.0	0.3	0	79.5	5	0.9

5．味精

味精的主要成分是谷氨酸钠（谷氨酸的钠盐），一般高于 80%，其余成分是食盐（氯化钠），并含有一定的碳水化合物。味精的主要作用是提高菜肴的鲜味，增加食欲。从营养学角度讲，味精本身水解后得到谷氨酸，是一种基本氨基酸，是蛋白质的构成成分，也是人体的一种重要营养物质，另外能提供一定的钠元素，此外就没有特殊的营养作用了。

味精的安全性一直是大家很关心的问题。首先，谷氨酸本身就是人体的组成成分，可以参与人体代谢而分解；其次，味精的使用量也不是很高，要达到"中毒"的程度其食入量每天要达到 500g 以上，这在正常饮食中当然是不可能的。不过，还是要提倡慎用味精，因为大量使用味精会使人对味精产生依赖性，再吃不放味精的菜就会使食欲减退，使口味变得越来越重。

使用味精时需注意以下两个方面：① 不要过早加入。从味精的使用效果和理化性质来分析，应在菜肴临出锅前加入，不要加入过早，以免加热过程中变成焦谷氨酸钠，失去鲜味，还具有一定毒性。② 不能滥用。不要每菜必用，如鱼、虾、肉等，自身已含有鲜味物质，就没有必要再使用味精，而且最好局限在汤菜中使用。③ 不要过量使用。④ 儿童、老年人慎用。

八、食用油脂的营养价值

食用油脂按其来源分为植物油和动物油两类。植物油来自植物的种子，经加工而成，因而种类比较多，有豆油、花生油、菜籽油、芝麻油、棉籽油、核桃油、玉米油、米糠油、棕榈油等；动物油主要来自动物的体脂、乳脂与鱼类脂肪。

1．中性脂肪

中性脂肪是指甘油和脂肪酸形成的酯，是油脂中的主要营养素。经过精制的油脂，其中中性脂肪的含量可达 98%以上，因而油脂是热能密度最高的一种原料。但由于来源不同，脂肪酸的种类和组成及必需脂肪酸的含量等有很大的区别。

（1）脂肪酸的种类　脂肪酸按其饱和程度分为饱和脂肪酸和不饱和脂肪酸，不同来源的油脂所含的脂肪酸情况不同。

动物脂肪脂肪酸的饱和程度比较高，特别是含有 16～22 个碳原子的饱和脂肪酸较多，其中软脂酸和硬脂酸的含量更多，但是鱼油中不饱和脂肪酸的含量比较高。

植物油中的脂肪酸则以不饱和脂肪酸的含量为多。例如，豆油中不饱和脂肪酸的含量为 86%以上，葵花籽油的含量高达 87%左右，而黄油、牛油、猪油等动物性脂肪中不饱和脂肪酸的含量一般在 30%～53%之间。

（2）必需脂肪酸　人体中必需脂肪酸为亚油酸、亚麻酸。必需脂肪酸在脂肪中的分布有很大的差别，以植物油中的含量最高，远远高于动物脂肪的含量。在植物油中，棉籽油、豆油、玉米胚油中的含量高于其他植物油；动物脂肪中禽类脂肪必需脂肪酸的含量高于畜类脂肪；而畜类脂肪中，猪油中必需脂肪酸的含量又高于牛油和羊油。必需脂肪酸在各种脂肪中的含量详见表 5-13。

表 5-13　常见食用油的亚油酸含量（占脂肪含量的%）

食用油名称	亚油酸含量	食用油名称	亚油酸含量	食用油名称	亚油酸含量
棉籽油	55.6	菜油	14.2	羊油	2.0
豆油	52.2	茶油	7.4	鸡油	24.7
玉米胚油	47.8	猪油	6.3	鸭油	19.5
芝麻油	43.7	牛油	3.9	黄油	3.6
米糠油	34.0	花生油	37.6		

脂肪酸的不饱和程度及它在不同油脂中的含量直接影响到油脂的熔点：不饱和脂肪酸的含量越高，脂肪的熔点越低；饱和脂肪酸越高，则脂肪的熔点越高。脂肪的熔点又与消化吸收率有直接的关系：熔点低于体温的油脂消化率可达到 97%～98%，植物油的熔点一般都低于体温；而动物脂肪的熔点一般高于体温，其消化率为 98%左右，动物脂肪多属于这一类。常用食用油的熔点和消化率见表 5-14。

表 5-14　常用食用油的熔点及消化率

食用油名称	熔点/℃	消化率（%）
羊油	44～45	81
牛油	42～50	89
猪油	36～50	94
奶油	28～36	98
椰子油	28～33	98
花生油	室温下为液体	98
菜油	同上	99
棉籽油	同上	98
豆油	同上	98
茶油	同上	91
橄榄油	同上	98
芝麻油	同上	98
葵花籽油	同上	96.5

2．磷脂

许多植物油中含有一定量的磷脂，以大豆油中的含量最高，玉米胚芽油、米糠油中的含量也比较高。磷脂在植物油中的含量详见表 5-15。

表 5-15　几种植物油毛油中磷脂的含量

名称	磷脂含量（%）	名称	磷脂含量（%）
玉米胚芽油	1.2～2.0	豆油	1.1～3.2
小麦胚芽油	0.08～2.0	花生油	0.3～0.4
米糠油	0.5	棉籽油	0.7～0.9

3．脂溶性维生素

油脂中的脂溶性维生素含量的高低也是评价油脂营养价值的一个十分重要的指标。一般情况下，动物的储存脂肪中几乎不含有脂溶性维生素，脂溶性维生素 A、维生素 D 只存在于动物的肝脏和奶油中；植物油中则含丰富的维生素 E，见表 5-16。

表 5-16 几种常用植物油中维生素 E 的含量及组成

名 称	维生素 E 含量 /mg·（100g）$^{-1}$	维生素 E 异构体比率（%）		
		α	β	γ
米糠油	91～168	60.0～63.8	20.3～36.2	0～10.7
大豆油	54.4～118	6.0～1.5	57.8～65.7	24.2～36.2
棉籽油	78.5～86.0	47.7～62.4	37.6～42.0	0～10.4
菜籽油	56～67.3	27.0～35.3	63.0～73.0	—
花生油	19.5～24	15.5～38.2	41.2～64.5	20～20.6
玉米胚芽油	57.7～91	11.0～19.4	79.8～89.0	0.8～3.9

九、饮料类的营养价值

饮料按其是否含有酒精分为酒精饮料和非酒精饮料两大类，通常酒精饮料是指各种酒类，非酒精饮料被称为软饮料。

1．酒的分类及营养特点

酒的种类很多，各种酒的成分不一样，常见的分类方法有如下几种。

（1）按酿造方法分类

发酵原酒：原来经过糖化（或不经过糖化）和酒精发酵后，用压榨或过滤方法获得的酒，称为发酵原酒。发酵原酒的酒精含量较低，并含有糖分和少量的蛋白质、氨基酸、维生素 B 等，具有一定的营养价值，如啤酒、黄酒、葡萄酒、果酒等。

蒸馏酒：原来经过糖化和酒精发酵制成发酵醪，再经过蒸馏获得的酒，称为蒸馏酒。这种酒的酒精含量高，如白酒、白兰地等。

配制酒：用成品酒或食用酒精作为酒基，并与一定比例的糖料、香料、药材或色料等配制而成的酒，称为配制酒，如味美思、橘子酒等。

（2）按酒精含量分类

高度酒：又称烈性酒，酒精含量均在 40%以上，如白酒、白兰地等。

中度酒：酒精含量 20%～40%，如多数露酒和药酒都是中度酒，还有部分白酒，如 38°的白酒。

低度酒：酒精含量 20%以下的酒为低度酒，如啤酒、黄酒、葡萄酒、果酒等。

（3）按酒店业经营习惯分类　白酒、黄酒、啤酒、果酒、配制酒等。

1）白酒。白酒的主要成分是乙醇（酒精）和水，约占总量的 98%。其余 2%包括有机酸、高级醇、酯类、醛类、多元醇、酚类及其他芳香族化合物，如乙酸、乳酸、乙酸乙酯、丁酸乙酯、己酸乙酯、乳酸乙酯等。这些微量成分的存在，对白酒的香气和口味，起了决定性的作用，也对人体有一定的益处。

白酒的酒精含量一般在 38%以上。酒精在体内氧化可产生能量，每升产热 7kcal，但乙醇不是营养成分。

白酒中除含酒精及酯类等外，还含有少量的甲醇、醛类、杂醇油及微量元素铅等，这些成分对人体健康都能造成危害。甲醇，毒性很大，视神经对其毒害作用最为敏感，急性中毒症状主要是头痛、头晕、耳鸣、恶心、胃痛疼和视力模糊，严重者呼吸困难，昏迷、失明、甚至死亡；

杂醇油，使人头痛、头晕，喝酒上头主要是杂醇油的作用，它在体内氧化慢，停留时间长，引起恶醉；醛类，主要包括甲醛、乙醛、糠醛、丁醛等，甲醛毒性最大，为甲醇的30倍，可使蛋白质凝固，中毒症状为灼烧感、头晕、呕吐和意志丧失，10g即可致死；铅，主要来自酿酒设备、盛酒容器等，危害极大，引起慢性中毒，头晕、头痛、记忆力减退、睡眠不好等。合格的白酒中这些成分的含量应达到国家有关标准要求。因此购买白酒时要买正规厂家出产的合格产品。

2）黄酒。酿造黄酒的主要原料是糯米、粳米和黍米。原料经蒸煮、摊凉后，加入曲和浸米水或加入酵母搅拌，在缸内进行糖化和发酵，经多种微生物共同作用，便酿成了这种低度原汁酒。经压榨收集的酒液，色泽橙黄，因此称之为“黄酒”。

黄酒中的酒精含量在10%～20%，除主要成分水和乙醇外，还有麦芽糖、葡萄糖、糊精、甘油、含氮物、酯类、有机酸、氨基酸、无机盐及少量醛、微量的高级醇和一定数量的维生素等。因此，黄酒不仅风味独特，而且有较高的营养价值。

3）啤酒。啤酒是以大麦芽和大米为主要原料，配以有特殊香味的啤酒花，经发酵而制成的一种含二氧化碳的低酒精度饮料。其酒精含量很低，一般不超过4%。

啤酒中含有丰富的营养成分。据测定，啤酒中含有17种氨基酸，人体所必需的8种氨基酸在啤酒中都含有；14种维生素，主要有维生素B_1、维生素B_2、维生素B_6和维生素B_{12}；多种无机盐，如钾、钠、钙、磷、镁等；还有糖类，如果糖、葡萄糖、麦芽糖和糊精；另外，还含有脂肪酸、醇、醛、酮、酯等。啤酒的发热量较高，1L啤酒可产生760kcal热量，相当于成年人每天需要热量的1/3，并且其中的营养物质极易被人体吸收，故享有“液体面包”之称。

啤酒饱含二氧化碳，它遇热挥发，可带走体内部分热能而消暑解渴。啤酒花含有挥发油、苦味素、树脂、丹宁等，具有强心、健脾、利尿、镇静等医疗作用。

4）葡萄酒。这类酒是用新鲜的植物果实直接发酵、压榨酿制而成的一种低度酒，酒精含量一般在20%以下。葡萄酒在果酒中占主要地位，它不仅色泽诱人，味道鲜美，而且含有多种维生素（如A、B、E、C等）、13种微量元素、葡萄糖、果糖等糖类和多种氨基酸，营养价值较高。1L葡萄酒含有600～1 000kcal热量。此外，葡萄酒还含果胶和各种有机酸，能增进食欲。

2．非酒精饮料的分类及营养特点

（1）茶叶　至今已发现，茶叶大约由300种化学物质所组成，其中大多数是有益于人体健康的营养成分，有十几种与人体健康关系密切。

1）茶多酚。茶多酚又称丹宁，是一类多酚类化学物质的总称，在茶叶中的含量约为10%～20%。茶多酚有增强毛细血管弹性的作用，还有解毒、杀菌、帮助消化、抗辐射、防癌变等功能。

2）蛋白质和氨基酸。目前一般认为红茶蛋白质含量高，约为茶叶干重的15%～30%。绿茶中氨基酸的含量比较高，含有十多种氨基酸，人体必需的氨基酸几乎都包含在内。

3）脂多糖。脂多糖是构成茶叶细胞壁的大分子复合物，其含量为3%左右。植物脂多糖可以提高免疫能力，对于抗辐射、改善造血功能等也具有一定作用。

4）维生素。茶叶加工方法不同，其中保留的维生素含量也就有所区别。由于绿茶在加工过程中最大限度地保留了茶叶中的有效成分，所以维生素的含量要高于红茶。绿茶中含有丰富的维生素C、A和胡萝卜素，红茶中维生素E、K则相对比较高一些，维生素B的含量两者相差不多。

5）矿物质。茶叶中所含的微量元素是非常丰富的，其中锰、锌、铜、铁的含量比一般植物还要高些。茶叶中的元素大多能够速溶到水中，所以科学家认为，喝茶是补充人体微量元素的有效方法。

6）芳香物质。茶叶的香气有一部分来自其自身的芳香族化合物，如茉莉花素、紫罗兰酮等，这些挥发性物质约占茶叶干重的0.6%，它们有去腻消食的作用。

7）生物碱。茶叶中的生物碱包括咖啡因、茶碱和可可碱，它们能够兴奋中枢神经，增强大脑皮层的兴奋过程，还有强心、利尿等药理效用。

此外，茶叶中还有一定量的果胶和纤维素等。

（2）咖啡　咖啡是一种营养比较丰富的饮料，含有脂肪、蛋白质、碳水化合物、无机盐、粗纤维、多种维生素等营养成分。此外还有咖啡因、鞣酸、生物碱等对人体有一定益处的成分。其中备受关注的是咖啡因，咖啡因可以兴奋人的神经中枢，有提神的作用，但长期饮用也会产生一定的依赖性，也就是“上瘾”。

（3）矿泉水　矿泉水是指含有一定数量的矿物盐、微量元素或二氧化碳气体，在通常情况下，其化学成分、流量、水温等动态在天然波动范围内相对稳定，能影响人体生理作用的地下水。

纯正的矿泉水是指采于无污染的泉水或地下水，水质不同于普通自来水，矿泉水中含有丰富的对人体有益的微量元素，如锶、硒等，属于绿色食品，经常饮用有益于健康。

对矿物泉水的质量要求是：每升矿泉水中必须含对人体有益的各种矿物质 1 000mg 以上，含游离二氧化碳 250mg 以上，不得含有对人体有害的致病菌类，无污染，无重金属。

（4）果汁　果汁是用新鲜水果压榨而成的饮料，市场上常见的果汁饮料有橘子汁、柠檬汁、橙汁、桃汁、葡萄汁、苹果汁、梨汁等。果汁由于是由新鲜水果压榨成的饮料，营养十分丰富，富含各种维生素、矿物质、碳水化合物，少量的蛋白质和脂肪。饮用果汁，老少皆宜。值得注意的是罐装果汁饮料和瓶装果汁饮料，为了延长其储存时间，通常在果汁中加入少量防腐剂、抗氧化剂，或为了增加其外观效果，生产时加入少量的色素等添加剂。这些添加剂往往对人体是有害的，饮用时要注意。

（5）可乐型碳酸饮料　所谓可乐型饮料是指含有焦糖色、可乐香精的碳酸饮料。将植物提取液、食用酸、焦糖色、白砂糖及可乐原液（或香精）搅匀，再充入适量的碳酸水，即可制出风味独特的可乐型饮料。

复习思考

1. 为什么说没有十全十美的食物，也没有一无是处的食物？
2. 食物中的营养素含量是判断其营养价值的唯一标准吗？
3. 谷类原料的营养价值有什么特点？谷类在膳食结构中的作用是什么？
4. 总结和比较大豆及其制品的营养价值。
5. 坚果有什么营养特点？
6. 蔬菜和水果的营养价值主要表现在哪些方面？两者的营养价值有哪些异同？
7. 比较畜类、禽类、水产品原料的营养价值，它们各有什么特点？
8. 如何安全食用水产品？

9. 为什么说鸡蛋是补充蛋白质的最佳食品之一？
10. 总结乳及各种乳制品的营养特点。
11. 总结食用油和各种调味品的营养特点。
12. 总结各类饮料的营养特点。

技能应用

食用油简介

目前市场上的食用油主要有色拉油、烹调油、调和油和花生油。其中，色拉油是最早采用小包装的油品，目前主要包括大豆色拉油和菜籽色拉油，现在刚刚进入市场的粟米油其实也就是玉米胚芽色拉油。色拉油采用化学“浸出”工艺生产，精炼程度比较深，纯度高，由此营养成分损失得也比较大，而且成品色拉油极易氧化，为了延长保质期，通常都添加了防腐剂。所以许多色拉油的消费者都慢慢转向食用高档的花生油。

色拉油又叫凉拌油，可以直接拌入凉菜食用，食品工业常用作蛋黄酱、鱼类、贝类罐头添加油，这种油凉拌食用将直接影响菜肴和食品的风味、口感和外观，因而对其新鲜程度、风味、色泽均要求比较严格。由于考虑存放和运输因素，要求色拉油有相当高的热稳定性和风味稳定性。

烹调油又叫炒菜油、烹饪油或煎炸油，常温下呈液态，流动性好，煎炸油饼和油条等在食品上无油凝固，不起白霜。烹调油色淡且风味良好，炒菜或煎炸时高温下（190～200℃）不易产生氧化热分解、热聚合现象。

烹调油和色拉油在性质上有不少相似之处。一般来说，烹调油主要作烹调、煎炸食品用，色拉油主要是用作凉拌用。二者在加工方法上各有特色。烹调油对浊点和凝固点的要求不那么严格，而色拉油对此要严加控制。色拉油必须是经冬化脱脂后的液态、色淡的高级油脂。二者在人体内的消化吸收方面没有大的区别。但色拉油常用含亚油酸数量很高的油脂冬化制得，能够降低人体血清中胆固醇的含量。色拉油不宜作为煎炸油使用，但可以作炒菜油使用。

而调和油则是色拉油向花生油过渡的油品，一般由两种或两种以上的食用油按照一定比例调配而成食用油。调和油中饱和脂肪酸、单不饱和脂肪酸和多不饱和脂肪酸的最佳比例应为 1:1:1。

如何食用：一是变质的油绝对不能食用；二是炒菜时油温不要高，不要等冒烟时才下佐料或倒入菜，否则容易产生有害物质，炒菜时最好保持适中的油温，这样既不会产生有害物质，又会使炒出的菜色、香、味俱佳；三是反复煎炸过的油不要用，因为里面的有害物质严重超标。

知识拓展

孜然的功效

孜然是烧烤食品必用的佐料，富有油性，气味芳香浓烈，主要用于调味、提取香料等，是配制咖喱粉的主要原料之一。咖喱的香味很浓烈，油爆或火烤后的香气会更明显，遇热后的孜然味道稍微会有点改变。用孜然加工牛羊肉，可以祛腥解腻，并能令其肉质更加鲜美芳香，增加人的食欲。

孜然还具有醒脑通脉、降火平肝等功效，能祛寒除湿，理气开胃，祛风止痛。对消化不良、胃寒疼痛、肾虚便频均有疗效。用孜然调味菜肴还能防腐杀菌。

中医认为，孜然气味甘甜，辛温无毒，具有温中暖脾、开胃下气、消食化积、醒脑通脉、祛寒除湿等功效。在《普济方》中，就有用孜然治疗消化不良和胃寒、腹痛等症状的记载。因此，患有胃寒的人，平时可以在炒菜或烤肉的时候放些孜然，以祛除胃中的寒气。据《唐本草》记载，将孜然炒熟后研磨成粉，就着醋服下去，还有治疗心绞痛和失眠的作用。此外，由于孜然有防腐杀菌的功效，炒菜时放些，菜肴就不容易变质。另外，孜然还可以抑制微生物的生长。

第六章　科 学 烹 饪

学习目标

1. 全面了解各营养素在烹饪中的变化。
2. 熟悉科学烹饪的方法。
3. 能在了解各营养素在烹饪中的变化的基础上，合理地根据原料选择科学的烹饪方法。

一、营养素在烹饪中的变化

1．蛋白质在烹饪中的变化

蛋白质是由氨基酸组成的高分子化合物，它在烹饪的过程中理化性质会发生一定的变化，有一些变化会对营养造成一定的影响，下面就蛋白质在烹饪中的主要变化进行讨论。

（1）蛋白质的溶胀现象　蛋白质是亲水性很强的高分子化合物，当蛋白质分子与水分子接触时，蛋白质就会吸水膨胀，导致其体积超过原来的若干倍，这就是蛋白质的溶胀现象。这种现象在烹饪的初加工中很常见，如含蛋白质丰富的干墨鱼、海参、鱼翅、蹄筋等干货原料的涨发都要利用蛋白质的溶胀原理。溶胀作用进行的程度，与原料的组成、水溶液的pH和渗透压、原料的浸泡时间、环境因素等条件有关。若浸泡干货原料的时间过长，或温度过高，或水溶液的pH过高，就有可能使大分子的物质扩散到水溶液中，而使部分蛋白质分子被溶解。这样，不仅影响了食物涨发的工艺要求，而且也降低了涨发后食物蛋白质的营养价值。

（2）蛋白质的变性　蛋白质变性是指在某些理化因素的影响下，蛋白质分子内部原有的高度规则排列的空间结构发生变化，从而导致蛋白质若干理化性质改变的现象。在烹调过程中，在加热或酸性或碱性条件下，蛋白质会发生变性。

蛋白质受热变性是最常见的变性现象。例如，蛋清在加热时凝固，瘦肉在烹调加工时收缩变硬，基本上是由蛋白质遇热后变性所引起的。变性后的蛋白质持水性减弱，水分从食物中脱出，食物的体积和重量减少。蛋白质的这种热变性在烹饪中有着广泛存在，并加以利用。

鱼体受热在60～80℃时，细胞膨胀，凝胶状蛋白质开始转化成溶胶状蛋白，一部分水分渗出，使鱼体软化。这时蛋白质未凝固，所以鱼体易碎裂。若先用高温油炸，鱼体表面的蛋白质因骤然受高热，变性速度加快，迅速凝固成一硬壳，对鱼肉起到保护作用，所以鱼体不易破碎。冷水煮肉时，肉中的一些蛋白质和含氮有机物溶解于汤中，汤味鲜美，肉味较差；若用沸水煮肉，肉块表面蛋白质迅速凝固，从而保护了肉内容物不溶出，则肉味鲜，汤味较差。油炸肉块可以使肉表面温度很快达到 45～120℃，肉表面的蛋白质急速凝固，形成一层结实的膜，因此肉中可溶性物质损失也少。但蛋白质受热过高或加热时间过长，食物会发生严重脱水，菜肴质地会变得又老又绵，质地较差，同时会使蛋白质中的部分赖氨酸、色氨酸、组氨酸、精氨酸等发生褐变反应而遭到破坏，降低蛋白质的营养价值，还有可能产生对人体有害的物质。

酸碱也会引起蛋白质的变性。在常温下，蛋白质分子在适当的 pH 范围内，维持着分子结构的稳定性。但酸碱度超过一定范围时，蛋白质就会发生变性反应，如牛奶变酸后结成乳块，鲜蛋在碱性条件下制成皮蛋等。在烹调过中常用的酸有醋酸、柠檬酸，常用的碱有烧碱、小苏打等。可充分利用这些条件促进或抑制蛋白质的变性。

另外，蛋白质还可能受空气中的氧气、紫外线的照射、机械刺激、溶液渗透压、有机溶剂等因素的影响而发生变性。例如，用打蛋器或筷子不停地搅打鸡蛋蛋清，使蛋清成泡成形，就是机械作用使蛋清蛋白变性所致。

（3）蛋白质的水解　凝固变性的蛋白质若在水中继续加热，将有一部分逐渐水解，生成蛋白胨、肽等中间产物，这些多肽类物质进一步水解，最后分解成各种氨基酸。在烹饪中，若用中火或小火长时间炖肉或制汤，就会使更多的蛋白质水解，产生较多的低聚肽及氨基酸等风味物质，肉质及汤汁格外鲜美，就是这个道理。

肉类食物中的结缔组织含有较为丰富的胶原蛋白。当胶原蛋白在水中并受热时，水解成结构比较简单的白明胶。白明胶易溶入热水。溶液中只要有 1%的白明胶。该溶液在 15℃左右时就凝结成富有弹性的胶冻。溶液和凝胶具有热可逆性，即冷却时凝固成凝胶，加热时熔化成溶胶，它们都容易被人体消化吸收。

（4）蛋白质的其他变化　高温加热可以破坏蛋白酶的活性，杀灭或抑制繁殖型微生物，破坏食品原料中天然存在的有毒蛋白质、肽或酶抑制剂，从而避免一些营养素的损失，并可提高蛋白质的消化率。例如，生大豆中含有抗胰蛋白酶、红细胞凝集素和其他有害物质，通过加工烹调可以破坏这些有害物质，同时提高大豆蛋白质的消化率。又如，生鸡蛋中含有抗生物素蛋白质，长期食用生鸡蛋可致生物素缺乏，若经过加热煮熟就可使抗生物素蛋白质被破坏。

总之，在烹调加工过程中，只要按工艺要求，严格控制温度和加工时间，蛋白质在烹饪中的损失就不是主要问题。重要的是如何利用蛋白质在烹饪中的变化，形成菜肴的风味特色，达到增进食欲、有利于人体健康、易于消化吸收的目的。

2．脂肪在烹饪中的变化

脂肪是人体重要的产能营养素，也是膳食中的主要组成成分。在烹饪工艺过程中，食用油脂是不可缺少的辅助原料。脂肪在烹饪中变化，主要表现在菜点的成形及风味特色上。同时，脂肪在烹调过程中也会发生一些不利于人体健康的变化，严重影响烹饪原料及菜肴的营养价值。

（1）油脂的变化对菜点风味特色的影响　利用食用油脂沸点高、良好的导热性等物理特性，可以使烹调温度加快，菜肴迅速成熟，由于缩短了加热时间，有些含水量大、质地鲜嫩的原料就能在烹饪过程中减少汁液的流失，避免了可溶性营养素随水流失而遭到损失。

高温油炸食品，可使蛋白质立即凝固，食物表面形成一层结实的膜，可减少食物内部可溶性营养素的流失；同时，有些原料会吸收一部分油脂，变得酥脆，易消化吸收。

油脂在加热后会产生游离的脂肪酸和具有挥发性的醛类、酮类等化合物，部分物质散发在空气或进入汤中，从而使菜肴具有特殊的香味。

不同的油脂具有不同的色泽。植物油中的大豆油、菜籽油含有叶黄素，奶油含有胡萝卜素。在烹制菜肴过程中，除油脂本身色泽对菜点的影响外，原料中蛋白质、淀粉、糖类等物质受高温也可发生分解变色，使加工后的菜点具有一定的色泽，滋润光亮，可增进人们的食欲。一些动物脂，如猪油在加热过程中不变色，在一定油温下，它能保持原料的本色，并且有增白作用，如白油肉片（或鸡片）、各种白色的酥点等。

（2）脂肪的水解和酯化　烹调过程中，部分脂肪受热分解成脂肪酸和甘油，使汤汁具有肉香味，并且利于人体的消化。

在烹饪中加水或料酒、醋等调味品时，酒中的乙醇与醋酸或脂肪酸发生酯化反应，生成具有芳香气味的酯类物质。因为酯类具有挥发性，所以肉香、鱼香等菜肴的特殊风味，在加工烹调的制作过程中或菜肴成熟后可以闻到。

新鲜鱼类含有以三甲胺为代表的挥发性碱性物质、羰基化合物及一些含硫化合物。随着存放时间的延长，其中三甲胺被氧化成三甲基胺等，这些物质挥发出令人不愉快的腥臭味。如果这时在烹调制作过程中适当放入一些料酒和食醋，便可除去腥臭味。这是由于具有挥发性的乙醇可溶解三甲基胺等物质并随着加热一起挥发散失；同时酒（乙醇）和醋（乙酸）发生酯化反应，腥味物质（如三甲胺、三甲基胺等）和醋酸发生中和反应生成具有鱼香味的酯和盐。

（3）脂肪的热分解和热聚合　在烹调过程中，常用油炸作为食品的加工方法。在高温下，油脂先发生部分水解，生成甘油和脂肪酸。当温度升高到 300℃时，分子间开始脱水缩合成分子量较大的醚型化合物。当油温达到 300～360℃时，则可分解成酮型和醛型物质，同时生成多种形式的聚合物，如已二烯环状单聚体、二聚体、三聚体和多聚体。其中环状单聚体能被机体吸收，毒性较强；二聚体是由二分子不饱和脂肪酸聚合而成，也具有毒性；三聚体和多聚体因分子量较大，不易被人体吸收，毒性较小。

甘油在高温下脱水生成丙烯醛。丙烯醛是具有挥发性和强烈辛辣味的物质，对人的鼻腔、眼黏膜有强的刺激作用。油在达到发烟点温度时，会冒出油烟，油烟中很重要的成分就是丙烯醛。此外，油烟中含有有机物燃烧不完全产生的 3，4–苯并芘，是一种强烈的致癌物质，因此，长时期进行油炸食物的制作和食用油炸食品对人体的健康会产生极大的影响。

在油脂加热的情况下，也会发生热氧化反应，这不同于油脂储存过程中发生的自动氧化。油脂热氧化反应速度快，而且随着加热时间的延长，还容易分解，其分解产物还会继续发生氧化聚合，并产生聚合物。聚合物的增加，不但使油脂增稠，还会引起油脂起泡，并附着在煎炸食物的表面，这些都是油脂发生氧化聚合反应的结果。

油炸在高温条件下，不仅脂肪本身的化学结构发生变化，影响了人体对它的消化、吸收，而且油脂中的其他营养素，特别是脂溶性维生素 A、维生素 D 和必需脂肪酸易被氧化破坏，使油炸的营养价值降低。因此，在使用油脂时，应尽量避免使用持续过高的温度。用于煎炸菜点的油脂，温度最好控制在 180～220℃，以减少有害物质的生成。对于专门油炸食物的油脂，应该按期更换新油。对已变色、变味、变黏、变稠的油脂，不再使用。

（4）油脂的氧化酸败　油脂对空气中的氧极为敏感，尤其是不饱和脂肪酸，能自动氧化生成具有不良气味的醛类、酮类和低分子有机酸类，这些物质是油脂哈喇味的主要来源。用这种油脂烹、炒、煎、炸的菜肴或制作糕点不仅失去芳香，而且会使食物带有不愉快的气味。

油脂的酸败对油脂质量影响极大。油脂酸败后，由于不饱和脂肪酸的氧化分解，油脂中的必需脂肪酸和脂溶性维生素（包括类胡萝卜素）也遭到不同程度的破坏，因此，氧化酸败的油脂营养价值下降，而且产生对人体健康有害的物质。长期食用酸败的油脂，轻者引起呕吐、腹泻；重者能引起肝大，引发各种炎症，造成生物氧化体系某些酶的破坏等。有人用氧化酸败的油脂喂大鼠，结果是生长缓慢、停止或死亡。因此，防止油脂的酸败十分重要。

3．碳水化合物和膳食纤维在烹饪中的变化

碳水化合物中的淀粉、蔗糖、麦芽糖等不仅是植物性食物的主要营养成分，也是烹饪中的重要辅料。它们在烹饪中的变化，对菜肴的消化吸收及风味特色起着十分重要的作用。

（1）淀粉在烹饪中的变化　淀粉是谷薯类原料的主要成分，人体热能的主要来源，也是烹饪中挂糊、上浆、勾芡的主要原料，还是制作凉粉、粉丝、粉皮的原料。

含淀粉食物在一定温度下加热一段时间，会发生糊化反应，完成从“生米”到“熟饭”的过程。烹饪中的煮饭、蒸馒头、烤面包、煮水饺等加工过程，都是利用了淀粉的糊化作用。糊化后的淀粉更可口，更有利于消化吸收，即更易被淀粉酶水解，未糊化的淀粉则较难消化。淀粉的糊化作用也用于菜肴的挂糊、上浆、勾芡。常见的炸、熘、炒等烹调方法，大多是用旺火热油，这时鸡、鱼、肉等原料如果不经挂糊、上浆，在旺火热油中，水分会很快蒸发，原料中香味、营养成分也随着水分溢出，质地变老。原料若用淀粉挂糊、上浆，糊浆受热后就像为原料穿上了一层外衣，立即凝固成一层薄膜，使原料不直接与高温油接触，油不易浸入原料内部，水也不易蒸发，不仅能保持原料原有的质地，更好地保护营养素，减少破坏。而且经过上浆或挂糊的原料，经过加热后，淀粉发生糊化，形成具有黏性的透明的胶体，紧紧裹在原料的表面，制成的菜肴鲜嫩、饱满、色泽光润或使汤羹等具有一种似透非透的朦胧感。因此，要求淀粉糊化速度快，糊化中的黏度很快达到最高点，并且具有较好的透明度。马铃薯淀粉颗粒大，吸水力强，糊化温度低，而且淀粉的黏度高，透明度好。

淀粉在少量水中的加热糊化，可形成具有一定黏性、弹性和可塑性的凝胶。利用这一性质，往肉糜和鱼蓉制品中加入淀粉，受热时淀粉吸取其中的水分而糊化，形成凝胶，把肉和鱼蓉的颗粒牢固地粘连在一起，可提高组织中的牢固程度。

含淀粉食物在高温下水解，能够水解为较小分子的糊精，如果继续在高温下作用，可分解生成麦芽糖、葡萄糖等，易于被人体消化吸收。

（2）蔗糖在烹饪中的变化　蔗糖是烹饪加工过程中的重要甜味剂、赋型剂和呈色剂。

蔗糖的水溶液具有比较大的黏性。其黏度受温度和浓度的影响较大，一般随温度的升高和浓度的增加而增大。菜点制作中的糖芡就是这一性质的典型应用。将蔗糖溶解于水，加热使水分蒸发，其溶液的浓度越来越高，黏度越来越大，当达到一定程度时，糖液就裹于原料表面，形成晶莹光亮的糖芡。

蔗糖的饱和溶液，经冷却或使水分蒸发便会析出蔗糖晶体。这一性质可体现为制作甜菜时的挂霜。在较高温度下溶解大量蔗糖，以形成饱和溶液，当加热至水分蒸发到一定程度时，让糖液裹匀原料，然后快速冷却，让原料表面的糖液迅速结晶，形成细小的晶粒，使菜肴具有松脆、甜香、洁白似霜的质感和外观。

蔗糖为无色晶体，当加热到185～186℃时，熔化为液体。实际上，蔗糖加热到150℃时即开始融化，继续加热就显微黄色，到185～186℃时，熔化为一种黏稠的液体，冷却后即形成一种无定形玻璃状物质。烹饪中菜肴的拔丝等就是利用这一特征。

当蔗糖加热温度超过其熔点时，糖被分解而发生降解作用，产生小分子的物质，经过聚合、缩合后生成褐红色的焦糖色素（可溶入水的，含有多种黑褐色的色素物质），这就是糖的焦糖化反应。蔗糖在加热过程中形成新的降解产物，一类是糖的脱水产物，是没有甜味的焦糖，又称酱色；另一类是它的裂解产物（为挥发性的醛、酮类物质，焦糖化气味的基本组分）。在焙烤、油炸食品时，焦糖化作用控制得当，可以使食品有悦人的色泽和风味。如果加热过度，不仅会造成蔗糖的损失，也会产生有毒物质。

当蔗糖或其他碳水化合物与含有蛋白质等氨基化合物的原料一起烹调时，特别是当温度过高时，则发生羰氨反应，形成褐色的“类黑色素”。如果再继续加热，则部分碳水化合物变黄或变焦黑，成为具有苦味的碳。食品中发生羰氨反应时会损失一定的氨基酸。因此，要适当控制，不要过度。

蔗糖的焦化，在烹饪中多用于红烧类菜肴，也用于蒸、焖、煨等烹调技法。在赋予菜肴特殊的色泽的同时，还可改善菜肴质地，增加食欲。

（3）麦芽糖在烹饪中的变化　麦芽糖是两分子葡萄糖脱去一分子水的缩和物，其熔点在102～180℃。在酸和酶的作用下，麦芽糖发生水解生成两分子葡萄糖。由于麦芽糖不含果糖，故在味感上没有蔗糖甜。利用淀粉酶使淀粉水解为糊精和麦芽糖的混合物，其中麦芽糖占1/3的混合物为饴糖。麦芽糖对热不稳定，加热至90～100℃时，即发生分解，而呈现出不同的颜色变化：浅黄——红黄——酱红——焦黑（碳化）。其变化过程是麦芽糖受热分解为葡萄糖，颜色的改变实际上是葡萄糖的变化过程。

麦芽糖的稳定性使它在受热后变色缓慢，烹饪时，采用控制火候来调节加工时的温度变化，使菜肴产生诱人的色泽。例如，在北京烤鸭的制作中就利用了饴糖的加热变化。当等到烤鸭皮色呈酱红色时，鸭子正好成熟。由于饴糖的胶体水具有不易失去的特点，而一旦失去水分时，麦芽糖的糖皮变厚，增强了烤鸭皮制的酥脆程度。同时，由于麦芽糖分子中不含果糖，烤制后食物的相对吸湿性较差，脆度更好。由于麦芽糖水解成葡萄糖的反应较缓慢，产生的芳香气味相对较少，不会影响烤鸭的正常芳香气味。故在形成肉质食品香气时，麦芽糖所制糖色应为首选。

（4）膳食纤维在烹饪中的变化　植物性食物所含的纤维素、半纤维素、果胶等膳食纤维，由于人体缺少分解它们的酶，因此不能被分解消化吸收。

纤维素包围在谷类和豆类外层，它能妨碍体内消化酶与食物内营养素的接触，影响营养素的吸收。但是如果食物经烹调加工后，可使部分半纤维素变成可溶性状态，果胶变成可溶性果胶，增加体内消化酶与植物性食物中营养素接触的机会，从而提高了营养物质的消化率。

蔬菜类食物经过烹调处理后，蔬菜中的果胶在加热时也可以吸收部分水分而变软，有利于消化吸收。

4．维生素和矿物质在烹饪中的变化

在烹饪过程中，维生素和矿物质等高分子营养素虽然没有像蛋白质变性、脂肪水解、碳水化合物糊化等那样复杂的变化，但都会随着这些高分子营养素的复杂变化而被游离出来，受到高温、氧化、光照等不同因素的破坏而造成损失，且维生素和矿物质自身会以脂溶或水溶的形式随脂或随水流失，这就是维生素和矿物质在烹饪中变化的主要内容。

（1）维生素的变化　在烹饪原料的加工过程中，损失最大的营养素就是维生素。烹饪加工时，由于原料的受热和各种因素的作用，造成维生素不同程度的损失。维生素损失程度的大小按其种类大致的顺序为：

$$C > B_1 > B_2 > \text{其他 B 族} > A > D > E$$

一般说来，水溶性维生素对热的稳定性比较差，遇热易分解破坏；在酸性环境中比较稳定，但大部分在碱性条件下不稳定；不耐热和光。脂溶性维生素对热比较稳定，但是却很容易被氧化破坏，特别是在高温、有紫外线照射下，氧化速度加快。

1）脂溶性维生素的变化。维生素 A 对氧和光敏感，在高温和有氧存在时容易损失。如果把含有维生素 A 的食物隔绝空气进行加热，它们在高温下也比较稳定。如果在 144℃下烘烤食物，维生素 A 的损失较少。

在通常的烹调中，维生素 A 和胡萝卜素均较稳定，几乎没有损失。当加水加热时，一般损失最多也不超过 30%。短时间烹调食物，食物的维生素 A 损失不超过 10%。由于维生素 A 是脂溶性的，因而当油炸食物时，可使部分维生素 A 溶解于油中而损失。然而，与脂肪一起烹调却可大大提高维生素 A 原的吸收利用率。

维生素 E 对氧敏感，特别是在碱性条件下加热食物，可以使α-维生素 E 完全遭到破坏。在大量油脂中烹调食物，脂肪中所含的维生素 E 有 70%～90%被破坏。在烹调中即使使用少量的酸败油脂就足以破坏油脂或食物的大部分的维生素 E。

维生素 D 对热、氧、碱均较稳定，但对光敏感。油脂的氧化酸败可以影响维生素 D 的含量。

维生素 K 对酸、碱、氧、光和紫外线照射都很敏感。

在阳光暴晒下，食物中的脂溶性维生素损失较严重。北方人喜欢在秋季、冬季晾晒干菜等食物，脂溶性维生素均遭到不同程度的破坏。

2）水溶性维生素的变化。水溶性维生素易溶入水中，在酸性环境中比较稳定，但是大部分在碱性条件下不稳定，不耐热和光。因此，这类维生素易被破坏。

维生素 B_1 主要存在于谷类和豆类食品中，这类食品在因受高温和碱的作用，会使维生素 B_1 大量破坏。如炸油条时，维生素 B_1 几乎全部被破坏。做面条时加碱，维生素 B_1 损失也很大。食品在干燥的条件下，维生素 B_1 的耐热性增加；相反，在有水或潮湿的条件下，维生素 B_1 易被破坏，其损失率增加。例如，干酵母和干谷类的维生素 B_1 在 120℃条件下，加热 24 h，所含的维生素 B_1 量并不降低，而水煮食品维生素 B_1 的损失率可达 25%，蒸或烤约损失 10%。

维生素 B_2 对热比较稳定，水煮、烘烤、冷冻时损失都不大，在水溶液中短时期高压加热也不被破坏。当在碱性环境和阳光照射下易被破坏。例如，将牛奶（奶中维生素 B_2 为游离型）在日光下照射 2 h，一半以上维生素 B_2 可破坏，其破坏程度随着温度和 pH 增加而加速。食物中的维生素 B_2 主要是与磷酸和蛋白质等以结合形式存在，这种结合型维生素 B_2 对光比较稳定。

尼克酸是比较稳定的一种水溶性维生素，易溶于水，因而易随水流失。在高温油炸或加碱的条件下，食物中游离型的尼克酸可损失 50%左右。

维生素 C 是维生素中最不稳定的一种，不耐热，易被氧化。例如，萝卜、番茄、水果中的维生素 C 比较稳定，一旦切开或切碎暴露在空气中，维生素 C 就会被氧化破坏。一般来说，含维生素 C 的食物烹调时间越长，损失就越大，在有盐、酸、胶体物质存在时就减少，如凉拌菜时加醋能减少维生素 C 的损失，因它在酸性溶液中比较稳定。维生素 C 不耐热，蔬菜如果煮 5～10 min 维生素 C 损失率可达 70%～90%。

（2）矿物质的变化　一般来说，矿物质的化学性质十分稳定。如果加工烹调不当，如水对原料作用持续的时间愈长、水量愈大、水流速度过快、原料刀切形状愈细、与空气接触面愈大、大米的加工精度过高、淘洗次数过多等，矿物质的损失也愈大，尤其是钾、钠、钙、镁、铁、锌等，损失更多，如图 6-1 所示。

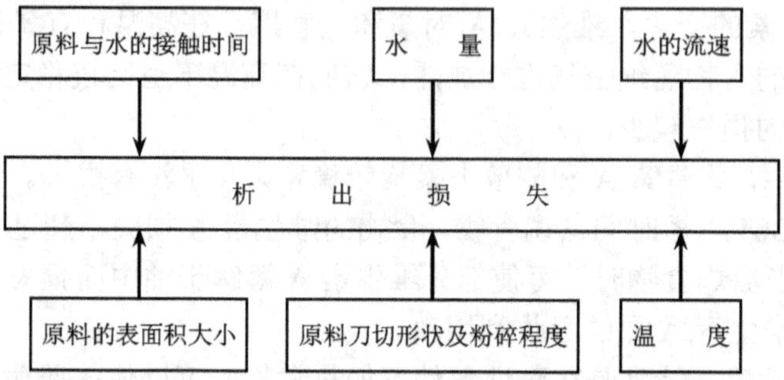

图 6-1　造成烹饪原料中矿物质析出损失的影响因素

动物性原料受热发生收缩现象，内部水分便流出来，以离子状态溶解于水的矿物质也就随着水分一起溢出。例如，炖鸡汤，鸡中部分可溶性矿物质可溶解于汤中；在炖排骨中加放食醋，骨中的钙遇到醋酸便生成溶于水中的醋酸钙，易被人体吸收利用。

植物性原料的洗涤也容易造成可溶性矿物质的流失，如涨发海带，用冷水浸泡，清洗三遍，就有 90%的碘被浸出；用热水洗一遍，则有 95%的碘被浸出。因此在涨发海带时，水不要过量，水量大概是海带重量的 3～5 倍。

烹饪原料中的一些有机酸如草酸、植酸、磷酸等，能与一些金属离子如锌、钙、铁、镁等结合，形成难溶性的化合物，影响这些矿物质的吸收，同时也影响膳食中其他食物矿物质的吸收。酵母发酵时，产生的活性植酸酶是植酸水解，从而提高磷及其他矿物质的吸收。对于富含草酸、植酸、磷酸的原料应先焯一下水去掉有机酸，而后再烹制，以减少矿物质的损失。

二、科学烹饪的方法

科学烹饪是指在烹饪加工的过程中，既要保证菜点的适口性，又要尽可能做到减少营养素的损失。在烹饪过程中，要力求改善和提高菜点的营养价值，以利于人体的消化吸收，满足人体对营养素的需要。

1．烹饪原料的合理利用

中国菜馔是中国传统烹饪的集中体现。它最重要的特色就是选材广博、用料优良、加工精细、品种繁多、造型高雅、风味独特。

（1）烹饪原料的合理选择　自然界的烹饪原料成千上万，从营养价值上看，每一类、每一种烹饪原料都有各自的特点。因此，在烹饪原料的选择上必须科学、合理。它既符合几千年来中国传统营养“养助益充”之学说（五谷为养，五果为助，五畜为益，五菜为充），也符合现代营养学的理论，即任何单一的食物不可能维持人体的健康。事实上，自然界中没有任何一种天然食物含有人体所需要的、足量而又符合比例的全部营养素。因此为了维持人体健康，就必须选择多种不同的烹饪原料，加以合理的搭配和利用。

烹饪原料的合理利用，既包括从烹调工艺角度提出的主料、辅料、调料相互间的合理利用，又包括从烹饪营养角度提出的烹饪原料的合理利用。它要求在制作菜点时，按照每种烹饪原料所含营养素的种类和数量之不同，进行合理选择和合理搭配，让原料中每种营养素扬长避短，相互调剂，从而改变和提高菜点的营养价值，使进食后的菜点在人体内能发挥最大的营养作用。

1）选用原料要多样化。烹饪原料的选择上首先要品种多样，类别齐全，如谷类、动物性食物、蔬菜水果三类食物不要缺类，粮食在两种以上、蔬菜在3种以上、动物性原料在两种以上，然后再进行科学搭配；每一类品种又要因地制宜，就地取材，时令新鲜，广为选料。

2）注意选择一些具有特殊营养价值的原料。例如，内脏尤其是肝脏，所含营养成分相当丰富，不仅含有较多的优质蛋白，而且含有人体易缺乏的营养素，如维生素A、维生素B_2、维生素B_1、铁、钙等。内脏的品种多样、色泽味道各异，若与蔬菜相配，别具风味，香鲜可口。又如，大豆及豆制品是优质蛋白质最经济的来源，它含有肉类和许多食物中所缺乏的不饱和脂肪酸、膳食纤维、钙等，这对改善膳食的营养价值极为有益。豆制品种类繁多，又易消化吸收，是我国广大农村地区或经济还不太富裕的地方，以及老人、儿童、病人的膳食中重要的蛋白质来源。再如，鱼虾，鸡蛋、动物血液等食物，可增加膳食中的蛋白质、铁、钙及维生素。此外，食用菌、魔芋、花生、芝麻、花粉等，不仅具有特殊的营养价值，还具有一定的保健作用，如抗病毒、抗癌、抗衰老及降低胆固醇等作用。

合理选择烹饪原料，是进行科学配餐和提高菜馔营养价值的基本前提。所谓科学搭配烹饪原料，是在考虑人们饮食习惯和营养需要的基础上，做到主食和副食搭配、荤素搭配、成酸性食物和成碱性食物的搭配，以达到平衡膳食的目的。

（2）主食和副食的合理利用　按烹饪原料的生理功能及用途，人为地把它们分为主食和副食。主食，即主要以淀粉形式供给人体热能的食物，又称为“热力食物”。它们在一日三餐中不可缺少，而且所占比例较大，如米、面、薯类等。副食，即主要用于更新、修补组织，调节生理功能，补充主食中营养不足的食物，又称“保护性食物”，如肉、鱼、蛋、蔬菜、水果等。

这两大类食物在生理功能上具有同等重要的地位，绝非一主一副。例如，以大米为主食的膳食，必须配合动物性食物、大豆及豆制品，以补充主食中赖氨酸、色氨酸、蛋氨酸和部分维生素A、维生素D、维生素E、维生素B_1、维生素B_2以及脂肪的不足，还要配合蔬菜、水果以补充主食中维生素C、胡萝卜素、膳食纤维及部分无机盐的不足。主食本身也因品种不同，加工不同，而应采取粗粮和细粮混食、粗粮细作、干稀搭配、粮豆配合、面点小吃主食配合等方式。例如，高粱、玉米和黄豆按一定比例混合可制成杂合面，玉米、小米和黄豆混合制成面点，白面、玉米面混合制成发糕等；各类荤素包子、饺子、馄饨等。这样可使主食中的氨基酸、各种营养素相互补充，达到尽可能全面地摄取营养素的目的。

（3）动物性食物与植物性食物的合理利用　动物性食物又称荤食，植物性食物又称素食，荤素搭配有助于营养素间相互取长补短。素食与荤食的最大不同，首先是蛋白质质量上的不同，荤食中绝大部分的蛋白质为优质蛋白，含有人体需要的必需氨基酸，而素食（除大豆）中的蛋白质质量不如荤食。其次，荤食中的钙、磷、铁、脂溶性维生素优于素食；而素食中的不饱和脂肪酸（尤其是必需脂肪酸）、水溶性维生素（尤其是维生素 C）、胡萝卜素、膳食纤维又优于荤食。因此，荤素混合食用，可达到营养素间的相互平衡。

要在烹饪中更好地进行荤素搭配，实现合理营养，最关键的是合理配菜，即根据烹饪原料的品种、数量、质量及其营养价值，在它们经过刀工处理后，按照进食者生理和工作的需要，把若干主料和辅料精心、恰当搭配，使之成为一个菜或一席菜。要尽量少出现“单料菜”。除某些具有特殊风味的传统单料菜，如香酥鸭、北京烤鸭、樟茶鸭、烤猪等之外，一般都提倡多种原料配菜，尤其是多配“荤素搭配”的混合菜。例如，红烧肉加马铃薯或萝卜，粉蒸肉加甘薯、马铃薯、干菜，炒鸡蛋加葱、番茄、韭菜等，炒肉片加各种蔬菜，等等。

（4）成酸性食物与成碱性食物的合理利用　所谓成酸性食物（酸性食物）或成碱性食物（碱性食物），不是指食物本身的酸性和碱性，而是一个生理上的概念，它是以食物在体内完全分解代谢后所余的无机盐是呈酸性还是碱性来判断。若某食物进入人体，经分解代谢后所余无机盐多于氯、硫、磷等元素构成的酸根离子，就称该食物为成酸性食物；反之，所余无机盐多为含钾、钠、钙、镁等碱性离子，就称该食物为成碱性食物。通常一般含蛋白质高的食物为成酸性食物，而含蛋白质稍低的为成碱性食物。常见的烹饪原料中，谷类、肉类、水产品类、蛋类、花生、核桃等在体内分解代谢后的无机盐多为酸性物质，所以他们是成酸性食物；大豆及豆制品、大部分的蔬菜及水果、牛奶等在体内分解代谢后的无机盐多为碱性食物，所以它们是成碱性食物；也有一些是基本上不含以上所说的各种元素，如精炼的油脂、糖、淀粉等，代谢后为中性，所以称它们为中性食物。

由于自然界中大量存在着成酸性和成碱性食物，人们食用后，通常都能维持血液的 pH 在 7.3～7.4 之间。一般情况下，成酸性食物在饮食中容易超过需要的数量，因为人们的主食属于成酸性食物，若在长期多食动物性食物，就易导致血液偏酸性。所以，在膳食中必须注意成酸性食物和成碱性食物的适当搭配，尤其应控制成酸性食物的比例，这样才能在生理上维持体液的酸碱平衡，保证营养素的充分利用。

2．烹饪方法与营养素的关系

（1）营养素的损失途径　烹饪不但可以食物产生令人愉快的味道、外观更加诱人，从而引起人们旺盛的食欲，还可以促进食物的消化吸收，可以杀灭其中有害的微生物，以保证食品的卫生。但是，由于食物的种类不同，在烹饪过程中所采用的方法也各不相同。例如，火候的强弱、时间的长短、调味的多少，以及挂糊、勾芡等。运用不同的烹饪技术和烹调艺术，可制成各种色、香、味、形俱全的食物。但与此同时，食物中各种营养素的组成和含量也会因受烹饪过程中理化因素的影响产生不同程度的变化。例如，维生素 C、维生素 B_1，可因高温而破坏；水溶性维生素和无机盐，也可在烹调过程中溶于水而损失。就一般的烹调方法来说，食物中维生素最易损失，各种无机盐次之，蛋白质、脂肪和碳水化合物在通常情况下损失较少。

1）流失。流失是指食物失去了其完整性。在某些物理因素，如日光、盐渍、淘洗等作用下，使营养物质通过蒸发、渗出或溶解于水中而被抛弃，致使营养素丢失。

① 蒸发。通过日晒或热空气的作用，使食物中的水分蒸发、脂肪外溢而干枯。烹饪原料在烹、炸、煎、炒、爆的过程中，原料中的水吸收大量的热能会以沸腾的形式迅速汽化，使原料失水。在此过程中，维生素 C 损失较大，食物的鲜味也受到一定的影响。

② 渗出。食物的完整性受到损伤，或人工加入食盐，改变了食物内部渗透压，使其水分

渗出，某些营养物质也随之外溢，从而使营养素如无机盐、维生素等不同程度损失。低温冷冻，会使某些原料冻坏、变软甚至溃烂分解。

③ 溶解。食物在初加工、调配烹制过程中，不恰当的切洗、搓洗、漂洗、涨发或因长时间炖煮等，会使水溶性的蛋白质、无机盐和维生素溶解于水中，这些物质可随淘洗水或汤汁被抛弃，因而造成营养素的丢失。例如，做米饭时经淘洗维生素可损失30%～40%，无机盐损失约25%，蛋白质损失约10%，碳水化合物损失约2%。一般搓洗次数越多，淘米前后浸泡的时间越长、淘米用水温度越高，各种营养素损失也就越多。所以，米汤、面汤和菜汤应尽量加以利用。

2）破坏。食物中营养素的破坏，是指因受物理、化学或生物因素的作用，使营养物质分解、氧化等，失去了对人体的生理功能。其被破坏的原因主要是食物的保管不善或加工方法不当等，致使霉变、腐烂、生芽等；烹调时的高温、加碱，煮沸时间过长，以及菜肴烹制好放置时间过长等，都可使营养素受到破坏。

① 高温作用。食物在高温环境烹调时，如油炸、油煎、熏烤或长时间炖煮等，食物受热面积大、时间较长，使某些易损营养被破坏。例如，油炸食物，维生素 B_1 损失60%，维生素 B_2 损失40%，尼克酸损失50%，维生素C几乎破坏100%。据研究发现，高温短时间加热比低温长时间加热营养素损失程度相对少些。

② 氧化与光照。维生素C遇到氧容易被氧化分解而损失。原料切碎放置时，增大了与氧的接触面积，氧化破坏的程度也增高。如果烹调后不及时食用，放置过久也能增大氧化损失。据试验表明，将黄瓜切成薄片，放置1h，维生素C损失33%～35%，放置3h损失41%～49%。

许多维生素如B族维生素、维生素C和脂溶性维生素对光敏感，受日光照射时会发生破坏损失。脂肪等在光、热的作用下氧化酸败，降低或失去其食用价值，同时还能使脂溶性维生素受到破坏。

③ 化学因素。有些原料中含有一些抗营养因子，若配菜不当，如将含植酸、草酸多的与含蛋白质、钙类高的食物一起烹制或同食则可形成植酸蛋白、草酸钙等不被人体吸收的物质，降低了食物的营养价值。烹调过程中，不恰当地使用食碱，可使食物中的B族维生素和维生素C受到破坏。

④ 生物因素。生物因素主要是指食物自身生物酶和微生物对营养素的分解、破坏作用，如马铃薯等蔬菜因温度过高使呼吸旺盛而发芽，可造成食物营养价值的降低。微生物污染原料后，利用原料中的各种营养素生长、繁殖，使原料的营养素含量下降，同时还可产生有毒的代谢产物，使其食用价值下降。

（2）烹调方法对营养素的影响

1）炸。把原料加工改刀后，直接用油炸熟即成。炸时油温较高，所以对一切营养素都有不同程度的损失，蛋白质可因高温炸焦而严重变性，脂肪也因炸而受破坏，使营养价值变低。对于蔬菜来说，油炸要比沸煮损失的维生素多一些，炸熟的肉会损失一些B族维生素。

挂糊油炸是保护营养素、增加滋味的一种好方法。挂糊就是炸前在原料表面裹上一层淀粉或面粉调制的糊，它使原料不与热油直接接触，使原料的蛋白质、维生素损失减少。它可使油不浸入原料内部，而原料所含的汁液、鲜味也不容易外溢。故原料虽经油炸，但外焦里嫩，别有风味。

2）炒、爆、熘。炒、爆、熘是广泛使用的烹调方法，一般都事先挂糊或上浆，然后用旺火热油使菜肴速成，保持菜肴滑嫩香脆的特点。由于操作迅速，加热时间很短，可以大大减少维生素的损失。注意不要过早放盐，否则，不仅影响菜的成熟时间，还会出现较多的菜汁，一些维生素、无机盐也会同时溶出。

炒菜时可用淀粉勾芡，使汤汁浓稠，淀粉中含有谷胱甘肽，其中的巯基（—SH），具有保护维生素 C 的作用。干炒法对营养素损失较大，除维生素外，蛋白质因受干热而变性，影响消化，降低吸收率，如干炒黄豆等。

绿叶蔬菜中含有大量胡萝卜素，它是脂溶性的，直接食用吸收率低，但用油烹制后能增加吸收率。

3）煎、贴。煎、贴都是以少量油布遍锅底，小火成熟至两面呈金黄色的方法。煎、贴温度比煮、炖高，所以对维生素不利，若在原料外裹上一层糊，则能减少维生素的损失，其他营养素亦均无严重损久。

4）蒸。蒸是将主料经过加工改刀后，加调料上屉蒸熟而成的方法。用蒸的方法烹调，食物与水的接触比沸煮要少，所以可溶性物质的损失比较少，但由于需要较长的烹制时间，故因加热而引起维生素 C 分解的量增加了。

5）炖、焖、煨。炖、焖、煨一般采用的都是小火，烹制所需的时间较长，因而伴随着大量可溶性物质溶解于汤中。此外，因加热的温度较低，食物中的蛋白质的变性温和，处于最好消化的状态，不溶的、坚韧的胶原蛋白在与热水的长时间接触中转变成了可溶的明胶，使汤具有黏性，食物变得柔软，所以炖、焖、煨特别适合于含结缔组织较多的肉类的烹调。如果把炖、焖、煨熟后的汁液用来做调味剂或汤，那么就避免了迁移到烹调水中的营养素的损失，而且这种汁液保留有从炖、焖、煨熟的食物中所失去的香味。

6）煮、烧。煮与烧都是采用较多的以汤汁作为传热介质的方法，原料一般要经过初步熟处理，先用大火烧开，再用小火煮熟。所以汤液中存在有相当多的水溶性物质（如维生素 B_1、维生素 C 及无机盐如钙、磷等），碳水化合物及蛋白质在加热过程中起部分水解作用，而脂肪则无显著变化。但煮沸时间的长短、煮沸前食物的处理方法对营养素的损失也有影响。

7）涮、汆。涮、汆是以汤或水用大火烧开成熟的方法。由于加热时间一般较短，因此一些可溶性营养物质损失较少。

8）烤、熏。烤是将主料经过腌制或加工成半熟制品后，放入以柴、炭、煤或煤气为燃料的烤炉（现也有使用红外线烤炉），利用辐射热将原料烤熟。

烤分为明火烤和暗火烤两种。明火烤即在火上直接烤原料，因火力分散，故烤制时间较长，从而使维生素 A、维生素 B、维生素 C 受到很大的损失，也可使脂肪受损失。另外还会产生致癌物质 3，4-苯并芘。暗火烤又叫烘，炉内保持高温，使原料的四周均匀受热，与明火烤相比它对营养素破坏影响小些。

熏制品也有类似的特点，熏制好的食物表面有适度的焦皮，具有独特的风味，但鱼、肉等经熏以后，会产生一些对人有害的物质，其中脂肪的不完全燃烧，淀粉受热的不完全分解，都可产生 3，4-苯并芘。另外，维生素特别是维生素 C 损失较大。

（3）合理的烹调方法

1）适当洗涤。各类烹饪原料在烹调前均要洗涤。例如，米在淘洗时，应尽量减少淘洗次数，不要流水冲洗或用热水淘洗，不宜用力搓洗，要轻洗。各种副食原料如蔬菜应在改刀前清洗，不要在水中浸泡，洗涤次数也不宜过多，只要洗干净即可。这样可减少维生素和无机盐的流失。

2）科学切配。各种副食原料应洗涤后再切配，以减少水溶性营养素的流失。原料切得过碎，与空气接触的面大，易氧化的维生素损失得就会多，如小白菜，切断炒后维生素 C 损失 31%，而切成丝炒后损失 51%。另外应现切现烹，现烹现吃，以保护维生素少受氧化而损失。

3）计划备料。制作菜肴时，最好根据就餐者人数等具体情况，较为准确地计算食物数量。否则若切配、制作过多，不及时烹调、适应会造成营养素的一定损失。

4）沸水焯料。有时为了除去食品原料的异味，增加色、香、味或调整各种原料的烹调成熟时间等，许多食品原料要作水焯处理。水焯时一定要火大水沸，加热时间短，操作迅速，原料分次下锅，沸水进沸水出，这样不仅能减轻原料色泽的改变，同时可减少维生素损失。例如，蔬菜原料含有某些氧化酶易使维生素 C 被氧化破坏，而沸水使氧化酶活性丧失，经沸水焯的蔬菜维生素 C 的保存率为 84.7%。又如，马铃薯放入热水中煮熟，维生素 C 保存 90%，若放在冷水中煮熟，维生素 C 只保存 60%。

原料出水后，不要挤去汁水，否则会使水溶性维生素大量流失，如白菜切后煮 2min 捞出，挤去汁水，可使水溶性维生素损失 77%。此方法用于动物性原料，也需旺火沸水，原料投入水中时，因骤受高温，蛋白质凝固，从而保护内部营养素不致外溢。

5）上浆挂糊。原料如肉片、鱼块先用淀粉或蛋清上浆挂糊。烹调时糨糊就在原料表面形成一层保护外壳。首先可使原料中的水分和营养素不致大量溢出；其次是保护了营养素不被更多氧化，不会因直接高温而使蛋白质变性过甚，又可使维生素少受高温而分解破坏，这样烹制出来的菜不仅色泽好，味道鲜嫩，营养素保存率高，而且消化吸收率也高。

6）旺火急炒。减少营养素损失的烹调原则是：菜要做熟，加热时间要短，大火热油快炒。各种副食原料通过旺火急炒，能缩短菜肴的成熟时间，使原料中营养素的损失率大大降低。例如，蔬菜类用旺火急炒方法，可使维生素 C 的平均保存率为 60%～70%，而胡萝卜素的保存率则可达 76%～96%。同时在旺火急炒时，加盐不宜过早，过早则渗透压增大会使水溶性营养素跑出而遭受氧化或流失。

7）加醋忌碱。许多维生素怕碱不怕酸，酸能保护维生素少受氧化而不被破坏。凉拌蔬菜和烹调动物性原料时，都可以先放醋，如红烧鱼、糖醋排骨，先放醋可使原料中的钙等无机盐被醋溶解得多一些，从而促进钙在人体内的吸收。加碱烹调，会使食物中一些水溶性维生素大量损失。因此，烹调各种食物时，应尽量不加碱。

8）勾芡收汁。勾芡是在菜肴即将出锅时，将事先调好的淀粉汁淋入锅内，或者菜肴烹好装盘后，将制好的卤汁浇淋在已装盘的菜肴上。勾芡可使汤汁浓稠，与菜肴融合，既保护了营养素味道又可口。特别是由于淀粉中含有谷胱甘肽，其所含硫氢基（—SH），具有保护维生素 C 的作用。有些动物性原料如肉类等也含有谷胱甘肽，所以肉类和蔬菜在一起烹调也有同样效果。

9）现吃现做。菜肴尽量要现吃现做，这样会缩短菜肴中维生素与氧气的接触时间，可减少在放置过程中营养素的损失。另外，加入蔬菜中的盐分可随时间的加长使水溶性维生素进入汁液而丢失。

10）酵母发酵。制作面食，要尽量使用鲜酵母发酵面团。这样不仅保护维生素，还会因酵母菌的大量繁殖而增加面团中的B族维生素，同时还能破坏面团中的植酸盐，改善某些营养素消化吸收的不良状况。有些面团在发酵时产酸过多，必须加碱中和时，也以能中和过多的酸为准，不宜过多。目前发酵面团使用鲜酵母或干酵母直接发酵，可大量增加面团中的B族维生素。

3．主要烹饪原料的科学烹调方法

（1）谷类的合理加工烹调

1）碾磨加工要适度。谷类在食用前一般都要进行碾磨加工，除去杂质和谷皮或磨细成粉。糙米除去米糠后成为白米，小麦加工后成为面粉。碾磨加工后，感官性状改善，便于食品的烹饪食用并利于消化吸收，但由于谷粒中营养素绝大多数都集中在谷胚和表层的谷皮和糊粉层，故加工精度越高，谷皮、糊粉层及谷胚的保留程度越低，蛋白质、脂肪和维生素以及磷、镁、钾等无机盐的含量越低，尤其是维生素 B_1 明显减少，降低了米、面的营养价值（见表6-1）。因此，从米、面加工精度对营养素的损失考虑，为保留各种营养成分，加工精度不宜过高。

表6-1　不同出粉率时面粉中主要B族维生素的含量

出粉率（%）	硫胺素/（mg/100g）	核黄素/（mg/100g）	尼克酸/（mg/100g）
100	0.405	0.15～0.22	4.8～6.6
85	0.300	0.16	1.5
75	0.135	0.07	0.9
72	0.105	0.06	0.8
67～70	0.084	0.05	0.8

2）烹调加工要合理。谷类食品经过烹调后，改善了感官性状，促进了消化吸收。烹调可使纤维素变软，同时增加了主要成分淀粉的适口性，但烹调过程中可使某些营养素损失。

① 淘米要合理洗涤。稻米淘洗对维生素和无机盐损失较大。淘米时搓洗次数越多，浸泡时间越长，用水温度越高，各种营养素的损失也就越多。

② 合理选择烹制方法。烹制主食常用的方法首先是蒸、煮、烤、烙、炸等，一般蒸和烙的方法营养素损失较少（见表6-2）。例如，蒸馒头、烙大饼，其中维生素 B_1、B_2、PP损失仅为10%～20%，但做米饭弃米汤的捞饭法，损失的维生素和无机盐则较多。米饭在电饭煲中保温，随时间延长，维生素 B_1 损失所余部分的50%～90%。其次是水煮，如煮面条可使维生素 B_1 损失达30%～50%，故煮面条的汤应尽量得到充分利用。最后是高温油炸，炸油饼因温高又加碱，可使维生素 B_1 全部破坏，维生素 B_2、维生素PP将损失50%以上。面包在烘烤中，可使赖氨酸失去效能，因此在烘烤时要注意控制温度，以免造成赖氨酸的损失。

表 6-2　谷类食品经烹调加热后部分维生素的损失率

食物名称	烹调方式	硫胺素（%）	核黄素（%）	尼克酸（%）
米饭	捞饭	67	50	76
米饭	碗蒸	38	0	70
馒头	发酵蒸	30	14	10
面条	煮	49	57	22
大饼	烙	21	14	0
油条	炸	100	50	48

③ 尽量不要用碱。在加工面条、煮稀饭、发酵面团时，尽量不要加碱，否则将严重破坏维生素，特别是 B 族维生素。例如，制成油条时因加碱和经过高温，可使维生素 B_2 和维生素 B_5 50%被破坏，维生素 B_1 几乎全部损失。

（2）豆制品的合理加工烹调　大豆是我国的特产，其品种多，吃法多种多样，在我国膳食蛋白质来源方面占重要的地位。但大豆的不同加工和食用方法，其消化利用率相差很大，好的吃法高达 92%～96%，不好的不到 50%。因此讲究豆类的食用方法很有必要。

影响大豆蛋白质消化率的因素，主要是纤维素和抑肽酶。大豆细胞壁由纤维素组成，厚而坚实，裹住蛋白质，使消化酶难以与大豆蛋白质相接触。增加消化的办法是将黄豆用水泡软，磨成豆浆，制成豆腐及其他豆制品等，经过这样的处理，使得坚硬而厚的细胞壁软化并被磨碎，再经加热煮沸，消化率就提高了。大豆含有抑肽酶，能抑制小肠里的胰蛋白酶，使之失去活力，不能分解蛋白质。消除的最好办法是湿热处理，也就是把黄豆在水里浸泡到胀起来，然后蒸或煮半小时，抑肽酶就被破坏了。

总之，干炒黄豆的消化率不如煮软的黄豆，而煮或蒸整粒的黄豆又不如豆浆、豆腐等豆制品，所以最好是食用加工处理过的黄豆制品。

（3）蔬菜的合理加工烹调　大多数蔬菜需经过烹调加工才能供人们食用，如果烹调方法不当，可造成蔬菜中水溶性维生素和无机盐的损失和破坏。蔬菜的合理烹调，主要是减少维生素和无机盐的损失，特别是保护蔬菜中的维生素 C。

择菜是营养素保存的关键之一。丢弃外层叶片或剥皮过厚时会造成营养素损失，因为蔬菜外部绿色叶片的营养价值高于中心的黄白色叶片，靠皮的外层部分营养素浓度高于中心部分。例如，圆白菜外层绿叶中胡萝卜素的浓度比白色的芯部高 20 多倍，矿物质和维生素 C 高数倍。

新鲜蔬菜在烹调前须经过水洗、切配等初加工阶段。蔬菜应在完整状态下清洗，先切后洗或在水中浸泡时间过长，或切得过细过碎，或切后加盐放置一段时间并弃汁，都会造成大量营养素溶水流失。切菜时，对于需要熬煮较长时间的蔬菜，可切成大块；对于切小片或丝的蔬菜，应快速烹调，以便减少营养素在高温下氧化的可能。

蔬菜常用的烹调方法有炒、煮、焯、凉拌等，其中较好方式是急火速炒、快速蒸煮和凉拌。维生素 C 的化学性质极不稳定，在烹调时应尽量现切现做，急火快炒，加热不宜过久。烹调时适当加些醋，可以提高维生素 C 对热的稳定性，减少烹调损失。据研究资料，炒蔬菜的维生素 C 的保存率在 45%～94%之间，大多在 50%～70%之间。蔬菜生食可最大限度保持其营养价值，应当养成习惯，凡维生素 C 含量高、适宜生食的蔬菜应尽量凉拌生吃，或在沸水中焯 1min 后再凉拌食用。焯水时最好“沸进沸出”，可较好地保存维生素和矿物质。胡萝卜素含量较高的蔬菜宜与油脂一起烹调，可促进胡萝卜素的吸收。炖煮的加工方法，尤其是长时间的炖煮，对维生素的破坏很大。已经烹调好的蔬菜应当尽快食用，因为随着时间的延长，营养素仍会不断损失，还可能因细菌的硝酸还原作用而增加亚硝酸盐含量。另外，做汤时加少量淀粉利于维生素 C 的保护。

总之，蔬菜的合理烹调是建议先洗再切，切后即炒，旺火速成，炒完即食。

（4）肉类的合理加工烹调　肉类加工时，应选用后熟期的畜肉及新鲜的家禽、鱼类等原料。对于需要清洗的原料应先洗后切，不宜过分清洗，更不宜切后再洗，以防止脂肪、蛋白质、矿物质、含氮有机物及部分维生素溶于水中而损失。

动物性原料种类很多，烹调方法也多种多样。对于质地细嫩的原料建议多采用炒、熘、爆等短时加热烹调技法，这是肉类原料营养素损失最小的常用烹调方法。对于质地较老的原料常用煮、炖、蒸、焖等烹调方法，要注意适当控制加热时间。高温加热的烹调方法，常用炸、煎、烘、烤等，此类烹调方法对营养素的破坏较大，必须严格控制温度及加热时间。烹调对肉类蛋白质、脂肪和矿物质的损失影响较小，但对维生素的损失影响较大。红烧和清炖肉，维生素 B_1 可损失 60%～65%；蒸和炸损失次之，炒损失最少，仅 13%左右。维生素 B_2 的损失以蒸为最高，达 87%；红烧和清炖约为 40%；炒肉时损失 20%。因此，从维护维生素的角度，肉类食品宜炒，不宜烧炖和蒸煮。

总之，动物性原料的烹制加热温度须严格控制。炒或炸控制在 150～200℃时，营养素保存较高，温度过高则营养素破坏严重，在 350℃时会产生有害物质。

挂糊上浆是原料经蛋清、湿淀粉挂浆拌匀，形成了保护膜，既可保护营养成分的损失，又能通过“糊浆”增加营养。此外，烹调用具以铁锅为最佳，传热快又可适当补充铁。

在烹调加工过程中，原料中的营养素不仅受本身性质的影响，还受到外界各种因素的影响，如切配形状、火候大小、加热时间、原料搭配、烹调方法、加热容器、甚至个人烹调技术差异等。因此，在进行营养配餐、制作菜肴时，一定要根据原料所含营养素的特点选择合适的加工烹调方法。

复习思考

1. 怎样合理选择与搭配烹饪原料才算合理？
2. 合理烹调包括哪几个方面？
3. 烹调过程中维生素损失情况如何？
4. 造成营养素损失途径有哪些方面？
5. 常见的哪些烹调方法对营养素的破坏比较小？哪些破坏比较大？
6. 合理的烹调方法有哪些？
7. 谷类、豆制品、蔬菜、肉类分别如何进行合理烹调？
8. 发酵对食品的营养价值有什么好的影响？

技能应用

减少蔬菜、水果营养素损失的方法

对富含维生素 C 的蔬菜、水果进行烹饪，如何烹饪才能减少营养素的损失？烹饪过程中，营养素的流失主要是溶解流失、受热破坏、氧化分解、加碱破坏等。因此应从以下几个方面加以预防。

1）蔬菜应先洗涤后切配，以减少水溶性维生素的损失。

2）原料切块不宜太小，如切得太碎，原料中易氧化的营养素（如维生素 C 等）与空气中的氧气接触机会增加，其被氧化破坏的数量也增加。

3）原料应做到现切现烹、现做现吃，以减少营养素的氧化破坏。

4）烹制蔬菜或制作馅料时，不要为了色泽鲜艳而加食用碱或小苏打，若能加醋或其他食用酸最好，从而保护维生素 C 等酸性维生素。

5）尽量不用油炸或炖煮的方法烹制蔬菜，最好用爆炒等高温短时间的烹调方法以减少维生素 C 因长时间加热造成的损失。

6）蔬菜、水果若能生食，最好在洗涤洁净后生吃，以减少维生素在烹饪的各环节的损失。

知识拓展

特　氟　龙

1954 年，法国工程师马克 • 格雷瓜尔（Marc Gregoire）的妻子柯莱特（Colette）突发奇想，觉得丈夫用来涂在钓鱼线上防止打结的不粘材料特氟龙（Teflon）如果可以用在煎锅上，效果一定不错。拯救了无数现代家庭主妇的“不粘锅”由此诞生。

特氟龙英文全称为 Polytetrafluoroetylene，简称 Teflon、PTFE、F4 等。特氟龙高性能特种涂料是以聚四氟乙烯为基体树脂的氟涂料，因为发音的缘故，通常又被称之为铁氟龙、铁富龙、特富龙、特氟隆等（皆为 Teflon 的译音）。特氟龙涂料是一种独一无二的高性能涂料，结合了耐热性、化学惰性和优异的绝缘稳定性及低摩擦性，具有其他涂料无法抗衡的综合优势，它应用的灵活性使得它能用于几乎所有形状和大小的产品上。

特氟龙涂层特性如下：

（1）不粘性　几乎所有物质都不与特氟龙涂膜粘合。很薄的膜也显示出很好的不粘附性能。

（2）耐热性　特氟龙涂膜具有优良的耐热和耐低温特性。短时间可耐高温到 300℃，一般在 240～260℃之间可连续使用，具有显著的热稳定性，它可以在冷冻温度下工作而不脆化，在高温下不融化。

（3）滑动性　特氟龙涂膜有较低的摩擦系数。负载滑动时摩擦系数产生变化，但数值仅在 0.05～0.15 之间。

（4）抗湿性　特氟龙涂膜表面不沾水和油质，生产操作时也不易沾溶液，如粘有少量污垢，简单擦拭即可清除。

（5）耐磨损性　在高负载下，具有优良的耐磨性能。在一定的负载下，具备耐磨损和不粘附的双重优点。

（6）耐腐蚀性　特氟龙几乎不受药品侵蚀，可以保护零件免于遭受任何种类的化学腐蚀。

美国阿克苏诺贝尔公司已研究出无害不粘材料，由于是秘方，并没有透露具体制作方法，但是声称绝对安全无害，并且已经在美国厨具品牌 Calphalon 产品上使用。

第七章 膳食结构

学习目标

1. 了解世界膳食结构的种类和特点。
2. 理解我国膳食结构及存在问题。
3. 熟悉建立中国特色的合理膳食结构的基本措施。
4. 掌握科学配餐与食谱编制的方法。
5. 学会对所编制的食谱进行分析与评价。

一、膳食结构与人体健康

膳食结构称为食物结构，是指人们在长期饮食中形成的膳食中的食物种类及其数量的相对比例，它表示膳食中各种食物间的组成关系。一个国家居民的膳食结构受社会经济发展水平、人口和农业资源、人民消费能力、身体素质和民族传统饮食习惯、营养科学的宣传与普及等多种因素制约。由于国情不同，膳食结构也不尽相同。因此，膳食结构的调整涉及农业生产、食品工业的生产以及居民的食物消费、民族风尚等一系列问题，是一个非常复杂的系统工程，它是衡量一个国家或地区经济发展和文明程度的重要标志之一。

1. 膳食与膳食类型

膳食是指人们在日常饮食中进食的各种食物的总称。膳食类型是指人们经常进食食物的质与量的组成及其烹调方式的类型。按其食物的构成，膳食可分为以下两种类型：

（1）素食　主要或完全由植物性食物构成，包括纯素食、广义素食。

1）纯素食：完全以植物性食物为基础，摄取粮谷、蔬菜、水果、豆类、坚果类。除上述各种食物外，严禁摄取所有动物性食物、蛋类和奶制品类。

2）广义素食：包括含乳类和（或）含蛋乳类的素食，称为奶素食和蛋奶素食，即除上述纯素食的食物外，还可摄取含乳制品和蛋类，但禁止摄取家禽、家畜、海鲜类。

从健康的观点来看，素食摄取的脂肪多为植物性的不饱和脂肪酸，可以减少饱和脂肪酸、胆固醇及动物蛋白的摄取。此外，素食可以得到更多粗纤维，有助于促进肠道的蠕动和清除血管壁上胆固醇的沉积，从而减少罹患心脏病、高血压等疾病的可能。妥善规划的素食，不仅有益身体健康、提供充足的营养，更能有效预防及治疗慢性疾病。但是，素食所提供的营养素，特别是蛋白质、磷脂和矿物质的质量不足以满足人体生长发育和维护健康的需要。

（2）混合膳食　由植物性食物和动物性食物共同构成，既可以摄入优质的动物性蛋白质、脂溶性维生素，又可以摄入粮谷、蔬菜、水果中丰富的水溶性维生素、矿物质、膳食纤维，不仅能饱腹而且易消化，达到全面营养的要求，这是当今世界应用最广泛的膳食类型。

2. 膳食结构与当今世界主要膳食结构类型

科学合理的膳食结构既要保证产能营养素的供给，又要保证各种营养素之间达成平衡，是决定膳食质量及其营养水平的物质基础。良好的膳食结构是合理营养的前提，而合理营养又是人体健康的保证。因此膳食结构是决定人体健康的基本因素之一。要改善国民的营养状况，提高国民的健康水平，必须从调整膳食结构入手。

不同的国情决定国民的膳食结构也不同。当今世界上各地区的膳食结构大体上可分为以下三种类型：

（1）以动物性食物为主的“过剩型”膳食结构　这种膳食结构主要集中于欧美经济发达的国家，实行高热量、高脂肪（胆固醇）、高蛋白质的“三高”膳食结构，也称为富裕型膳食模式。饮食习惯是以畜、禽、蛋、鱼、奶等动物性食物为主，而粮谷类与蔬菜等植物性食物，摄取比例较低。据联合国粮食与农业组织统计，这些国家肉、蛋、奶的年人均消费量达250kg以上，但粮谷类消费不过60～70kg，因此平均每人每天摄入的总热能为3 500kcal，脂肪150g，蛋白质100g（其中70%来自动物性食物），三种产能营养素占总热量的比例为蛋白质12%，脂肪42%，碳水化合物46%。这种膳食结构对人体健康危害极大，目前普遍认为肥胖病、高脂血症、糖尿病、心脏病、高血压和某些癌症这些所谓的“富裕病”或“文明病”的发病率与这种高热量、高脂肪、低纤维的膳食结构有关。

（2）动、植物食品并重的“混合型”膳食结构　以日本为代表的一些国家和地区，其膳食结构继承了东方国家重视摄入谷物的传统，同时又吸收了欧美国家注重食用动物性食物的特点，形成了动、植物并重的平衡膳食，也称为营养型膳食结构。日本膳食结构以植物性食物为主，注重豆类和鱼类的摄入，形成了以大米为主食，豆制品、海产品、肉食、蔬菜、水果为副食，以酱和酱油为主要调味品的膳食结构。

这种膳食结构既能够提供人体所需的热能、蛋白质和其他营养素，又不会造成营养过剩和资源浪费，同时又避免引起营养缺乏病，能够维持各种营养素之间的平衡，因此日本膳食结构被誉为营养型膳食结构，而受到欧美各国的关注和充分肯定。

（3）以植物性食物为主的“营养不足型”膳食结构　多数发展中国家的贫困地区，由于经济不发达，膳食结构中动物性食物摄取量不足，以谷物和薯类为主，蛋白质供给量严重不足，且动物性蛋白质缺乏，占蛋白质总量的1/5左右，低于36%的世界平均水平，也称为温饱型膳食结构。这一类型突出表现为高碳水化合物、高纤维素、低脂肪、低蛋白质、低能量，属于热能与蛋白质不足型，容易导致贫血、佝偻病、蛋白质营养不良等“贫困型营养疾病”。

3. 我国目前膳食结构

在人类历史的长河中，我国人民在科学文化方面为世界作出了卓越的贡献，同时在饮食和食品营养方面也有很多符合现代营养学观点的重要著作。早在战国时期中国第一部医学专著《黄帝内经》中就提出“五谷为养，五果为助，五畜为益，五菜为充。气味合而服之，以补精益气”、“谷肉果菜，食养尽之，无使过之，保其正色”的膳食结构。这种膳食结构组合即使用现代营养学理论来衡量，也是相当合理的。而且这也表明了我国人民自古以来膳食结构就是以植物性食物为主，动物性食物为辅。

随着国民经济的发展和农业生产水平的提高，我国膳食结构有了很大的提高，以大城市的变化更为明显，粮食消费下降，动物性食物成倍增加。随着膳食结构的变化，营养组成也发生了明显变化，碳水化合物摄入量下降，脂肪摄入量上升。目前，我国人均热能摄入量在2 328kcal，碳水化合物摄取量占总热量的比例已由原来的80%下降到64%；蛋白质由8%上升到11%；脂肪则从13%上升到25%；总能量和蛋白质摄入量基本达到标准（98%和96%）。这种膳食结构的改变，极大提高了我国人民的身体素质。我国目前的膳食结构是以粮食为主，搭配适量蔬菜、水果和一定肉食、大豆制品的膳食结构，这将在今后较长时期继续存在下去，这不仅是由我国传统的膳食结构的科学性决定的，而且也符合我国的国情，与《中国居民膳食指南》基本相符。

与西方膳食结构相比较，我国的膳食结构具有以下特点：

（1）以植物性食物为主，动物性食物为辅，荤素结合　各种营养素的比例对成年人较为适宜，属于小康型的膳食结构，急性营养不良得到控制。这种膳食结构除具有色香味形俱佳的优点外，还有效地避免西方膳食模式所带来的“文明病”。目前出现的肥胖病、糖尿病、心脏病、冠心病等“文明病”普遍认为与高热量、高脂肪、高蛋白质、低纤维的膳食结构有关。西方膳食模式现在所提出的膳食改进措施，就是降低热量和脂肪的摄入量，降低动物性食物和精制食物的摄入量，增加蔬菜、水果、粮谷类等植物性食物的摄入量，这从另一方面也证明了我国膳食结构的合理性。

（2）膳食纤维含量丰富　由于摄入植物性食物较多，因而膳食的粗纤维含量十分丰富，降低了肠道疾病的发生。如果以动物性食物和精制食物为主，那么膳食中缺乏粗纤维，粪便在肠道中的停留时间延长，增加了致癌物质与大肠的接触时间，易患上与高脂肪、低纤维有关的某些肠道癌症。

二、科学配餐与食谱编制

人体要获得均衡充足的营养，必须通过科学合理的膳食计划与食谱编制才能实现。因此，设计和编制切实可行、符合平衡膳食理论的营养食谱是烹饪营养工作的重要内容之一。

科学配餐是用平衡膳食的理论，对烹饪原料进行合理选择、搭配，使就餐者获得机体所需要的各种营养素，达到营养素的供给量标准，并且适宜的分配到三餐中；然后根据烹饪原料的营养素分布与特点，运用合理的烹饪方法烹制成美味佳肴，以促进食欲，提高食物中的营养素的消化吸收率。通过科学配餐，合理地设计和编制食谱，是人体获取合理营养的基本保证。

1．食谱的种类、内容及编制原则

（1）食谱种类　食谱种类按编制的时间分为“一日食谱”、“一周食谱”，既可以每天编制，也可以每周编制；按就餐对象和服务的功能不同分为标准食谱和特殊食谱（如保健食谱、医疗食谱、运动员食谱等）。

食谱确定后，就不必每日进行计算，可在食谱确定的总热能和各种营养素数量和比例不变的基础上，只进行主食和菜肴品种的调换，做到品种多样，避免单调和重复。

（2）食谱内容 完整的食谱包括主、副食名称，所用原料的品种、数量、烹调方法、营养素标准、品质和感官形状、膳食制度等。食谱的内容可以反映出膳食质量的好坏，也可以体现出食物配置是否合乎多样化和感官的要求等。

（3）食谱编制的原则 合理营养、科学配餐的结果是以食谱的形式出现的。因此设计和编制食谱时要掌握以下几个方面的原则。

1）所选食物的种类、数量满足平衡膳食的基本要求。要根据所设计食谱的服务对象的年龄、性别、职业、经济收入、健康状况、膳食习惯等情况，按照不同的营养素供给量标准，确定各种食物的种类、数量来编制食谱。

2）食物在各餐中分配要恰当，间隔要合理。一日三餐的科学分配要根据生理状况和工作强度决定，避免早餐过少，晚餐过多的弊病。热量分配以早餐占全日总能量的25%～30%、午餐占40%、晚餐占30%～35%较为适宜。就是我们常说的“早餐要吃好、午餐要吃饱、晚餐要吃少”。

3）选定的食物要符合卫生要求。选用的所有主食、副食要符合食品卫生的要求，以避免由于卫生安全问题降低了食物的营养价值和用价值。

4）烹调方法要合理。应适应就餐者的饮食习惯和消化吸收能力，使膳食多样化，同时做到色香味美、质地宜人、形状优雅。

5）考虑当地季节性原料、厨房设备条件、厨师的技术水平以及进餐者的口味和经济条件（进餐标准）等。考虑季节和市场供应情况，熟悉市场可供选择的原料，并了解其营养特点。既要使食谱符合营养要求，又要使进餐者在经济上有承受能力，才会使食谱有实际意义。

2．食谱编制的方法

目前，食谱编制的主要方法是计算法，但同时也有食物交换份法和计算机食谱编制法。

（1）计算法 计算法是食谱编制最常见的方法，也是其他各种方法的基础。它主要是根据就餐者的营养素需要情况，分别计算并确定出主食、副食和各种调味品的数量，选择合理的烹饪方法加工烹饪饭菜，并将其分配在一日三餐中。

计算法编制食谱的步骤如下：

1）确定热能和营养素供给量。能量是维持生命活动正常进行的基本保证，一方面，能量不足，人体中血糖下降，就会感觉疲乏无力，进而影响工作、学习的效率；另一方面能量若摄入过多则会在体内储存，使人体发胖，也会引起多种疾病。因此，编制食谱首先应该考虑的是保证能从食物中摄入适宜的能量。

能量需要量的计算方法：

① 使用《能量供给量表》，确定就餐者能量需要量。热能可以从《能量供给量表》直接查出各个年龄段不同人群的能量需要量，如高中学生每日需要2 800kcal的能量（见表7-1）。集体就餐对象的能量需要量，可以以就餐人群的基本情况或平均数值为依据，根据查表得来的数据进行计算。就餐人群的基本情况包括人员的平均年龄、平均体重，以及80%以上就餐人员的活动强度，如就餐人员的80%以上为中等体力活动的男性，则每日所需能量供给量标准为2 600kcal。

表 7-1　能量供给量表

就餐对象（范围）	全日能量/kcal	早餐能量/kcal	午餐能量/kcal	晚餐能量/kcal
学龄前儿童	1 300	390	520	390
1～3年级	1 800	540	720	540
5～6年级	2 100	630	840	630
初中学生	2 400	720	960	720
高中学生	2 800	840	1 120	840
脑力劳动者	2 400	720	960	720
中等体力劳动者	2 600	780	1 040	780
重体力劳动者	>3 000	>900	>1 200	>900

注：表中能量供给量为就餐对象各年龄段所需能量的平均值。

例 7-1：根据能量供给量表计算 12～14 岁初中学生的日能量供给量。

解：查表 7-1 得：12～14 岁初中学生的平均日能量供给量 2 400kcal（10MJ）。

② 利用体质指数法计算不同人群营养配餐能量需要量。能量供给量标准只是提供了一个参考的目标，实际应用中还需参照用餐人员的具体情况加以调整，如根据用餐对象的胖瘦情况制定不同的能量供给量。因此，在编制食谱前应对用餐对象的基本情况有一个全面的了解，应当清楚就餐者的人数、性别、年龄、机体条件、劳动强度、工作性质以及饮食习惯等。可以利用体质指数法计算不同人群营养配餐能量需要量。

计算步骤如下：

◆　根据成人身高，计算其标准体重，公式为：

标准体重（kg）=身高（cm）–105

◆　根据成人的体质指数（BMI），判断其属于正常、肥胖或消瘦等，公式为：

体质指数（kg/m^2）=实际体重（kg）/身高的平方（m^2）

体质指数在 18.5～23.9 之间为正常，24.0～27.9 为超重，≥28.0 为肥胖。

◆　计算全日能量供给量，公式为：

全日能量供给量=标准体重（kg）×单位标准体重能量需要量（kcal/kg）

例 7-2：一名职业经理年龄 60 岁，身高 180cm，体重 95kg，计算其每日能量所需。

解：（1）标准体重=180–105=75（kg）。

（2）体质指数=95÷（1.8×1.8）≈29.3（kg/m^2），属肥胖。

（3）查表 7-2 知肥胖体重、轻体力活动者单位标准体重能量供给量为 20～25kcal/kg，以 23 kcal/kg 计算，加之他年龄超过 50 岁，比规定酌减 10%左右。总能量=75 × 23(1–10%）≈1 553（kcal）

表 7-2　成人每日能量供给表（标准体重）

体　　型	体力活动量/（kcal/kg）			
	极轻体力活动	轻体力活动	中等体力活动	重体力活动
消瘦	30	35	40	40～45
正常	20～25	30	35	40
肥胖	15～20	20～25	30	35

注：年龄超过 50 岁者，每增加 10 岁，比规定值酌减 10%左右。

2）计算产能营养素一日供给量。

① 计算每餐能量需要量。安排一日三餐所占热量的比例：将一日总能量分配至一日三餐中，早、午、晚三餐的热量应分别占总热量的 30%、40%、30%。尤其需要注意的是，早餐过少或不吃的习惯应改正。做到早餐吃好、午餐吃饱、晚餐适当。

例 7-3：根据表 7-1，已知某脑力劳动者每日需要 2 400kcal 的能量，求其早、午、晚三餐各需要摄入多少能量。

解：

早餐：2 400×30%=720（kcal）

午餐：2 400×40%=960（kcal）

晚餐：2 400×30%=720（kcal）

② 分别计算蛋白质、脂肪和碳水化合物三大产能营养素每餐应提供的能量。各国的饮食习惯不同，热能来源不同，西方国家人民习惯以动物性食物为主，其热能主要来自蛋白质和脂肪，这种膳食结构既不经济又会因为摄入过多的动物脂肪而不利于健康。我国人民长期以来以粮食为主，动物性食物为辅，三大产能营养素占总热能的比例为：蛋白质 12%～15%、脂肪 20%～30%、碳水化合物 55%～65%。这是典型的东方人膳食，既经济实惠又有利于健康。

根据进餐者所需热能总量，确定每日所需蛋白质、脂肪和碳水化合物的摄入量。具体可根据本地生活水平，调整上述三类产能营养素占总能量的比例，由此可求得三种产能营养素的一日能量供给量。

假设进餐者每日所需的热能总量为 Q（kcal），蛋白质、脂肪、碳水化合物所占热能的比例分别为 12%～15%、20%～30%、55%～65%（若具体计算则蛋白质占 15%，脂肪占 25%，碳水化合物占 60%），则三大营养素所需的摄入量分别为：

蛋白质提供的能量（kcal）=Q×（12%～15%）

脂肪提供的能量（kcal）= Q×（20%～30%）

碳水化合物提供的能量（kcal）= Q×（55%～65%）

例 7-4：已知某人早餐摄入 720kcal 的热量，午餐摄入 960kcal 的热量，晚餐摄入 720kcal 的热量，计算其蛋白质、脂肪、碳水化合物的各餐应提供多少能量？

解：根据 DRI 推荐的标准，蛋白质约占总能量的 15%，脂肪占总能量的 25%，碳水化合物占总能量的 60%，

则：早餐：蛋白质 720×15%=108（kcal）

　　　　　脂肪 720×25%=180（kcal）

碳水化合物 720×60%=432（kcal）

午餐：蛋白质 960×15%=144（kcal）

脂肪 960×25%=240（kcal）

碳水化合物 960×60%=576（kcal）

晚餐：蛋白质 720×15%=108（kcal）

脂肪 720×25%=180（kcal）

碳水化合物 720×60%=432（kcal）

③ 分别计算三大产能营养素每餐需要量。知道了三大产能营养素的能量供给量，还需将其折算为需要量，即具体的质量，这是确定食物品种和数量的重要依据；根据三大产能营养素的能量供给量、能量系数及三餐分配比率，可求出三餐中蛋白质、脂肪、碳水化合物的需要量。

人体的热能来源于每天所吃的食物，但只有碳水化合物、脂肪、蛋白质这三大营养素会产生热能。每克碳水化合物在体内氧化时产生的热能为 16.7kJ（4kcal）；脂肪每克为 37.6 kJ（9kcal）；蛋白质每克为 16.7 kJ（4kcal）。

单位换算：1kcal=4.184kJ

1kJ=0.239kcal

例 7-5：根据例 7-4 计算结果，求三大产能营养素每餐需要量。

解：

早餐：蛋白质 108 ÷ 4=27.0（g）

脂肪 180 ÷ 9=20.0（g）

碳水化合物 432 ÷ 4=108.0（g）

午餐：蛋白质 144 ÷ 4=36.0（g）

脂肪 240 ÷ 9=27.7（g）

碳水化合物 576 ÷ 4=144.0（g）

晚餐：蛋白质 108 ÷ 4=27.0（g）

脂肪 180 ÷ 9=20.0（g）

碳水化合物 432 ÷ 4=108.0（g）

例 7-6：已知某六年级学生的一天能量需要量为 2 100kcal，请计算出晚餐碳水化合物需要量（保留一位小数点）。

解：

六年级学生晚餐能量=2 100×30%=630（kcal）

碳水化合物所含的能量=630×60%=378（kcal）

碳水化合物的质量=378 ÷ 4=94.5（g）

3）确定主食的种类与数量。由于粮谷类是碳水化合物的主要来源，因此主食的品种、数量主要根据各类主食原料中碳水化合物的含量确定。例如，就餐者需要的平均能量供给量为 10.04MJ（2 400kcal），按照粮各类供能占总供能量的 55%～65%计算，则粮各类提供的能量为 5.52～6.53MJ（1 320～1 560kcal），即需要粮各类 377～445g，就餐者的粮各类应在这个范围内确定。

每日每人粮各类食用量确定后，应合理分配到三餐中，一般分配规律为早餐 30%、午餐

40%、晚餐 30%。例如，全日每人粮食的食用量为 400g，则早餐为 120g、午餐为 160g、晚餐为 120g。

主食的品种主要根据用餐者的饮食习惯来确定，北方习惯以面食为主，如面条、包子、饺子、馒头等，南方则以大米居多，如米饭、盖浇饭、粥等，应该分别统计、计算。

例 7-7：已知午餐含碳水化合物 93.5g，选择挂面（标准粉）、烧饼为主食，分别提供 70%、30%的碳水化合物，试确定所需挂面（标准粉）、烧饼的质量。（参考《中国食物成分表》）

解：查表知，挂面（标准粉）含碳水化合物 76%、烧饼含碳水化合物 62.7%，则

所需挂面（标准粉）质量=93.5×70% ÷ 76%≈86.1（g）

所需烧饼质量=93.5×30% ÷ 62.7%≈44.7（g）

例 7-8：已知三年级小学生一天热量 1 800kcal，晚餐吃 300g 小米粥和一些馒头，请为他安排一日晚餐主食带量食谱。

解：

三年级学生晚餐能量=1 800×30%=540（kcal）

碳水化合物所含的能量=540 × 60%=324（kcal）

碳水化合物的质量=324kcal ÷ 4kcal/g=81g

查表知 100g 小米含碳水化合物 73.5g，又知 300g 小米粥含小米 30g，则

300g 小米粥中碳水化合物的质量=30×73.5%=22.1（g）

馒头应提供碳水化合物的量=81−22.1=58.9（g）

查表知 100g 馒头（富强粉）含碳水化合物 43.2g，则

馒头的量=58.9 ÷ 43.2%=136.3（g）

答：三年级学生的晚餐主食带量食谱：馒头（富强粉 136.3g）、小米粥（小米 30g）。

4）确定副食的种类与数量。副食种类和数量应该在确定主食食用量的基础上，依据副食应提供的蛋白质质量确定。根据三种产能营养素的需要量，首先确定了主食的品种和数量，接下来就需要考虑蛋白质的食物来源了。动物性食物和豆类是优质蛋白质的良好来源，确定了动物性食物和豆制品的质量，就可以保证蛋白质的摄入。

具体计算步骤如下：

① 计算主食中含有的蛋白质的质量。

② 总蛋白质质量-主食蛋白质的质量=副食蛋白质的质量。

③ 副食中 2/3 由动物性食物提供，1/3 由豆制品提供，算出各自的蛋白质的质量。

④ 查表计算动物性食物、豆制品的供给量。

⑤ 设计蔬菜的种类与数量。

在选择动物性食物时，还应注意虽然动物性蛋白质属于优质蛋白质，但是它们往往同饱和脂肪酸一起被摄入，对心脑血管造成危害。相比之下，鱼类含脂肪酸最少，只有 1%～10%，其中饱和脂肪酸更少，主要含不饱和脂肪酸，因此应优先选择水产品，特别是海水鱼；禽类中胆固醇与人体接近，因此应该多吃白肉（鱼虾类和禽类）、蛋类、乳类及乳制品等，减少红肉（猪肉、牛肉、羊肉）等畜肉产品的摄入。白肉中应该多吃鱼肉，少吃禽肉。

蔬菜水果选择时，蔬菜的种类和数量可根据不同季节市场的蔬菜供应情况，以及考虑与动物性食物和豆制品配菜的需要来确定。一般情况下，健康成人每天必须保证有 500～600g

的蔬菜水果，其中400～500g蔬菜和100～200g水果。应注意选择多种类、多色彩的蔬菜，特别是深绿色叶菜类应保证在1/2以上，其他种类和多色彩（深绿、红、黄、黑）的蔬菜都应该尽量多吃；水果多选择时令、新鲜的水果。

核定各类食物用量后，就可以确定每日每餐的饭菜用量。菜肴中的食物单位量组成配比是固定的，所以菜肴的定量要做到基本一致。应该适当降低饭菜分配定量的起点额，如馒头不能都以100g面粉原料为起点单位量，应有以50g、25g面粉为定量的馒头；菜肴也不能都以一餐份为起点，也可以有1/2、1/3或1/4餐份。这样虽然给制作和分配带来麻烦，但是更接近于实际需要，减少浪费。

例7-9：已知中等体力劳动者的一天能量需要量为2600kcal。请计算出午餐主、副食带量食谱。

解：

① 午餐占全天能量的40%：

2600×40%=1040（kcal）

② 根据能量需要量计算出午餐碳水化合物的需要量：

1040×60%÷4=156（g）

③ 根据能量需要量计算出午餐蛋白质的需要量：

1040×15%÷4=39（g）

④ 设计午餐主食为米饭和花卷：

查表知每100g大米中含碳水化合物77.2g，每100g花卷中含碳水化合物45.6g。

食用100g大米饭，碳水化合物为100×77.2%=77.2（g），则

花卷的量=（156−77.2）÷45.6%=172.8（g）

⑤ 查表知每100g大米中含蛋白质7.2g，每100g花卷中含蛋白质6.4g，则

主食含蛋白质的量=100×7.2%+172.8×6.4%=18.3（g）

⑥ 副食中蛋白质的量：

39−18.3=20.7（g）

⑦ 建议食入牛肉（瘦）、鹅肝、豆腐：

查表知每100g牛肉（瘦）中含蛋白质20.2g，每100g鹅肝中含蛋白质15.2g，每100g北豆腐中含蛋白质12.2g，则

动物性食物蛋白质的量=20.7×2/3=13.8（g）

豆制品中蛋白质的量=20.7×1/3=6.9（g）

牛肉（瘦）的量=13.8×80%÷20.2%=54.7（g）

鹅肝的量=13.8×20%÷15.2%=18.2（g）

豆腐的量=6.9÷12.2%=56.6（g）

⑧ 根据科学搭配午餐食谱：应有150g以上蔬菜水果，设定为土豆烧牛肉、鹅肝炒三丁、香菇白菜烧豆腐、苹果。

答：午餐带量食谱为：

主食：米饭（大米100g）、花卷（富强粉172.8g）

副食：土豆烧牛肉[牛肉（瘦）54.7g、土豆80g]

鹅肝炒三丁（鹅肝18.2g、胡萝卜10g、黄瓜20g、青椒20g）

香菇白菜烧豆腐[北豆腐 56.6g、香菇 10g、白菜 50g]

苹果（苹果 80g）。

5）确定糖、油等调味料的供给量。由《中国食物成分表》可知每日摄入各类食物提供的脂肪含量，将需要的脂肪总含量减去食物提供的脂肪量即为每日食用油供应量。油脂的摄入应以植物油为主，辅以一定量动物脂肪摄入。

糖的供给量以每天每人不超过 50g 为宜，不要过多。

6）进行适当的调整。

① 一餐食谱的确定与调整方法。一般选择 1～2 种动物性原料，1 种豆制品，3～4 种蔬菜，1～2 种粮谷类食物，相互之间精心搭配，达到膳食平衡。例如：

主食：二米饭（大米 50g、小米 50g），烙饼（面粉 50g）。

副食：清蒸鱼（鳜鱼 80g、水发木耳 10g、香菇 5g），蒜蓉青菜（青菜 150g、大蒜 10g），白菜豆腐汤（白菜 50g、南豆腐 150g、虾皮 5g）。

② 一日食谱的确定与调整方法。综合营养平衡、酸碱平衡与性味调和的理论，粮谷类、肉类、蔬菜类和水果类必不可少。每日品种应达到 5 大类、18 种以上。其中应包括 3 种以上粮谷类食物（含薯类），3 种以上动物性食物（包括肉、禽、蛋、鱼、乳类），6 种以上蔬菜（包括根、茎、叶、花、果菜）和蕈类食用菌类，2 种以上的水果类食物（包括坚果类），2 种大豆及其制品，2 种食用植物油脂。

早餐选用食物不低于 4 种，午餐和晚餐选用的食物不少于 6 种，包括 5 大类。例如：

早餐：一个苹果、黑米粥、糖醋蒜、腐乳、麻酱花卷、凉拌海带丝。

午餐：油爆大虾、蒜茸菠菜、家常豆腐、红豆米饭、榨菜肉丝汤。

晚餐：金银花卷、干烧鲤鱼、素炒胡萝卜辣椒、南瓜汤。

③ 一周食谱的确定与调整方法。应选择营养素含量丰富的食物精心搭配，以达到膳食平衡。一周食谱平衡调配的基本原则：主食粗细巧安排，菜肴品种味常变，餐餐有荤顿顿绿，平衡膳食勤调配。

7）将各种食物分配至三餐中，并注明数量、烹调方法、所含营养素和热能的数量，形成食谱。在分配食物时要注意结合就餐者的饮食习惯，同时要注意改变一些不合理的饮食方法，尤其需要注意的是，早餐过少或不吃的习惯应改正。做到早餐吃好、午餐吃饱、晚餐适当。将一日总能量分配至一日三餐中，早、午、晚三餐的热量应分别占总热量的 25%～30%、40%、30%～35%。表 7-3 列出了 1～3 年级小学生的一日食谱，可以作为参考。

表 7-3　一日食谱（1-3 年级小学生）

餐次	饮食内容		烹饪方法
	食品名称	主要原料用量	
早餐	核桃水晶包	面粉30g、奶粉5g、核桃仁15g、白糖10g	蒸
	绿豆粥	小米20g、绿豆15g	煮
	鸡蛋	1枚，60g	煮
	凉拌青笋	青笋150g、芝麻油15g	拌

（续）

餐　次	饮 食 内 容		烹 饪 方 法
	食 品 名 称	主要原料用量	
早点	豆浆	豆浆250g、白糖5g	煮
午餐	红烧鸡块	鸡块80g（肉）、腐竹25g、马铃薯50g	烧
	素炒小白菜	小白菜50g、植物油3g	炒
	番茄冬瓜豆腐汤	番茄20g、冬瓜20g、北豆腐20g、虾皮2g、猪骨汤30g	煮
	米饭	大米85g	焖
加餐	桃子	桃子70g	
晚餐	肉末茄丁	瘦牛肉20g、番茄30g、茄子60g	烧
	炒青菜	青菜150g、花生油15g	炒
	荷花卷	面粉30g、奶粉5g	蒸
	莲子粥	大米20g、莲子10g	煮

用计算法进行科学配餐和食谱编制比较精确，但是计算量较大，适合于小范围的食谱编制，在一些就餐人数较多的餐饮集团、医院等，因每一位的营养需要和膳食要求都有一定的差异，可以运用以下的方法，即食品交换份法。

（2）食物交换份法　在科学配餐过程中，食物交换份法是将已计算好的，所含营养素类似的常见食品进行互换，灵活地进行营养平衡的餐食的配餐方法。食物交换份法简单易行，易于被非专业人员掌握。食物交换份法对病人和正常人都适用，此处仅介绍正常人食谱的编制。

首先，将常用食物按其所含营养素量的近似值归类，计算出每类食物每份所含的营养素的量和食物质量及能量；然后将每类食物的内容列出表格供交换使用；最后，根据不同能量需要按蛋白质、脂肪和碳水化合物的合理分配比例，计算出各类食物使用的交换份数和实际食品的质量，并按每份食物交换代量表选择食物，以供编制食谱。

1）根据所含类似营养素的量，对日常食物进行分类。根据膳食指南，按常用食物所含营养素的特点划分为五大类食物（见表 7-4）。

2）各类食物、每一食物交换份中所含三大产能营养素的量和热量的含量。按照我国目前多数人的饮食习惯，确定成年人每日的各类食物基本摄取量，并计算出每份食物中三大产能营养素和热能的含量。

表 7-4　各类食物每交换份的营养素含量

食 物 类 别	交 换 份	食 物 名 称	每份质量/g	蛋白质/g	脂肪/g	碳水化合物/g	热能/kJ
谷、薯类	1	粮食	25	2	—	20	376（90kcal）
蔬菜、水果类	1	蔬菜	500	5	—	17	376（90kcal）
		水果	200	1	—	21	376（90kcal）

（续）

食物类别	交换份	食物名称	每份质量/g	蛋白质/g	脂肪/g	碳水化合物/g	热能/kJ
动物性食物	1	瘦肉	50	9	6	—	376（90kcal）
		鸡蛋	50	9	6	—	376（90kcal）
		牛奶	160	5	5	6	376（90kcal）
豆类及豆制品	1	大豆类	25	9	4	4	376（90kcal）
油脂及糖	1	油脂	10	—	10	—	376（90kcal）
		坚果类	15	4	7	2	376（90kcal）

注：1. 食物交换份法分为五大类，表中列出了有关名称和三大产能营养素。

2. 资料来源：北京协和医院营养科。

3）计算每交换份不同食物的质量。根据上述营养素含量，折算出各类食物每单位食物交换的质量，以利于同类食物不同种类间的“等价”交换。

① 谷、薯类（见表7-5）。

表 7-5 谷、薯类食物的每单位食物交换代量表

食物名称	质量/g	食物名称	质量/g
面粉、玉米面、米粉	25	大米、小米、糯米、薏米	25
混合面	25	燕麦片、莜麦面	25
高粱米、玉米糁	25	挂面、龙须面	25
面包、窝窝头	35	干粉丝（皮、条）、干莲子	25
马铃薯	100	湿粉皮	150
通心粉	25	油条、油饼、苏打饼干	25
绿豆、红豆、芸豆、干豌豆	25	烧饼、烙饼、馒头	35
鲜玉米（1个，带棒心）	200	生面条、魔芋生面条	35

注：每份谷、薯类食物大约可提供能量376kJ（90kcal）、蛋白质2g、碳水化合物20g。根茎类一律以可食部分计算。

② 蔬菜、水果类（见表7-6、表7-7）。

表 7-6 蔬菜类食物的每单位食物交换代量表

食物名称	质量/g	食物名称	质量/g
大白菜、油菜、圆白菜、菠菜	500	柿子椒	350
韭菜、茴香、茼蒿	500	鲜豌豆、毛豆	70
西葫芦、番茄、苦瓜、冬瓜	500	胡萝卜	200
茄子、黄瓜、丝瓜	500	山药、荸荠、藕、凉薯	150
芹菜、莴笋、雪里红（鲜）	500	鲜豇豆、扁豆、洋葱、蒜苗	250
苤蓝、油菜	500	南瓜、菜花	350
菜花、绿豆芽、茭白、蘑菇（鲜）	500	白萝卜、茭白、冬笋	400
空心菜、苋菜、龙须菜	500	蒜苗	200
绿豆芽、水浸海带	500	百合、芋头	100

注：每份蔬菜大约可提供能量376kJ（90kcal）、蛋白质5g、碳水化合物17g。每份蔬菜一律以可食部分计算。

表 7-7 水果类食物的每单位食物交换代量表

食 物 名 称	质量/g	食 物 名 称	质量/g
香蕉、柿子、鲜荔枝	150	葡萄	200
橙子、橘子、柚子	200	草莓	300
苹果、桃、梨	200	西瓜	500
李子、杏	200	猕猴桃	200

注：每份水果大约可提供能量 376kJ（90kcal）、蛋白质 1g、碳水化合物 21g。每份水果一律以可食部分计算。

③ 动物性食物（见表 7-8）。

表 7-8 肉、蛋、奶类食物的每单位食物交换代量表

食 物 名 称	质量/g	食 物 名 称	质量/g
瘦猪肉、瘦牛肉、瘦羊肉	50	热火腿、香肠	20
带骨排骨	50	肥、瘦猪肉，肥、瘦牛肉，肥、瘦羊肉	25
鸭肉、鸡肉、鹅肉	50	午餐肉、熟叉烧肉	35
带鱼	80	草鱼、鲤鱼、甲鱼、比目鱼	80
对虾、青虾、鲜贝	80	蟹肉、水发鱿鱼	100
鸡蛋（1个，带壳）	60	水发海参	350
鸭蛋、松花蛋（1个，带壳）	60	无糖酸奶	130
鹌鹑蛋（6个，带壳）	60	牛奶	160
奶酪	25	牛奶粉	20

注：每份食物大约可提供能量 376kJ（90kcal）、蛋白质 9g、脂肪 6g。除蛋类为市品质量，其余一律以可食部分计算。

④ 豆类及豆制品（见表 7-9）。

表 7-9 豆类及豆制品食物的每单位食物交换代量表

食物名称（食部）	质量/g	食物名称（食部）	质量/g
豆浆	400	油豆腐	50
南豆腐	150	豆腐干	50
北豆腐	100	大豆	25
腐竹	20	大豆粉	25

注：每份豆类及豆制品大约可提供能量 376kJ（90kcal）、蛋白质 9g、脂肪 4g、碳水化合物 4g。

⑤ 纯能量食物（见表 7-10）。

表 7-10　油脂类食物的每单位食物交换代量表

食物名称（食部）	质量/g	食物名称（食部）	质量/g
菜籽油、玉米油（1汤匙）	10	豆油、棉籽油（1汤匙）	10
花生油、芝麻油（1汤匙）	10	红花油（1汤匙）	10
牛油、羊油、猪油（未炼）	10	黄油	10

注：每份食物大约可提供能量 376kJ（90kcal）、脂肪 10g。

4）各类食物的分配数量。按照中国居民平衡膳食宝塔上标出的数量安排每日膳食（见表 7-11）。

表 7-11　平衡膳食宝塔建议不同能量膳食的各类食物参考摄入量

全日热能摄入量/kcal	交换单位/份	谷、薯类		蔬菜、水果		肉、禽、蛋类		豆乳类			油脂类	
		质量/g	单位/份	质量/g	单位/份	质量/g	单位/份	豆浆量/g	牛奶量/g	单位/份	质量/g	单位/份
1 200（1 287）	14	150	6	500	1	150	3	200	250	2	2 汤匙	2
1 400（1 463）	16	200	8	500	1	150	3	200	250	2	2 汤匙	2
1 600（1 639）	18	250	10	500	1	150	3	200	250	2	2 汤匙	2
1 800（1 815）	20	300	12	500	1	150	3	200	250	2	2 汤匙	2
2 000（1 991）	22	350	14	500	1	150	3	200	250	2	2 汤匙	2

注：1．表中括号内的数字为计算所得值，所列的数据取整数，以便于计算。

2．本表所列饮食并非固定模式，可根据就餐的饮食习惯，并参照有关内容加以调整。

3．配餐饮食可参看各类食物交换代量表，作出具体安排。

瘦肉 50g=鸡蛋 1 个=豆腐干 50g=北豆腐 100g；

牛奶 250g=瘦肉 50g+谷类（10～12g）或豆浆 400g；

水果 1 交换单位换成谷类 1 交换单位。

食物交换份法应该根据个人年龄、性别、身高、体重、劳动强度及季节等情况适当调整。从事轻体力劳动的成年男子如办公室职员等，可参照中等能量膳食来安排自己的进食量；从事中等以上强度体力劳动者如一般农田劳动者，可参照高能量膳食进行安排；不参加劳动的老年人可参照低能量膳食来安排。女性一般比男性的食量小，因为女性体重较轻及身体构成与男性不同。女性需要的能量往往比从事同等劳动的男性低 200kcal 或更多些。一般说来，人们的进食量可自动调节，当一个人的食欲得到满足时，他对能量的需要也就会得到满足。表 7-12 给出体重为 60kg 的个体，在各种活动状态下，消耗约 376kJ（90kcal）能量的体力活动所需要的时间。

表 7-12 消耗约 376KJ（90kcal）能量的体力活动所需要的时间（以 60kg 体重计算）

活动内容	时间/min	活动内容	时间/min
睡眠	80	步行、跳舞、游泳	18～30
静坐、写字、读书	50	体操、购物、上下楼、熨衣	25
手工缝纫	50	打高尔夫球、钓鱼	25
打字、组装收音机	45	骑自行车	15～25
弹钢琴、剪裁衣服	40	打乒乓球、打排球	20
办公室工作	35	打羽毛球、打网球	15
穿衣、铺床、扫地	30	长跑、爬山	10
烹饪、机器缝纫、木工	30	耕地、打篮球、踢足球	10

5）分配到一日三餐。根据不同能量的各种食物需要量，参考食物交换代量表，确定不同能量供给量的食物交换份数。例如，对于办公室工作的男性职员，根据 2 000kcal 能量需要，膳食各类食物的参考摄入量需要摄入谷类 350g，蔬菜 500g，肉、禽、蛋类 150g，豆类及豆制品 200g（或奶类及奶制品 250g），油脂 20g，这相当于 14 份谷薯类食物交换份、1 份果蔬类交换份、3 份肉蛋奶等动物性食物交换份、2 份豆乳类食物交换份、2 份油脂类食物交换份。值得注意的是，食物交换代量表的交换单位不同，折合的食物交换份数也不同。

6）编制一日食谱。将这些食物分配到一日三餐中，编制一日食谱，见表 7-13。

表 7-13 一日食谱（一）

餐次	食物名称	原料名称	质量/g	烹饪方法
早餐	甜牛奶	牛奶	250	煮
		白糖	20	
	面包	面粉	150	烤
	大米粥	大米	25	煮
午餐	饺子	瘦猪肉末	50	煮
		白菜	200	
	小米粥	小米	25	煮
	炝芹菜	芹菜	200	炝
晚餐	米饭	大米	150	焖
	鸡蛋	鸡蛋	2个	蒸
	炒莴笋	莴笋	100	炒
	油脂	全日烹调用油	20	—

还可以根据食物交换份表，改变其中的食物种类，见表 7-14

表 7-14 一日食谱（二）

餐　次	食物名称	原料名称	质量/g	烹饪方法
早餐	糖三角	面粉	100	煮
	咸花生米	花生米	15	煮
	高粱米粥	高粱米	25	煮
	煎鸡蛋	鸡蛋	2个	煎
午餐	米饭	大米	150	煮
	胡萝卜烧牛肉	瘦牛肉	50	烧
		胡萝卜	100	
	炒菠菜	菠菜	150	炒
加餐	梨	梨	200	—
晚餐	烧饼	面粉	70	焖
	大米粥	大米	25	煮
	炖白菜豆腐	大白菜	250	炖
		北豆腐	200	
	油脂	全日烹调用油	20	—

食物交换份法是一个比较粗略的方法，实际应用中，可将计算法与食物交换法结合使用，首先用计算法确定食物的需要量，然后用食物交换法确定食物种类及数量。通过食物的同类互换，可以以一日食谱为模本，设计出一周、一月食谱。

（3）计算机食谱编制法　随着现代计算机技术的发展，因为编制食谱时计算工作非常繁琐，如人工计算，不仅费时费力，而且精确度不高。因此，营养食谱的确定和评价可以通过计算机实现。可以通过计算机储存的食物成分数据库、不同人群营养素供给量标准数据库、热能需要系数数据库等大量资料，完成如营养素含量的计算、营养素分析、膳食营养结构分析、食谱编制等工作。目前出现了许多膳食营养管理系统软件，使用者只要掌握基本的电脑技能，运用计算机储存的菜肴、主食的菜谱，就可以方便快捷地确定营养食谱，并且计算机直接将该食谱菜肴选用的烹饪原料的营养素含量计算出来，从而得出食谱营养素的营养分析。膳食营养管理系统软件有很多种，一般膳食营养管理系统软件都具有如下功能。

1）计算机可根据原有数据自行设计食谱并进行计算。根据储存的已经有营养素含量数据的几十种菜肴的菜谱，只需将就餐者的信息（年龄、性别、工作强度）输入，计算机可以自动挑选食物种类，运用挑选出的食物自动编制出带量食谱，计算出各类食物的用量并自动将其合理地分配到一日三餐或三餐一点中。如果有新的菜肴食谱输入，应将菜谱名称及原料名称、重量、烹饪方法等重新输入菜谱中。

2）进行食谱营养成分的分析计算，并根据计算结果进行相应的调整。

3）分析膳食的食物结构和计算分析各种营养素的摄入量、能量和蛋白质的食物来源等。

许多软件还可对个体和群体的膳食营养状况做出综合评价，针对儿童、青少年还可实现生长发育状况的评价。另外，特殊营养配餐应用软件还有减肥配餐的设计功能及常见病病人膳食的设计功能。

4．食谱的分析与评价

（1）食谱分析的指标

1）满足人体能量与营养素的需要。根据以上步骤设计出营养食谱后，还应该对食谱进行评价，确定编制的食谱是否科学合理。应参照《中国食物成分表》初步核算该食谱提供进食者的能量和各种营养素的摄入量，与各种营养素的供给量标准进行比较，在一个周期内（5～7d）能平均达到标准供给量上下误差不超过10%即可，否则要增减或更换食品的种类或数量。一般情况下，每天的能量蛋白质、脂肪和碳水化合物的量出入不应该很大，其他营养素以一周为单位进行计算、评价即可。

2）膳食中提供能量的食物比例适当。膳食中的热量主要来自四类食物，它们的组成结构建议：粮谷类食物提供热量60%～70%；薯类食物提供热量5%～10%；豆类食物提供热量5%；动物性食物提供热量20%～25%。其中豆类及动物性食物所提供的热量要保证在30%左右。

3）蛋白质和脂肪的食物来源构成合理。由蛋白质食物来源的分布可以了解膳食蛋白质营养水平。合理的蛋白质食物来源组成为植物性蛋白质约占70%，动物性蛋白质约占25%，豆类蛋白质约占5%。其中动物性及豆类称之为优质蛋白质，二者之和应在30%以上，为良好；如果低于10%则认为较差。

合理的脂肪食物来源组成为植物性脂肪约占60%，动物性脂肪约占40%，其中饱和脂肪酸（存在于动物脂肪中）所产的热量，应占总热量的10%以下。

4）每日三餐能量分配合理。一般认为，一日三餐热能分配比大致应为早餐30%、午餐40%和晚餐30%。

（2）食谱的评价

1）评价食谱的内容。根据食谱的制定原则，食谱的评价应该包括以下几个方面：

- 食谱中所含五大类食物是否齐全，是否做到了食物种类多样化。
- 各类食物的量是否充足。
- 全天能量和营养素摄入是否适宜。
- 三餐能量摄入分配是否合理，早餐是否保证了能量和蛋白质的供应。
- 优质蛋白质占总蛋白质的比例是否恰当。
- 三种产能营养素蛋白质、脂肪、碳水化合物的供能比例是否适宜。

2）评价食谱是否科学、合理的过程包括以下几个方面：

- 首先按类别将食物归类排序，并列出每种食物的数量。
- 从《中国食物成分表》中查出每100g食物所含营养素的量，算出每种食物所含营养素的量。
- 将所用食物中的各种营养素分别累计相加，计算出一日食谱中三种产能营养素及其他营养素的量。

- 将计算结果与中国营养学会制定的《中国居民膳食营养素参考摄入量 Chinese DRIs》中同年龄同性别人群的水平比较，进行评价。
- 根据蛋白质、脂肪、碳水化合物的能量折算系数，分别计算出蛋白质、脂肪、碳水化合物三种营养素提供的能量及占总能量的比例。
- 计算出动物性及豆类蛋白质占总蛋白质的比例。
- 计算三餐提供能量的比例。

复习思考

1. 什么是膳食结构？
2. 按食物的构成，膳食可分为什么类型？
3. 当今世界有哪几种膳食结构？各有什么特点？
4. 我国的膳食结构特点及存在的问题有哪些？
5. 食谱编排的方法有哪些？
6. 计算法食谱编制的步骤有哪些？
7. 食物交换份法的步骤有哪些？
8. 计算机进行食谱编制有什么特点？
9. 如何进行食谱的分析与评价？

技能应用

如何给冠心病人配餐

冠心病是心血管疾病，是危害人类健康的严重疾病。合理的膳食是防治这些疾病的重要措施之一。要控制热能、减轻体重，减少脂肪和胆固醇含量高的食物摄入，增加不饱和脂肪酸，限制糖的摄入，供给充足的维生素和矿物质。

（1）以维持理想体重为目标，体重超标应减少热能的供给以降低体重。

（2）烹调用植物油，避免多吃动物脂肪高和胆固醇高的食物。

（3）蛋白质约占总热能的15%，多吃鱼类、乳类、黄豆及其制品。

（4）碳水化合物占总热能的60%，适当吃一些粗粮。

（5）多食用新鲜绿叶蔬菜和海带、紫菜、菌类等有利于冠心病的治疗。

知识拓展

幼儿膳食的基本要求

1．营养齐全、搭配合理

幼儿膳食应包括上述五类食物。在比例上蛋白质、脂肪、碳水化合物的重量比接近1:1:4～1:1:5，所占能量比分别为12%～15%、25%～35%、50%～60%。动物蛋白（或加豆类）应占总蛋白的1/2。平均每人每天各类食物的参考量为粮谷类100～150g，鲜牛奶不低于 350mL 或全脂奶粉 40～50g，鱼、肉、禽、蛋类或豆制品（以干豆计）100～130g，蔬菜、水果类 150～250g，植物油 20g，糖 0～20g。此外应注意在各类食物中，不同的食物轮流使用，使膳食多样化，从而发挥出各类食物营养成分的互补作用，达到均衡营养的目的。

2．合理加工与烹调

幼儿的食物应单独制作，质地应细、软、碎、烂，避免刺激性强和油腻的食物。食物烹调时还应具有较好的色、香、味、形，并经常更换烹调方法，以刺激小儿胃酸的分泌，促进食欲。加工烹调也应尽量减少营养素的损失，如淘米次数及用水量不宜过多、应避免吃捞米饭，以减少 B 族维生素和无机盐的损失。蔬菜应整棵清洗、焯水（飞水）后切，以减少维生素 C 的丢失和破坏。

3．合理安排进餐

幼儿的胃容量相对较小，且肝储备的糖原不多，加上幼儿活泼好动，容易饥饿，故幼儿每天进餐的次数要相应增加。在 1～2 岁每天可进餐 5～6 次，2～3 岁时可进餐 4～5 次，每餐间相隔 3～3.5h。一般可安排早、中、晚三餐，午点和晚点两点。

4．营造幽静、舒适的进餐环境

安静、舒适、秩序良好的进餐环境，可使幼儿专心进食。环境嘈杂、尤其是吃饭时看电视，会转移幼儿的注意力，并使其情绪兴奋或紧张，从而抑制食物中枢，影响食欲与消化。另外，在进餐时或进餐前不应责备或打骂幼儿，发怒时，消化液分泌减少降低食欲。进餐时，应有固定的场所，并有适于幼儿身体特点的桌椅和餐具。

5．注意饮食卫生

幼儿抵抗力差，容易感染，因此对幼儿的饮食卫生应特别注意。餐前、便后要洗手，不吃不洁的食物，少吃生冷的食物，瓜果应洗净才吃，动物性食品应彻底煮熟煮透。从小培养良好的卫生习惯。

第八章　特殊人群的营养

学习目标

1. 了解特殊人群中孕妇、乳母、儿童、青少年、老年人的生理特点、营养需要、合理膳食的要求。

2. 了解不同人群由于生理特点不同，营养需求不同，对膳食的要求不同，从而有针对性地指导膳食。

一、孕妇的营养

1. 孕妇营养对母婴健康的影响

妇女在妊娠期，要提供给胎儿生长发育所需营养素，孕妇本身也需要为分娩和分泌乳汁储备一定的营养，孕期营养不良对母体和胎儿会产生多种影响，特别是对胎儿。孕期营养不良可导致胎儿：

（1）低出生体重　出生体重小于 2 500g 称为低出生体重，多因孕妇体重增长缓慢、蛋白质能量摄入不足、贫血等。低出生体重新生儿与成年后高血压、糖耐量异常等疾病的发生率有关，成年后冠心病的发病率提高。

（2）早产儿　早产儿指妊娠期少于 37 周出生的婴儿。孕期营养不良是重要原因之一，尤其是能量、蛋白质摄入不足。早产儿一般属低出生体重新生儿。

（3）围生期新生儿死亡率增加　低体重儿的围生期死亡率明显高于正常出生体重的婴儿。

（4）脑发育受损　胎儿脑细胞数的快速增殖期是从孕 30 周至出生后 1 年，随后脑细胞数量不再增加而体积增大、重量增加至两岁左右。因此，妊娠期间的营养状况特别是孕后期母亲蛋白质的摄入量是否充足，关系到胎儿脑细胞的增殖数量和大脑发育，并影响到以后的智力发育。

（5）先天畸形　孕妇营养缺乏可发生胎儿先天畸形，如孕早期叶酸缺乏可导致神经管畸形。所以叶酸的补充时间应从孕前至少 1 个月至孕后 3 个月。

孕期营养过剩也会带来不利影响。营养过剩可使孕妇体重增长过度，行动不便，孕妇体内可能有大量水潴留，易发生糖尿病、慢性高血压及妊娠高血压综合征。营养过剩可使胎儿生长过速，体重过重，出现巨大儿，增加难产的危险性。

2. 孕妇的营养需要

妊娠期分为孕早期、孕中期、孕后期 3 个阶段。孕早期指怀孕后的前 3 个月，营养素需要量增加不大。孕中期即怀孕 4～6 个月，胎儿的生长较快，对营养素的需要量增大；孕后期即怀孕 7～10 个月，胎儿的生长迅速，需要大量的营养素。

（1）热能　孕期的能量消耗包括婴儿的生长和母体相关组织的增长，孕期能量储备的总量约为 335MJ。孕早期，热能的增加并不明显，第 4 个月后，各种营养素和热能的需要增加，我国建议每日应增加 836kJ 热能。保证适宜能量摄入的最佳方法是控制孕期体重的增长，孕妇体重增加约为 12.5kg。

（2）蛋白质　妊娠期间，胎儿、胎盘、羊水及母体的组织生长发育需要蛋白质，孕早期推荐摄入量增加 5g；孕中期，蛋白质推荐摄入量增加 15g；孕后期，蛋白质推荐摄入量增加 20g。由于胎儿缺乏合成氨基酸的酶，所有氨基酸均是胎儿的必需氨基酸。

（3）无机盐

1）钙和磷。妊娠期间钙吸收率增加，钙供应不足，影响孕妇的骨密度，过多钙摄入可能导致便秘。我国建议孕中期钙的适宜摄入量为 1 000mg/d，后期为 1 200mg/d，可耐受最高限量为 2 000mg/d，同时注意供给充足的维生素 D。

2）铁。孕早期的铁缺乏与早产和低出生体重有关。孕妇应注意补充铁，同时注意维生素和叶酸的补充，促进铁的吸收。最好是以血色素铁的形式供给孕妇，动物肝脏、海产品、坚果和豆类都是较好的铁来源，孕后期可补充铁剂。我国建议铁的适宜摄入量为中期 25mg/d，后期 35mg/d，可耐受最高限量为 60mg/d。

3）锌。锌可促进胎儿的生长发育，预防先天性畸形。我国建议孕妇每日锌推荐摄入量为早期 11.5mg/d，中期和后期为 16.5mg/d。锌最好来自动物肉类。

4）碘。碘缺乏，母体甲状腺功能减退，降低了母体的新陈代谢，因此减少了胎儿的营养，严重者可导致大脑损伤，引起不可逆转的克汀病。我国建议孕妇碘的推荐摄入量为 200μg/d，可耐受最高限量为 1 000μg/d。最好由蔬菜、海产品供给碘，如海带、紫菜等。

（4）维生素

1）维生素 A 和胡萝卜素。因为胎儿要在肝脏中储备一定的维生素 A，孕妇对维生素 A 的推荐摄入量增加，我国建议维生素 A 的推荐摄入量为中、后期 900μg/d，但注意不宜过多摄入维生素 A，可耐受最高摄入量为 2 400μg/d。

2）维生素 D。维生素 D 对调节母体和胎儿的钙、磷代谢有重要作用，缺乏维生素 D 可致婴儿佝偻病和孕妇骨质软化症。妊娠期对维生素 D 的需要增加，除多晒阳光外，还应补充富含维生素 D 的食物。建议中、后期维生素 D 推荐摄入量为 10μg/d，可耐受最高摄入量为 20μg/d。

3）维生素 B_1 和 B_2。由于维生素 B_1 和 B_2 主要与能量代谢有关，孕妇热能的需要量增加，则维生素 B_1 和 B_2 的需要量也增加。维生素 B_1 还与食欲、肠蠕动和乳汁分泌有关，故应供给足够量的维生素 B_1 和维生素 B_2。维生素 B_1 缺乏时，孕妇易发生便秘、呕吐、肌肉无力、分娩困难。我国建议孕妇维生素 B_1 推荐摄入量为 1.5mg/d，维生素 B_2 为 1.7mg/d。

4）维生素 C。胎儿生长需要大量的维生素 C，维生素 C 对母体和胎儿都十分重要。我国建议中、后期维生素 C 的摄入量 130mg/d，较平时增加 30mg/d。孕妇应保证蔬菜和水果的供应。

5）叶酸。叶酸摄入不足，对妊娠结果的影响包括出生低体重、神经管畸形等，孕妇易患巨幼细胞贫血。因此孕期妇女应多摄入富含叶酸的食物，我国叶酸推荐量为 600μg/d。但由于食物叶酸的利用率不高，可适当提高摄入量。

3．孕妇的合理膳食

妊娠是一个复杂的生理过程，孕妇在妊娠期间需进行一系列生理调整，以适应胎儿在体内的生长发育和本身的生理变化。孕妇的膳食应在妊娠前平衡膳食的基础上加以调整。

（1）注意孕妇的口味特点　妊娠反应常导致孕妇有恶心、呕吐、厌食、偏食等症状，首要考虑提高食欲，优先考虑孕妇喜爱的食物，应选择清淡、酸口、水分多、易消化的食品。注意供给新鲜水果和蔬菜。

（2）自妊娠第4个月起，保证充足的能量　增加鱼、肉、蛋、奶、海产品的摄入，保持妊娠后期体重的正常增长。

（3）克服偏食习惯　孕妇对食物挑剔，易偏食，应予克服。有条件时，适当供给坚果类食物，如核桃、花生、芝麻等食物。尽量减少和避免食用含有食品添加剂的食物，如含糖精、人工合成色素、香料的食物，这些食品添加剂对胎儿可能有不良影响。

二、乳母的营养

1．乳母的生理特点

乳母要分泌乳汁，哺育婴儿，还要补偿由于妊娠、分娩所消耗的营养储备，所以乳母应保证充足的营养。

产妇分泌的乳汁一部分由食物来源的营养素合成，也有一部分来自母体的组织分解。在孕前营养不良并且孕期和哺乳期摄入的营养素又不足的情况下，乳汁的分泌量会下降。在泌乳量下降不明显之前，母亲体内分解代谢就已增加，常可看到乳母体重减轻，甚至可出现明显营养不良症状。

健康而营养状况良好的乳母，膳食对乳汁中所有营养素的影响不明显。乳汁中的蛋白质含量比较恒定，膳食蛋白质偶尔减少不受影响，但是如果乳母在孕期和哺乳期的蛋白质与能量均处于不足或缺乏的边缘状态，则乳母的营养状况就会影响乳汁的营养素水平。乳汁中脂溶性和水溶性维生素的含量，均不同程度受乳母的膳食影响。

2．乳母的营养需要

（1）能量　乳母为满足泌乳本身需要消耗的能量及乳汁本身所含的能量，对能量的需要量增加。我国提出的乳母能量推荐摄入量，为在非孕成年妇女的基础上增加2 090kJ（500kcal）/d。

（2）蛋白质　蛋白质摄入不足或质量不高，不仅会影响泌乳量，而且会影响乳汁蛋白质质量，包括乳中赖氨酸和蛋氨酸含量下降。为满足幼儿营养需要，加上母体复原和母体本身也需要某些额外补充，每天乳母应增加20g蛋白质，达到每日85g，其中一部分为优质蛋白质，牛肉、鸡蛋、肝和肾有促进泌乳的作用。

（3）无机盐

1）钙。由于婴儿生长发育的需要，需通过乳汁获得大量的钙。当乳母饮食钙摄入不足时，不会影响乳汁中钙的含量，而会通过动用母体骨骼中的钙来维持。这样必然会影响母体的健康。因此哺乳期应增加钙的供给量。但补钙量应有一定的限度，过高钙的摄入会增加肾结石的危险性及引起乳碱综合征。建议乳母钙的推荐摄入量为1 200mg/d，可耐受最高限量为 2 000mg/d。

2）铁。乳汁中铁的含量很低，通常为 0.5mg/L，哺乳期经乳损失的铁每天约为 0.3mg。乳母推荐摄入量为 25mg/d。

3）锌。哺乳期婴儿每天从乳汁中摄取 1.45mg 的锌，如果按饮食锌的吸收率 20%计算，乳母至少需要增加摄入量 7.25mg/d。同时，妇女分娩后要恢复孕前状态及储备等需要增加 40%。乳母锌的需要量额外增加 10mg/d。

4）碘。乳母每天可因哺乳而丢失至少 30μg 碘，且随着婴儿的成长和泌乳量的增加而增加，因此在哺乳期应增加碘的供给量。建议乳母推荐摄入 200μg/d。

（4）维生素　为满足婴儿生长发育的需要，乳母饮食中各种维生素都应增加。维生素 A、维生素 B_1 可以通过乳腺输送到乳汁。增加其摄入量，乳汁中的含量也会有一定程度的增加。乳母维生素 B_1 的推荐摄入量为 1.8mg/d，维生素 A 的推荐摄入量为 1 200 视黄醇当量。维生素 C、维生素 B_2、维生素 B_6 的情况与维生素 A、维生素 B_1 类似。母乳中维生素 D 的水平很低，乳母无需额外补充维生素 D。

3．乳母的合理膳食

乳母每天分泌乳汁喂养孩子，当营养供应不足时，即会分解代谢本身的组织来满足婴儿对乳汁的需要，所以为了保护母亲和分泌乳汁的需要，必须供给乳母充足的营养。

（1）保证供给充足的能量　乳母在妊娠期所增长的体重中约有 4kg 为脂肪，这些孕期储存的脂肪可在哺乳期被消耗以提供能量。我国推荐膳食营养素供给量建议乳母能量每日增加 800kcal，故每日还需从膳食中补充 800kcal。

（2）增加鱼、肉、蛋、奶、海产品的摄入　保证蛋白质、钙及其他微量元素的供应。选用动物性食物和大豆制品作为蛋白质来源，有利泌乳，适当选用骨粉或奶类食物供给足够的钙。

（3）注意供给新鲜水果和蔬菜　要有足够数量的新鲜水果和蔬菜，保证维生素、无机盐及部分水分供应。

（4）注意供给肉、骨头汤、鸡鸭汤、鲫鱼汤　这些汤滋味鲜美，可供给足够的水分；炖汤时，可在汤中加两滴醋，有利钙溶出。

三、儿童的营养

1．儿童的生理特点

儿童的生长发育速度很快，随着身体的增长，他们的活动量及活动范围也快速扩展，能量消耗以及营养素的需求增长很快，这必然要求有更多的营养素摄入，才能保证成长发育所需。儿童这个时期的乳齿质软而脆，恒齿釉质比成人薄，很容易损伤或侵蚀成龋齿。儿童的胃液酸度较成人低（约为成人的 65%～70%），消化能力较成人差，胃的容量不大，胃壁又薄，容易发生消化不良。

2．儿童的营养需要

（1）热能　儿童对热能的需要相对较成人高，因为儿童的基础代谢旺盛，要维持生长与发育，另外，儿童还好动。儿童对能量不足极为敏感，热能供给不足，可导致生长发育迟缓、消瘦、抵抗力差，其他营养素也不能有效地发挥作用。但热能供应过多，易导致肥胖。

（2）蛋白质　儿童生长发育，对蛋白质的需要较多，蛋白质的推荐摄入量与蛋白质的质量有关，质量高，则推荐摄入量较少；质量差，则推荐摄入量较多。蛋白质的需要量与热能摄入量有关，我国儿童蛋白质所供热量占总热能的13%～15%较为合适。

（3）无机盐　儿童骨骼的生长发育需大量的钙、磷，对碘和铁的需要增加。我国4岁以上儿童每日钙的膳食适宜摄入量为800mg，并注意维生素D的营养状况；4岁以上儿童每日铁的推荐摄入量为 12mg。另外，锌和铜对儿童生长发育十分重要，应注意这些微量元素的供给。

（4）维生素　硫胺素、核黄素和尼克酸的需要量与能量有关，儿童对热能的需要较多，故对三种维生素的需要也增加。我国膳食中，维生素A、维生素D偏低，必要时可适当补给鱼肝油。我国建议儿童每日膳食维生素D的推荐摄入量为10μg。维生素A 4岁以上儿童500μg，维生素C 4岁以上儿童为70mg，7岁以上为80mg。

3．儿童的合理膳食

（1）适合儿童的加工方法　儿童的咀嚼和消化能力较成人低，故儿童膳食要细嫩、软熟、味道清淡，避免刺激性太强的食物。

（2）适当加餐　儿童活泼好动，体内糖原储备又有限，故每天可加餐两次。一般情况下，孩子应合理食用各种食物，取得平衡膳食，男孩子的食量不低于父亲，女孩子不低于母亲。

（3）培养良好的饮食习惯　要引导孩子吃粗细搭配的多种食物，富含蛋白质的食物如鱼、禽、蛋、肉应该丰富，奶类及豆类应该充足，避免偏食或零食吃得太多，饮用清淡饮料，控制食糖摄入。

（4）花色品种多样化　食物的花色品种应多样化，注重食物的色、香、味等感官性状，有利于提高儿童的食欲。

四、青少年的营养

1．青少年的生理特点

青少年时期是生长发育的第二个高峰期，身体生长发育速度加快，各器官逐步发育成熟，是一生中长身体、长知识的最重要时期。这个时期食欲旺盛，对食物的摄取量猛增。各种营养素需求量更大，需要量多于成人，而且个体差异较大。

2．青少年的营养需求

（1）热能　我国建议11岁以上的少年女子膳食中每日热能推荐摄入量为9.2MJ，男子则为10.04MJ，14岁以上的青年女子为9.62MJ，男子则为12.00MJ。

（2）蛋白质　我国建议14岁以上青年女子的每日蛋白质摄入量为80g，男子为85g，超过普通成人的推荐摄入量。

（3）无机盐　青少年应注意钙、铁、碘和锌的供应。我国建议青少年每日钙的摄入量为800～1 000mg，男孩每日铁的摄入量为16～20 mg，女孩为18～25 mg，每日碘的摄入量为120～150μg。

（4）维生素　我国青少年维生素的供给量与成人相同。

3．青少年的合理膳食

（1）养成良好的膳食习惯　不挑食、不偏食、不吃零食。注意早餐的质量和数量，有条件时，课间应加餐1次。

（2）多吃谷类，供给充足的能量　青春期身高每年可增加5～7cm，个别的可达10～12cm；体重年增长4～5kg，个别可达8～10kg。此时不但生长快，而且第二性征逐步出现，加之活动量大，学习负担重，能量需要量大，谷类是我国膳食中主要的能量和蛋白质的来源，青少年每日约需400～500g。

（3）保证鱼、肉、蛋、奶、豆类和蔬菜的摄入　青少年每日摄入的蛋白质应有一半为优质蛋白质，为此膳食中应含有充足的动物性和大豆类食物。每日摄入一定量奶类和豆类食品，以补充钙的不足。青春发育期的女孩应时常吃些海产品以增加碘的摄入。

（4）注意特殊时期的饮食　例如，考试期间，学生应多补给维生素A、维生素B_2和维生素C、卵磷脂、蛋白质和脂肪，以补充消耗。

（5）参加体力活动，避免盲目节食　近年来，肥胖儿童逐年增长，其主要原因是摄入的能量超过消耗，多余的能量在体内转变成脂肪而导致肥胖。青少年尤其是女孩往往为了减肥而盲目节食，引起体内新陈代谢紊乱，抵抗力下降，严重者可出现低血钾、低血糖、易患传染病的症状，甚至由于厌食导致死亡。正确的减肥方法是合理地控制饮食，少吃高能量的食物，如肥肉、糖果和油炸食品等，同时应增加体力活动，使能量的摄入和消耗达到平衡，以保持适宜的体重。

五、老年人的营养

1．老年人的生理特点

老年人新陈代谢减慢，加上活动量较少，导致蛋白质合成速度减慢，脂肪蓄积，血脂上升，骨质密度降低，生理功能逐渐衰退，各器官随年龄和体内自由基伤害的增加而衰退，免疫功能下降，对外界和体内环境改变的适应能力减低，体力下降。老年人因牙周病、龋齿、牙齿的萎缩性变化，而出现牙齿脱落或明显的磨损，影响对食物的咀嚼和消化。胃粘膜变薄、肌纤维萎缩，胃排空时间延长，消化道运动能力降低，尤其是肠蠕动减弱易导致消化不良及便秘。舌乳头上的味蕾数目减少，使味觉和嗅觉降低，影响食欲。消化腺体萎缩，消化液分泌量减少，消化能力下降。

2．老年人的营养需求

（1）热能　我国建议，51～60岁推荐摄入量较50岁以下的成人减少4%～10%，60～70岁减少20%。

（2）蛋白质、碳水化合物和脂肪　老年人体内蛋白质合成代谢弱，分解代谢加强。我国建议蛋白质每日摄入量为男性70g，女性65g。

碳水化合物随年龄的增加，需要量减少。要特别限制精制蔗糖的摄入。老年人易发生便秘，膳食纤维可刺激消化液分泌，应适当供给较细的膳食纤维。一般每日碳水化合物占总能量的55%～65%为宜。

老年人脂肪摄入量占总能量的20%～25%为宜。不宜摄入过多，易发生冠心病和其他老年性疾病。老年人应该减少胆固醇的摄入，但不宜过分限制，因为血清胆固醇升高主要是体内胆固醇代谢紊乱，其他因素也对血清胆固醇有影响，并不完全是因为食物胆固醇的作用。

（3）无机盐　老年人应多吃含铁丰富且质量高的食物。在选择含钙高的食物的同时，注意体内维生素D的水平。我国老年人钙的适宜摄入量为1 000mg。控制氯化钠的摄入，因为钠离子能使体内水储留量增加，心脏负担加大，高血压发病率也高。

（4）维生素　维生素C可促进胆固醇的排泄，防止老年人血管硬化和延缓衰老，维生素E可保护细胞膜受体内过氧化物酶的损害，有抗衰老作用，故注意供给含维生素E多的食物，可以多供给一点维生素C。老年人还应注意维生素D的供给或多晒太阳。

3. 老年人的合理膳食

随着年龄的增长，人体各种器官的生理功能都会有不同程度的减退，尤其是消化和代谢功能，直接影响人体的营养状况，如牙齿脱落、消化液分泌减少、胃肠道蠕动缓慢，使机体对营养成分的吸收利用下降。故老年人必须从膳食中获得足够的各种营养素，尤其是微量营养素。

（1）食物要粗细搭配，易于消化　老年人胃肠功能减退，应该选择易消化的食物，以利于吸收利用。但食物不宜过精，应强调粗细搭配，质地要细软、熟透，易于咀嚼和消化；花色品种应多样化。

（2）保证优质食物的摄入　老年人食物摄入量少，应首先选择优质食物，瘦肉、鱼、奶、蛋及动物肝脏是优质蛋白质和钙、铁、维生素A、维生素D的良好来源，应予保证。鱼的脂肪较好，老年人易于吸收，可多食鱼。

（3）适量食用膳食纤维　膳食纤维能增加肠蠕动，起到预防老年性便秘的作用，改善肠道菌群，使食物容易被消化吸收。近年的研究还说明膳食纤维尤其是可溶性纤维对血糖、血脂代谢都有改善作用，这些功能对老年人特别有益。随着年龄的增长，非传染性慢性病如心脑血管疾病、糖尿病、癌症等发病率明显增加，膳食纤维还有利于这些疾病的预防。

（4）口味宜清淡　选择植物油作为烹调用油，可供给机体不饱和脂肪酸和维生素E，少用动物脂肪。减少氯化钠用量，防止高血压发生。

（5）参加适度体力活动，控制适宜体重　老年人基础代谢下降，从老年前期开始就容易发生超重或肥胖。肥胖将会增加非传染性慢性病的危险，故老年人要积极参加适宜的体力活动或运动，如走路、太极拳等，以改善其各种生理功能。但因老年人血管弹性减低，血流阻力增加，心脑血管功能减退，故活动不宜过量，否则超过心脑血管承受能力，反使功能受损，增加该类疾病的危险。

复习思考

1. 孕妇营养不良对母婴健康有什么影响？
2. 简述孕妇的合理膳食。

3. 青少年的生理特点是什么？

4. 怎样对青少年进行合理膳食？

5. 老年人的膳食应注意哪些问题？

技能应用

体 格 测 量

在进行体格测量时，调查员用钢卷尺测量了一位20岁学生的身高，所测数据为175cm，用体重计测得其体重90kg，腰围98cm，臀围101cm。体检发现在60rrlrn范围内出血点达10个，其余检查未发现异常。

在测量腰围时，调查员按下列步骤进行测量：被测者自然站立，低头含胸，测量者选择被测量者腰部最粗部位作为测量点，将钢卷尺绕腰一周，在吸气末呼气初开始读数，并记录读数。

请根据上述情景描述回答以下问题。

1）按照一般情况，该学生的标准体重应为多少？

2）请计算该学生的BMI值，并根据腰臀比评价其营养状况。

3）该学生可能有哪些营养相关性疾病？可能与哪些营养素摄取过多或不足有关？

4）在进行所有体格测量时，有无不正确之处，请加以说明。

知识拓展

骨质疏松症

骨质疏松症是一种与衰老有关的常见病，其后果是骨折，以及由骨折引起的疼痛、骨骼变形，严重者出现并发症，甚至死亡等问题，严重损害老年人的健康和生活质量。

1．影响骨质疏松的因素

雌激素缺乏是绝经后骨质疏松的主要病因。妇女绝经后，体内雌激素水平下降，骨代谢发生明显变化，主要是骨吸收作用增强，虽然骨重建也增强，但骨吸收和骨破坏过程远远超过骨形成的过程，进而造成不断的骨量丢失，绝经后妇女发生骨质疏松症的比例显著高于男性。绝经后10年内骨丢失速度最快。营养因素对骨质疏松症也有一定的影响，低钙摄入会加速绝经后骨质的丢失，特别是骨峰值低的妇女更易发生骨质疏松症；维生素D摄入不足可影响肠道钙的吸收和转运，而且长期维生素D缺乏可引起骨软化症，增加骨折的风险；营养不足或蛋白质摄入过多、高磷及高钠饮食、大量饮酒、过量咖啡等均为骨质疏松症的危险因素。

2．骨质疏松症的防治

1）提高峰值骨量。从儿童期开始注意补充足够的钙量，青春期应摄入1 000mg/d以上的钙。

2）适度体力活动。负重运动有利于骨骼发育及骨量增加，同时户外活动接受日光照射可增加维生素 D 的合成。

3）避免不良习惯。如吸烟、过量饮酒、咖啡都不利于提高骨峰值，在更年期更会增加骨量丢失。

4）钙的补充。绝经后妇女钙的 RNI 为 1 000mg/d（用雌激素者）至 1 500mg/d（不用雌激素者），钙来源应以饮食为主，但从饮食中不易达到上述推荐量可选用加钙食品和钙补充剂。

5）补充维生素 D。注意每日有一定时间的户外活动，并可适当补充维生素 D。可使用维生素 D400IU/d 或 1α—羟基维生素 D（阿尔法 D_3）0.25μg/d，或钙三醇（罗钙全）0.25～0.51μg/d。

6）补充大豆异黄酮类依普拉封 600mg/d 和大豆异黄酮 80mg/d 或以上，有可能减少骨量的丢失。

7）使用治疗骨质疏松症的药物。如雌激素类、双磷酸盐类、活性维生素 D 类等可减低骨折的发生率，应在医生指导下使用。

第九章　营养、膳食与慢性病

学习目标

1. 了解各种慢性病的病因与分类及其危害。
2. 熟悉营养因素对各种慢性病的影响。
3. 掌握各种慢性病的膳食控制原则。
4. 熟悉各种慢性病的膳食注意事项。
5. 掌握各种慢性病的膳食控制方法。
6. 能应用膳食原则和要求为各种慢性病人进行简单配餐。

一、营养、膳食与肥胖

肥胖是世界性的健康问题，研究表明肥胖与糖尿病、高血压、高脂血症、肿瘤等疾病有很大关系。

1．肥胖的分类及病因

（1）肥胖的分类　肥胖是体内脂肪，特别是甘油三酯积聚过多而导致的一种状态。根据脂肪分布的特点，将肥胖症分为原发性肥胖和继发性肥胖两大类。在现实生活中，原发性肥胖所占比例较高，大约占到99%，继发性肥胖只占1%左右。

1）原发性肥胖。原发性肥胖又叫单纯性肥胖，是一种找不到原因的肥胖。这种肥胖全身脂肪分布比较均匀，无内分泌—代谢性疾病或找不到引起疾病的原因，可能与遗传原因、饮食习惯、运动因素有关。单纯性肥胖是肥胖症中最常见的一种类型，这类患者全身脂肪分布比较均匀，常常无明显病因可查，但如果追问病史，可以发现其家族中多有肥胖者，或自身常有婴幼儿期肥胖史。

按照病理改变把单纯性肥胖分为两类：增生性肥胖和肥大性肥胖。增生性肥胖的脂肪细胞不仅体积变大，而且脂肪细胞的数目也有所增多；肥大性肥胖的脂肪细胞则只有体积变大而数目不变。

按照发病年龄的不同，可以把单纯性肥胖分为幼年起病型肥胖、青春期起病型肥胖以及成年起病型肥胖。其中幼年起病型肥胖都是增生性肥胖，而且患儿脂肪细胞的数量一生都难以减少。青春期起病的青少年多为增生肥大性肥胖，他们的脂肪细胞数量多，体积又大。而成年起病型肥胖则以肥大性肥胖为主，也有一少部分是增生性肥胖。

按照脂肪在身体不同部位的分布，单纯性肥胖又可以分为腹部型肥胖和臀部型肥胖两种。腹部型肥胖又称为向心性肥胖、男性型肥胖、内脏型肥胖、苹果形肥胖，这种人脂肪主要沉积在腹部的皮下以及腹腔内，四肢则相对较细。臀部型肥胖者的脂肪主要沉积在臀部以及腿部，又称非向心性肥胖、女性型肥胖或梨形肥胖。

2）继发性肥胖。继发性肥胖症指的是继发于某种疾病或用药不当所引发的肥胖。引起继发性肥胖症的疾病以内分泌和遗传性疾病为多，少数患者也可以因长期服用类固醇激素类药物所引起。这类患者有原发疾病的临床症状，同时具有肥胖患者的体内脂肪沉积过多的特征。原发疾病如得不到有效治疗，肥胖症状则很难改变。

根据引起肥胖的原因，又可将继发性肥胖分为下丘脑性肥胖、垂体性肥胖、甲状腺性肥胖、肾上腺性肥胖性腺功能低下性肥胖等，分别因下丘脑、垂体、甲状腺、肾上腺和性腺疾病而致。

① 下丘脑性肥胖。可由下丘脑本身病变或垂体病变影响下丘脑，或中脑、第三脑室病变引起。病变性质可为炎症、肿瘤、损伤等。部分患者原因不明，主要表现为中枢神经症状、自主神经和内分泌代谢功能障碍。因下丘脑食欲中枢损害致食欲异常而致肥胖，如多食。

② 垂体性肥胖。垂体前叶分泌过多的 ACTH，使双侧肾上腺皮质增生，产生过多的皮质醇，导致向心性肥胖，称为库欣病。垂体分泌其他激素的肿瘤，因瘤体增大压迫瘤外组织，可产生继发性性腺、甲状腺功能低下，导致肥胖。除肥胖外，常有垂体周围组织压迫症状，如头痛、视力障碍及视野缺损。

③ 甲状腺性肥胖。见于甲状腺功能减退症患者。明显的症状有面容臃肿，皮肤呈苍白色，乏力、脱发，反应迟钝，表情淡漠。

④ 肾上腺性肥胖。常见于肾上腺皮质腺瘤或腺癌，自主分泌过多的皮质醇，引起库欣病，特点是向心性肥胖、满月脸、水牛背、多血质外貌、皮肤紫纹、高血压及糖耐量减退或糖尿病。

⑤ 性腺功能低下性肥胖。多见于女子绝经后及男子睾丸发育不良等情况。大部分是由于性腺功能减退而致肥胖。男性性腺功能低下肥胖一般不如女性绝经期发胖显著。性腺性肥胖全身脂肪积聚较匀称，以胸腹、股、背部为明显。

（2）病因　肥胖类型不同，发病原因也各不相同。这里只就几个主要原因展开讨论。

1）遗传因素。单纯性肥胖具有遗传倾向，肥胖者的基因可能存在多种变化或缺陷。肥胖有一定的家族遗传性，如父母双亲均肥胖者，子女中有 70%～80%的人表现为肥胖；双亲之一为肥胖者，子女中有 40%的人较胖。双亲都瘦的，其子女中只有大约 10%的人为肥胖。人群的种族、性别和年龄差异也有一定影响。总的来说，遗传因素对肥胖形成的影响约占 30%。

2）饮食、运动及社会环境因素。

① 饮食因素。进食量对肥胖的发生有影响作用。肥胖总是伴随着社会财富的增长而增长的。调查表明，经济发达国家和地区的肥胖率远远高于经济不发达国家和地区。原因之一就是发达国家和地区的食物原料充足，人们进食高蛋白、高脂肪食物数量高，能量摄入高，且能量消耗量小于摄入量，造成能量过剩。以我国为例，在大中型城市，随着生活水平的提高，人们食用高脂肪、高蛋白的动物性食物的数量普遍提高，而谷物的进食量有所减少，蔬菜、水果的进食量也相对较低，造成热量过剩，引起肥胖。

人们的饮食习惯及饮食质量对肥胖的发生也有一定的影响。不恰当地追求高糖、高脂肪、高蛋白饮食，特别是过多地摄入动物内脏和动物脂肪，往往容易引起肥胖。不吃早餐，使午餐和晚餐进食过多；在同等热量情况下，有睡前进食及晚餐多食的习惯；喜食油炸类食物，爱吃快餐，使高脂肪、高热量的食物摄取过多；进食速度过快，饱腹感还未出现就已进食过量；经常吃零食、偏食、喜食甜食、暴饮暴食等均可引起肥胖。另外，婴幼儿时期喂养不当也可导致成年后肥胖。例如，出生时体重大，出生后过量喂养，过早添加固体辅食等，都有可能引起肥胖。

② 运动因素。体力活动的多少也是引起肥胖的因素，肥胖者往往体力活动过少。随着工作压力的增大，人们的工作和生活节奏越来越快，人们更多地借助于现代的交通工具和完善的生活设施，家务劳动和体力劳动越来越少，人们的静态生活时间较多，长时间的坐着看电视、打电脑造成脂肪的堆积，能量的供给超过了需要，导致能量供给与消耗的失衡，而出现肥胖。一些重体力劳动者由于工种更换，成为轻体力劳动者；或是运动员终止其运动生涯，在这种情况下，如果不相应地调整饮食，也会造成营养物质过剩、体内脂肪堆积，从而发生肥胖。调查研究发现，脑力劳动者的肥胖发生率高于体力劳动者，城市居民的肥胖发生率高于农村。

③ 社会环境因素。肥胖调查表明，随着经济的发展和社会的进步，人们的生活习惯和方式发生了很大的改变，肥胖的比率也快速提高，肥胖以每年 7%左右的速度递增。另外，随着科技水平的提高，各种有机和无机化学成分，如农药、激素、合成洗涤剂、塑料制品、石油制品等的使用，造成生活中的残留，长期的接触可能改变人类自身体重的维持机制，而出现体重异常增加。

④ 心理因素。心理因素对肥胖的发生起着重要的作用，情绪创伤、心理障碍是重要原因。有些人情绪低落时会不断地吃东西，甚至暴饮暴食，长期可导致肥胖。有些儿童因家庭教养方式不当、父母关系不和谐等原因，变得不合群，不爱参加集体活动，其中一些儿童则通过过度进食来进行自我调节，最终导致肥胖发生。

3）下丘脑与高级神经活动。下丘脑中饱食中枢和摄食中枢通过神经纤维联系，相互调节、相互制约。它们受机体内糖、脂肪及氨基酸的影响。当下丘脑发生病变或体内某些代谢改变时可影响食欲中枢发生多食，产生肥胖。单纯性肥胖时多认为下丘脑有功能性改变。

大脑皮层高级神经活动，通过神经递质影响下丘脑食欲中枢，在调节饥饿感和饱食方面发挥一定作用。精神因素常影响食欲，食欲中枢的功能受制于精神状态。当精神过度紧张而肾上腺素能神经受刺激伴交感神经兴奋时，食欲受抑制；当迷走神经兴奋而胰岛素分泌增多时，食欲亢进。已知刺激下丘脑腹内侧核促进胰岛素分泌，故食欲亢进；刺激腹中核则抑制胰岛素分泌而加强胰高血糖素分泌，故食欲减退。表明高级神经活动是通过自主神经影响下丘脑食欲中枢及胰岛素分泌，进而产生多食肥胖或厌食消瘦。

4）内分泌因素。肥胖与内分泌功能密切相关，内分泌异常往往伴有继发性肥胖症，如体内胰岛素分泌增多、垂体前叶功能低下、甲状腺功能减退、性腺功能减退等。脑炎、脑外伤、脑肿瘤或因长期注射某种激素，也常继发引起肥胖。

2．肥胖的诊断

肥胖的诊断分两步，首先确定有无肥胖，再查明肥胖的原因。

（1）确定有无肥胖

1）体重质量指数（BMI）。它用体重（kg）除以身高（m）的平方，即 BMI=体重/身高^2（kg/m^2），见表 9-1。

表 9-1　体重质量指数（BMI）标准

我国标准		WHO 标准	
体重过低	<18.5	低体重	<18.5
体重正常	18.5～23.9	正常体重	18.5～24.9
超重	24.0～27.9	1 级超重	25.0～29.9
轻度肥胖	28.0～34.9	2 级超重	30.0～39.9
中度肥胖	35.0～39.9	3 级超重	>40.0
重度肥胖	≥40.0		

2）皮褶厚度测量

肩胛下区皮肤皱褶厚度男性为 9.1～14.3mm，平均 13.1mm；女性为 9～12mm，平均 11.5mm，如果超过 14mm 可诊断为肥胖。三角肌区男性为 7.9～17.8mm，平均 12.3mm；女性为 13～25mm，平均为 18.1mm，如男性超过 23mm，女性超过 30mm 为肥胖。

据调查我国成人的体重超重与肥胖的比率正逐年上升，这说明我国肥胖症发病率的上升程度较快，危险性较大。

（2）查明肥胖的原因　肥胖的诊断过程和其他疾病一样，要经过了解病史、检查等，而后判断分析。

1）问诊。是否服用过能引起肥胖的药物；是否是某些疾病或手术、分娩的恢复期；生活习惯、职业性质、饮食结构是否改变；有无可引起肥胖的疾病等。

2）体格检查。主要检查身高、体重、肌肉发达情况、有无水肿等。

3）辅助检查。X 线检查、CT 和核磁共振检查、B 超检查等。

根据检查结果综合判断。

3．肥胖对健康的危害

肥胖、心脑血管疾病、癌症并称威胁人类健康的三大疾病。肥胖具有引起多种严重危害健康疾病（如糖尿病、冠状动脉粥样硬化性心脏病、脑血管疾病、高血压、高血脂等）的可能性，肥胖者易发生高血压、冠心病、脂肪肝、糖尿病、高血脂、痛风及胆石症等。肥胖程度越高，肿瘤和心脑血管病的患病率和病死率越高，寿命越短。肥胖患者易出现内分泌紊乱，尤其是高胰岛素血症、糖耐量实验异常、性激素水平紊乱、肾上腺皮质激素偏高等情况，青少年肥胖还易导致肥胖性生殖无能症。肥胖可能是这些病症的病因、也可能是诱因。据统计，这种趋势仍呈上升趋势，预防肥胖就显得尤为重要了。

（1）肥胖对儿童健康的危害　我国儿童的肥胖率有逐年增高的趋势，肥胖儿童已占儿童总数的 8%左右，并以每年 8%的速度递增。造成儿童肥胖的原因很多，不合理的饮食习惯是儿童肥胖的原因之一。另外，过多吃零食、夜间加餐、偏食、不爱运动、压力过重、父母的放纵或过分关心、父母肥胖等都有可能导致孩子肥胖。肥胖使儿童的身体和心理都承受着很大的压力，会引起儿童身体和心理的不良反应。

儿童肥胖使大脑的皱褶减少，大脑皮层变得光滑，神经系统发育差，智力水平下降，形成肥胖脑。伴有行动迟缓，动手能力较差和运动协调性差等特点，甚至会影响儿童正常的心理发育。同时，儿童慢性疾病的发病率也明显上升，包括动脉硬化、高血压、糖尿病、中风、心脏病等疾病出现低龄化的发病趋势，肥胖儿童患各种成人病的可能性远远高于正常儿童。

有些人虽成年后才发病，但却与儿童时期养成的不良饮食习惯和肥胖有着密切的关系。

儿童肥胖的主要危害有：

1）心血管系统。肥胖导致儿童全血粘度增高，血压增高。肥胖儿童具有罹患心血管疾病的潜在可能性。

2）呼吸系统。肥胖儿童胸壁脂肪堆积，压迫胸廓扩张受限，横膈运动受限，肺泡通气障碍，影响肺部功能，出现呼吸困难。肥胖儿童的肺活量和每分通气量明显低于正常儿童，可引起肺功能障碍，严重的甚至会出现睡眠呼吸暂停综合征，呼吸间隔时间延长，造成缺氧。

3）内分泌系统和免疫系统。肥胖儿童的生长激素等处于正常低值，男孩性激素降低，第二性征发育迟缓；女孩则雌激素代谢亢进，可发生高雌激素血症；肥胖儿童的免疫功能低下，细胞活性明显降低；肥胖儿糖代谢障碍，很容易发生糖尿病。

4）体力和智力发育。肥胖对部分儿童的智力有一定影响。长期的缺氧对机体组织细胞的正常生理代谢危害极大。大量的无氧分解过程，导致机体各器官的过早老化，脑功能表现较明显，出现为反应迟钝，记忆力衰退。一些肥胖儿童的智商会降低，表现为肥胖儿童的感觉统合能力的下降。单纯性肥胖儿童的这种综合能力的降低，使肥胖使儿童智力得不到充分发育，导致学习能力和思维敏捷性下降，动手操作能力、辨别能力、认知能力均不如普通儿童。造成肥胖儿童性格出现情绪障碍，如抑郁和情绪不稳定等，一些儿童会有自卑感。

5）性发育。肥胖可导致男孩的脂肪性乳房增大，生殖器包埋等异常现象，造成男孩对性征发育的忧虑和自卑，影响孩子的正常心理发育。

为了孩子的将来，更为了孩子的健康成长，不使这种“儿童成人病”危害我们的下一代，每一位家长都要正确地掌握好儿童的饮食方式，一日三餐、按时就餐，少吃零食，少食甜食，加强活动是预防肥胖的重要措施。

（2）肥胖对成年人健康的危害　有研究表明，肥胖可造成多种疾病，均与肥胖引起的代谢综合征有关。代谢综合征包括高体重、高血糖、高血压、高血黏稠度、高尿酸血症、高脂肪肝发生率、高胰岛素血症或者胰岛素抵抗和血脂异常等。代谢综合征是心脑血管病、高血压、糖尿病、痛风等多种现代疾病的共同病因。

1）糖尿病。肥胖者体内的脂肪组织对胰岛素的敏感性降低，糖进入肥大的脂肪细胞时需较多胰岛素，机体为了维持正常血糖水平，必须刺激胰岛大量地分泌胰岛素，以使血糖水平正常。长期地刺激，引起胰岛功能的低下，甚至衰竭，从而引起血糖水平的升高，发生糖尿病。肥胖病人糖尿病发病率为正常体重人群的 4 倍。糖尿病在正常人群中的发病率是 0.7%；而在体重超重的人群中，糖尿病发病率为 2%～10%。

2）心脑血管疾病和高血压。肥胖者体内特点：血浆中游离脂肪酸浓度升高，胆固醇、甘油三酯、总脂等血脂成分普遍增高。肥胖最主要的影响是体内脂质代谢紊乱，长期的脂质代谢紊乱，导致了人体动脉系统的粥样硬化，从而引起了心脑血管病概率升高。

肥胖者脂肪组织大量沉积于心包膜，从而限制了心脏的收缩和舒张功能；而肥胖者皮下的脂肪沉积和微循环阻力增加，心排出量又需相应增加，引致心肌细胞缺氧，收缩功能低下，甚至是心律失常、心脏停搏等，引起心功能障碍。另外，肥胖病引起的高脂血症和动脉硬化，血液黏度增高，会导致脑供血不足、脑功能不全、脑梗死、脑出血等。因此，肥胖病是并发心脑血管疾病的危险因素。

肥胖者常伴有心输出量和血容量增加，周围血管阻力升高，肥胖也是引发高血压病的重要因素，而且，随着肥胖程度的增加，其高血压发生率成倍地增加。体重超重越多，高血压发生率越高，肥胖者的高血压发病率是正常人的1.5～3倍。

3）肺功能异常。过度肥胖可引起胸壁增厚和腹部隆起，导致咽部后壁肌肉和舌根阻塞气道，从而引起呼吸运动受限，肺泡通气障碍，肺泡内氧气和二氧化碳的交换减少，造成动脉血流中氧气成分减少，体内缺氧，导致功能障碍甚或衰竭，造成阻塞性睡眠呼吸暂停综合征，是一种特殊类型的肺心病。出现嗜睡、抽搐、发绀、周期性呼吸困难、继发性红细胞增多症、右心室肥大、心肺功能不全等症状和不良反应。减肥后体重下降，肺通气和换气功能及心脏血流动力学各项病理指标大多改善，甚至恢复正常。

肥胖者患呼吸暂停综合征发病率极高。肥胖者的上呼吸道局部脂肪积蓄，扁桃体及下颌腺增大，下颌相对过小，导致阻塞性睡眠呼吸暂停综合征；长期的肺通气和换气能障碍，迅速呼吸中枢敏感性降低，也可导致阻塞性呼吸睡眠呼吸暂停综合征。此类病者表现为：白天嗜睡，并低氧血症，夜间睡眠呼吸暂停发作，常有多次惊醒，睡眠时间相对减少。严重时可导致心跳停搏而猝死。

4）癌症。肥胖与多种恶性肿瘤的患病率相关。在女性肥胖者中，乳腺癌、卵巢癌、子宫内膜癌、宫颈癌和胆囊癌等发病率增高；而在男性肥胖者中，结肠癌、直肠癌、前列腺癌、睾丸恶性肿瘤等发病率增高。大量临床资料显示，恶性肿瘤在肥胖病者中的发病率相对体重正常的人群增高许多倍。

5）肝胆疾病。肥胖者易患的肝脏疾病主要有脂肪肝、脂肪性肝炎和脂肪性纤维化。主要原因是肥胖者脂肪摄入量多，大量脂肪积聚于肝脏引起肝细胞变性、炎症细胞浸润和纤维组织增生，造成肝脏功能损害。而肥胖患者血胆固醇偏高，又使肝脏分泌胆汁中的胆固醇含量随之增加，加上胖人活动较少，易形成胆囊或胆管内胆固醇结石，严重者阻碍胆汁流通，如果伴发细菌感染还可能导致发生胆囊炎。

6）其他。肥胖者嘌呤代谢异常，血浆尿酸增加，引起痛风病，发病率高于正常人。肥胖者易出现皮炎、皮癣，并且抵抗力下降，易受感染。

4．肥胖的膳食调整

肥胖的原因很多，但大多数人是由于膳食营养不均衡、代谢紊乱造成的。因而，预防肥胖应从调整饮食开始，同时适当运动。

（1）膳食调整　对肥胖者的膳食进行调整前，要了解肥胖者热能和营养素的摄入状况、肥胖者的饮食习惯、饮食禁忌，同时，还要了解肥胖者的性别、年龄、职业、健康状况等，以便有针对性地采取措施。肥胖者的膳食调整要按照以下原则进行：

1）控制能量的摄入量。肥胖者必须彻底改变原有的生活方式、饮食习惯，坚持长期控制能量的摄入和增加能量的消耗。在保证机体蛋白质及其他各种营养素的需要的情况下，使机体处于能量摄入与消耗的负平衡状态，以达到体重下降的目的。

控制能量以减少摄入和增加消耗为有效的方法。在实施能量控制时，不可盲目进行，要遵循一定的原则，即减少能量摄入，调动机体内部现有脂肪供能，以达到消耗体内脂肪从而减肥的目的。降低能量摄入量要根据计划降低的体重数来进行计算和调整，并应循序进行，不可操之过急，以免出现由于能量摄入过低，而引起血糖降低、头昏、四肢无力、代谢紊乱、酸中毒等反应，对机体造成损伤。

根据肥胖程度不同，能量减少量也应不同，一般为：成人轻度肥胖者，每月减少 0.5～1.0kg 体重为宜，每天能量减少为 125～250kcal；成人中度以上肥胖者，应每周减少 0.5～1.0kg 体重为宜，每天能量减少为 552～1 104kcal。但要注意，不论是轻度肥胖，还是中度以上肥胖，每天的能量摄入不能低于 1 000kcal，否则会有损健康。

2）调整营养素结构。低能量膳食期间，要注意各种营养素的摄入。食物摄入量降低，易引起维生素和矿物质的不足，应注意适量补充。同时注意三大产能营养素的比值。

膳食类型为：低脂肪、适量蛋白质、适量碳水化合物、增加膳食纤维量。

① 低脂肪。限制脂肪的摄入量，特别是动物脂肪的摄入量。避免因脂肪摄入过多，引起高脂血症、心脑血管疾病等并发症。肥胖者的脂肪摄入量应控制在总能量的 20%～25%为宜。

② 适量蛋白质。蛋白质与脂肪一样，是产能营养素，如果过多摄食，也会使能量摄入量增加，引起肥胖并引起肝肾功能损伤。因此，要适量供给蛋白质。蛋白质的摄入量应控制在总能量的 15%～20%。蛋白质应为优质蛋白质，完成机体代谢、组织修补等功能。

③ 适量碳水化合物。不提供碳水化合物的做法是错误的。碳水化合物可维持血糖水平，防止酮症酸中毒，节约蛋白质，防止糖原异生现象出现，减少肝肾损伤。碳水化合物的摄入量应控制在总能量的 60%～65%。

④ 增加膳食纤维量。膳食纤维可以降低胆固醇，促进胃肠蠕动，促进脂肪分解。富含膳食纤维的蔬菜和水果属低热量食物，同时富含维生素和矿物质，能增加饱腹感却不会进食过量。

3）良好的饮食习惯。要想取得良好的减肥效果，就要有良好的饮食习惯，如定时定量用餐、不随意吃东西、睡觉前不进食、多吃清淡的食物等。同时注意烹调方法，宜采用蒸、煮、烧等烹调方法，忌用油炸、煎炸等烹调方法，减少油脂的摄入。

（2）运动　减肥单靠饮食是不够的，还应辅以运动，运动与饮食相结合是行之有效的减肥方法。运动不仅能直接消耗人体热量，而且还能提高人体的基础代谢，并调节机体的机能。运动一方面可使脂肪代谢加快，促进脂肪分解；另一方面可消耗多余的糖类，减少脂肪的聚积。运动不是盲目的，要遵循一定的原则。

1）有氧运动是最好的减肥的运动方式。有氧运动即有氧代谢，是指糖、脂肪、蛋白质在氧的参与下分解为二氧化碳和水，同时释放大量能量，供二磷酸腺苷（ADP）再合成三磷酸腺苷，然后由三磷酸腺苷分解释放能量，提供生命活动所需要的能量。由于脂肪代谢的特点必须是有氧代谢，因此减肥必须做有氧运动。有氧运动有助于增强心肺功能，可以使心肺系统更好地通过血液运输氧气。

2）选择合适的有氧运动的种类和强度。跑步、步行、游泳、溜冰、骑脚踏车、划船、越野滑雪、跳绳等多种耐力型运动都是较好的有氧运动。进行以上运动时，要注意运动强度。只有持久的小强度有氧运动才能消耗多余的脂肪，这是由于小强度运动时肌肉主要利用氧化脂肪酸获取能量，因此脂肪消耗得快。运动强度增大，脂肪消耗的比例只占 15%，过强的运动只是在消耗糖，而不利于脂肪代谢，达不到减肥效果。因此，低强度持久的运动可起到较好的减肥效果，时间为每天 30～60min 或更长时间。

3）坚持经常运动，养成运动习惯。

4）运动量和运动强度要适合。

肥胖者减肥时的运动量和运动强度应根据自身身体状态设计，要适度，循序渐进，特别是心肺功能差或有心肺疾病的人群。通常应在最大心率的60%～75%的锻炼才有效并安全。

（3）其他方法

1）药物减肥法。药物减肥法适用于由于肥胖而致疾病危险性增加的患者，如合并高血压、高血糖、脂肪肝、负重关节炎症、呼吸困难等疾病者。

有些减肥药服用时效果较好，但停药后反弹速度非常快，而且还伴有头晕、乏力、腹泻等副作用；还有的药物服用后会引起内分泌的紊乱。减肥药应在医生的指导下服用，正确地选择剂量和应用时间，而且只能作短期辅助治疗，切忌自行盲目服药。任何药物治疗必须在饮食控制、运动治疗和健康的生活方式的基础上。

2）手术减肥法。有吸脂减肥术、胃肠重组减肥术等，效果明显，但其过程相对痛苦，损伤较大，还可能出现并发症。

3）仪器减肥法。使用减肥机械减肥。

4）中医减肥法。中医减肥包括中药减肥、针灸减肥、点穴推拿减肥、穴位埋线减肥等。

5）预防为主。

全员预防：普及健康知识，搞好全民健身活动；指导健康饮食，改善膳食结构，提倡健康的生活方式。

目标预防：针对高危人群或已经超重，或成年后体重增长过快，或已有与肥胖有关的生物指标的个体。通过健康指导，预防体重增加，以降低与肥胖相关的疾病发病率，如糖尿病、高血压、动脉粥样硬化性疾病等。

（4）减肥食物介绍

1）魔芋。魔芋中含有大量的植物纤维和水分，含有葡萄甘露聚糖。葡萄甘露聚糖是可溶性膳食纤维，吸水性强，不被吸收，不含热量，既能增加饱腹感，减轻饥饿感，又能降低体重；能通过酵解增加粪便体积和松软度，利于通便，防止便秘。因其分子量大，黏性高，能延缓葡萄糖的吸收，有效地降低餐后血糖，从而减轻胰岛的负担，对降低糖尿病人的血糖也有较好的效果。它是肥胖者和糖尿病人的理想食品。

2）冬瓜。冬瓜不含脂肪，含维生素 C 较多，且钾盐含量高，钠盐含量较低，含有丰富的纤维、钙、磷、铁及胡萝卜素等成分，有明显的清热解毒、祛湿利尿的作用。高血压、肾脏病、水肿病等患者食用，可消肿。冬瓜中的丙醇二酸，能有效地抑制糖类转化为脂肪，阻止体内的脂肪堆积，是预防肥胖的佳品。

3）芹菜。芹菜营养十分丰富，每 100g 芹菜中含蛋白质 2.2g，钙 8.5mg，磷 61mg，铁 8.5mg，芹菜中还含丰富的胡萝卜素和多种维生素等。芹菜含有丰富的水和纤维素，一定量的维生素 A 和维生素 C 及一种能使脂肪加速分解、消失的化学物质。芹菜性味清凉，具有降低血压、血脂和减少肥胖的功效。

4）豆芽。豆芽是低热量、高水分和膳食纤维型食物。它含有优质植物性蛋白质和维生素 B_1、维生素 B_2、钙、钾、磷和铁等丰富的矿物质。豆类发芽后淀粉和蛋白质利用率大大提高。豆芽中胡萝卜素、维生素 B_{12}、维生素 C 的含量均有明显增加。常吃豆芽有益减肥。

5）萝卜。萝卜富含维生素 C 及芥子油等，萝卜还含有高量消化酶淀粉，对维持消化道机能很有益。芥子油有辛辣味，它有促进胃肠蠕动、帮助消化，缩短食物在肠道中的积存时间，便于食物代谢和废物排出。萝卜还是低热量、高纤维素类食物，吃后容易让人产生饱胀感，有助于减肥。

6）山楂。山楂有健胃消食、特别是对肉食积滞的消食效果更好。现代医学研究发现，山楂含有黄酮类化合物，具有降低血压和血脂、软化血管、利尿、镇静、强心等作用，常食用对冠心病、高脂血症等疾病均有良好的辅助治疗功效。

7）洋葱。洋葱具有明显的降血脂和增强纤溶酶活性的作用，能使血栓的形成减少，动脉粥样硬化斑消失。而且洋葱中还含前列腺素 A，具有降血压的功能，可以增强体力，帮助分解体内的毒素，促进血液循环，防止脂肪在体内堆积。

8）黄瓜。它含有的丙醇和乙醇含量居瓜菜类的首位，主要作用是抑制糖类转变为脂肪，但不妨碍糖代谢提供能量，有减肥的作用。因含有葡萄糖苷、果糖、甘露醇、木糖等不参与糖的代谢，所以很适合糖尿病人食用。黄瓜含有纤维素和果胶物质，能促进胃肠蠕动，增加粪便的体积，防止便秘。

9）茶叶。茶叶中含有咖啡因、肌醇、叶酸和芳香类物质等多种化合物，能增强胃液分泌，调节脂肪代谢，对蛋白质和脂肪有很好的分解作用，故能减肥。茶多酚有抗凝及降低毛细血管脆性和血液黏度等作用，防止高血压、动脉粥样硬化及改善血液循环、防止血栓形成。

10）生菜。生菜纤维较白菜多，有消除多余脂肪的作用，故又叫减肥生菜。因其茎叶中含有莴苣素，故味微苦，具有镇痛催眠、降低胆固醇、治疗神经衰弱等功效。生菜中含有甘露醇等有效成分，有利尿和促进血液循环的作用。

11）苦瓜　苦瓜中含有一种极具生物活性的高能清脂素，这种物质只作用于人体吸收脂肪的重要部位小肠，通过改变肠细胞孔网，阻止脂肪、多糖等热量大分子物质的吸收，但并不影响维生素、矿物质等营养素的吸收。

二、营养、膳食与动脉粥样硬化

动脉粥样硬化是指早期动脉内膜有局限的损伤后，血液中的脂质就会在内膜上沉积，进而内膜纤维结缔组织增生，引起内膜局部有增厚或隆起，形成斑块，这些动脉内膜积聚的脂质外观呈黄色粥样故称为粥样硬化。由于粥样斑块的形成，造成动脉非炎症性、退行性和增生性的病变，导致管壁增厚变硬，失去弹性和管腔缩小。动脉管腔狭窄，使脑和心肌组织的血液供应减少，导致组织缺血、缺氧；同时血小板凝聚性升高、血粘度增加、血流缓慢，在狭窄的动脉内形成血栓，导致缺血性脑卒中、心肌梗死发生。预防动脉粥样硬化，防止其发生与发展，对防治心脑血管疾病有重要意义。

动脉粥样硬化的临床表现：脑力与体力减退、主动脉粥样硬化、冠状动脉粥样硬化、脑动脉粥样硬化、肾动脉粥样硬化、肠系膜动脉粥样硬化、四肢动脉粥样硬化等，其中主动脉粥样硬化、冠状动脉粥样硬化、脑动脉粥样硬化常会有致命危险。

动脉粥样硬化是危害人类健康的常见病之一。它与高血脂、高血压、糖尿病、肥胖、吸烟、遗传因素、年龄、性别等有关。改变居民的膳食可影响其发病率，调整膳食及营养干预可起到良好作用。

1．营养因素与动脉粥样硬化

动脉粥样硬化的发病因素有很多，其中营养因素不可忽视。营养通过影响血浆脂类和动脉壁成分，直接作用于动脉粥样硬化发生和发展的不同环节。

（1）胆固醇和脂肪

1）胆固醇。胆固醇分为高密度胆固醇和低密度胆固醇两种，前者对心血管有保护作用；后者偏高，冠心病的危险性就会增加。胆固醇摄入多了，就会引起高胆固醇血症，进而形成冠状动脉粥样硬化性心脏病等。

摄入膳食中胆固醇含量高者，血胆固醇含量和冠心病的发病率和死亡率均相应增高。因此，适当限制食物胆固醇摄入，对动脉粥样硬化的防治会有好处。胆固醇是人体细胞的重要组成成分，也是某些重要激素及维生素合成的前体，具有重要的生理功能。体内一些重要器官如脑、肝脏等都富含胆固醇。机体一方面从外界摄取一定数量的胆固醇，另一方面又在体内不断地合成。当摄入增多时，合成便相应减少；当摄入减少时，合成便相应增加，体内的胆固醇维持着一个动态平衡。因此，进食适量胆固醇对人体并无危害。但由于人体胆固醇的反馈调节机制不完善，长期过多的胆固醇摄入可使胆固醇的动态平衡遭受破坏，造成平衡失调，胆固醇堆积于组织，尤其是动脉中，形成动脉粥样硬化和冠心病等。

2）脂肪。脂肪即甘油三酯，是血浆中的主要脂类，正常血清的甘油三酯是 0.45～1.70mmol/L。脂肪的分布广，有些食物中的含量也较高，脂肪对血胆固醇含量的影响很大。脂肪影响人体血脂和动脉粥样硬化发病率。临床研究证明，动脉粥样硬化的发病率和脂肪的种类和数量正相关，相对而言，脂肪的种类影响更大。

脂肪由脂肪酸构成，分为饱和脂肪酸和不饱和脂肪酸。饱和脂肪酸能促进胆固醇的吸收，使血胆固醇含量增高，可使血脂升高，而使动脉粥样硬化的发病率提高。多不饱和脂肪酸（碳链上有两个以上双键）可以调整血脂，使血胆固醇含量降低，增加高密度脂蛋白，同时可改善血小板功能及血液凝固状态，因此，多不饱和脂肪酸对防治高脂血症和冠心病有益，而单不饱和脂肪酸则影响不大。

总之，膳食脂肪的摄入量与动脉粥样硬化的发病率呈相关性。膳食中胆固醇的含量高，发生心血管疾病的可能性增加。

（2）碳水化合物及总热量　热能和碳水化合物的摄入如果超过机体的需要，多余的热能和碳水化合物会转化为脂肪储存在体内，引起肥胖，并可能诱发高脂血症。因此，热能和碳水化合物的摄入量与高脂血症有关。

过量的碳水化合物进入体内，可引起血糖升高，合成更多的甘油三酯。同时，肝脏能利用非酯化脂肪酸和糖类合成极低密度脂蛋白，故糖类摄入过多，同样使血甘油三酯水平增高。引起高甘油三酯血症。

(3)蛋白质　蛋白质对人体具有极为重要的生理功能。种类齐全而又配比适当的氨基酸，是增强机体抵抗力，防治动脉硬化的物质基础。供给动物蛋白质越多，动脉粥样硬化形成所需要的时间越短，且病情越严重。动物蛋白质升高胆固醇的作用比植物蛋白质明显得多。植物蛋白，尤其是大豆蛋白有降低血胆固醇和预防动脉粥样硬化作用；用大豆蛋白替代动物蛋白，可使血胆固醇下降 19%。大豆中分离的优质植物蛋白、不饱和脂肪酸和大豆磷脂，可提供均衡适量的蛋白质，促进胆固醇的分解，防止过多热量摄入，减少脂肪积聚，有利于防治动脉粥样硬化的形成。多摄入植物蛋白较有利。

（4）维生素　某些维生素对心血管疾病有预防作用。它的抗氧化性可以降低低密度脂蛋白的氧化，减少其毒性，降低动脉粥样硬化斑块形成的可能性。

1）维生素 C。可降低血胆固醇，因胆固醇代谢过程中，均需要维生素 C 参与，如缺乏则胆固醇在血中堆积，而引起动脉粥样硬化。维生素 C 可增加血管韧性，使血管弹性增强、脆性减少，可预防出血。

2）维生素 E。它对心脏及血管的作用机制较复杂，最重要的生理功能是抗氧化作用，防止多不饱和脂肪酸和磷脂的氧化，有助于维持细胞膜的完整性，提高氧利用率，使机体对缺氧耐受力增高，增强心肌代谢对应激的适应能力。维生素 E 还能抗凝血、增强免疫力、改善末梢循环、防止动脉粥样硬化。

3）其他维生素。维生素 B_6、叶酸、维生素 B_{12}、维生素 A、胡萝卜素等或与帮助糖代谢及脂代谢的酶的活动有关，或可抑制体内脂质过氧化、降低血脂水平。

（5）食物纤维　可降低血中胆固醇水平。膳食纤维可以降低血脂，减少冠心病的危险。大多数的可溶性膳食纤维如果胶可结合胆固醇，降低血浆内的胆固醇；木质素可结合胆酸，并通过粪便排出体外，从而消耗体内的胆固醇来补充胆汁中被消耗的胆固醇，阻止胆固醇在血管壁沉积，防止动脉硬化。

（6）无机盐　降低胆固醇，增强心肌功能。

1）镁和钙。钙和镁都有维持心脏功能，保护心血管系统的作用。镁可以参与酶促反应，调节脂肪、糖、蛋白质等的合成和代谢，降低血清胆固醇；镁还可以作为酶的激活剂，改善舒张期心功能不全，调节心肌的舒张功能。缺镁的典型症状是肌肉抽搐和血管痉挛，使血管中血流量降低，血液凝固，动脉硬化。人体内巨噬细胞数量与镁含量呈负相关，而巨噬细胞的数量多，则血中胆固醇的含量高。动脉粥样硬化的可能性就大。

钙能与脂肪酸结合，使血脂水平下降。钙缺乏可引起血胆固醇和甘油三酯升高，增加动脉粥样硬化的可能性。

2）铬。铬的生理功能显示，铬是葡萄糖耐糖因子的成分，能促进胰岛素的功能，影响碳水化合物、蛋白质及脂类的代谢。铬有降低血清胆固醇和提高高密度脂蛋白胆固醇的作用，可减少胆固醇在动脉壁的沉积。

3）钠。钠与高血压有关，而高血压是动脉粥样硬化的病因之一。

4）硒。硒是谷胱甘肽过氧化物酶的重要组成成分，硒在体内能特异地催化还原型谷胱甘肽，与过氧化物发生氧化还原反应，从而保护生物膜免受损害，维持细胞正常功能。硒的抗氧化作用能降低低密度脂蛋白的氧化，减少动脉粥样硬化，保护心血管、维护心肌的健康。

5）锰、硅、钼、钒、氟。锰、硅、钼、钒、氟等元素能维持血管弹性，支持细胞能量代谢，抑制胆固醇合成，从而防止动脉粥样硬化形成。例如，锰参与糖和脂质代谢，锰升高时，引起血管收缩，脑血流量减少。

6）钴、镉、铅、钡。钴、镉、铅、钡均与动脉粥样硬化的发病率呈正相关。这些矿物质含量升高可引起血压升高、高胆固醇血症，进而促进动脉粥样硬化。

（7）其他特殊的营养成分

1）酒精。少量饮酒尤其是红酒，可以调节血脂。适量饮酒不仅可使低密度脂蛋白胆固醇和极低密度脂蛋白胆固醇浓度降低，而且可升高高密度脂蛋白胆固醇的浓度。抑制血小板的聚集，增强纤维蛋白的溶解，阻止血液凝固。

大量酒精可引起高甘油三酯血症。它可使血中游离脂肪酸含量增高，因而引起肝脏合成更多的内源甘油三酯。

2）茶。茶叶中除含多种维生素和微量元素外，还含有植物皂素等物质。饮茶可降低人体血液中总胆固醇、低密度脂蛋白胆固醇和甘油三酯，增加高密度脂蛋白胆固醇，加速脂肪和胆固醇的代谢，具有降血胆固醇、降血压和预防动脉粥样硬化的作用。

2．动脉粥样硬化的病因

（1）高血压　高血压促进动脉粥样硬化与血压升高有关。血流的长期冲刷导致血管内皮细胞发生机械性损伤，血液中的脂类物质渗入血管内皮，影响和损伤血管壁的结构和功能，导致管壁增生、增厚，管腔狭窄。管壁内膜受损后易为胆固醇、脂质等沉积，加重了动脉粥样斑状形成。高血压通过推进内皮功能紊乱和动脉斑块形成加速粥样硬化的发展。

高血压是促进动脉粥样硬化发生、发展的重要危险因子，高血压和动脉粥样硬化的关系是互为影响、互相促进的关系。

高血压患者动脉粥样硬化发病率明显增高。

（2）高脂血症　动脉粥样硬化常见于高脂血症，俗称高血脂。高脂血症是指血液中的总胆固醇（TC 或 Chol）、低密度脂蛋白胆固醇（LDL-C）、脂蛋白和甘油三酯（TG）等升高或高密度脂蛋白胆固醇（HDL-C）降低。高脂血症分为高胆固醇血症、高甘油三酯血症、高胆固醇和甘油三酯血症。与血液中脂类物质的种类、存在形式和数量的有关。

血脂是指血液中的脂肪类物质，包括胆固醇、甘油三酯、磷脂和非游离脂肪酸等。这些脂类物质以脂蛋白的形式存在并在全身运转。

脂蛋白可以分为四种类型，即乳糜微粒、极低密度脂蛋白、低密度脂蛋白及高密度脂蛋白。其中乳糜微粒主要运输外源性甘油三酯，极低密度脂蛋白主要转运内源性甘油三酯，低密度脂蛋白主要转运胆固醇，高密度脂蛋白主要转运磷脂及胆固醇。当低密度脂蛋白、极低密度脂蛋白增多时，血浆胆固醇增高，有导致动脉粥样硬化的可能。极低密度脂蛋白与乳糜微粒增多时，血浆甘油三酯增高，增加血液凝固性，促进血栓形成，导致动脉粥样硬化的发生。高密度脂蛋白可阻止动脉粥样硬化的发生。高密度脂蛋白能将细胞和血浆脂质中水解出的胆固醇，转运到肝脏进行再循环。高密度脂蛋白在肝脏降解，其中的胆固醇被合成胆汁酸等排出体外。高密度脂蛋白可清除动脉壁粥样硬化斑块中的胆固醇，使动脉粥样硬化斑块消退，阻止动脉粥样硬化的发生。

影响高脂血症的因素很多，性别、年龄、职业、饮食、肥胖和运动等都对体内血脂的成分含量造成影响。

（3）吸烟　吸烟对血脂有以下几个方面的影响。

1）对血清总胆固醇水平的影响。血清总胆固醇浓度升高。

2）对血清高密度脂蛋白胆固醇的影响。血清高密度脂蛋白胆固醇浓度下降。高密度脂蛋白的原蛋白量降低，血清胆固醇含量增高，以致易患动脉粥样硬化。

3）对血清甘油三酯的影响。血清甘油三酯浓度升高。

4）对低密度脂蛋白的影响。低密度脂蛋白被氧化成氧化低密度脂蛋白，导致动脉粥样硬化的发生。

（4）糖尿病　常有高甘油三酯血症或高胆固醇血症，如再有高血压，则动脉粥样硬化的发病率明显增高。糖尿病患者的胰岛素分泌不足，影响其体内的糖代谢、脂肪代谢和蛋白代谢。胰岛素可以促进肝脏合成甘油三酯，抑制脂肪分解。当糖尿病人的胰岛素分泌不足时，造成脂类代谢的紊乱，极低密度脂蛋白中的甘油三酯分解发生障碍，血中甘油三酯浓度升高；脂肪酸的氧化增加，合成胆固醇增加，血中胆固醇浓度升高。甘油三酯和胆固醇同时升高，引起动脉粥样硬化。胰岛素依赖型糖尿病患者，血液中最常出现乳糜微粒和极低密度脂蛋白的代谢紊乱。非胰岛素依赖型糖尿病发生脂蛋白代谢异常者多见。

（5）肥胖　临床研究表明，肥胖者的血浆甘油三酯及胆固醇水平较高，高密度脂蛋白胆固醇明显较低，主要表现为Ⅳ型高脂蛋白血症，其次为Ⅱb 型高脂蛋白血症。

肥胖者血脂升高可能与以下因素有关。

1）饮食因素。这是最为常见也是最重要的因素。肥胖者进食总热能常超出自身所需，而且其中脂类食物比例增加，可造成脂肪堆积和血脂升高。

2）遗传因素。有家族遗传倾向的肥胖者，常同时伴有脂质代谢方面的异常，甚至该家族中体重正常者亦可有高脂血症。

3）内分泌代谢因素。肥胖者常存在胰岛素抵抗及其他代谢紊乱。

肥胖者要改变生活方式，多运动，注意膳食，使体重下降，改变血脂状态。

（6）职业　脑力劳动者发病率远远高于体力劳动者，其主要原因是缺少运动，由于肥胖、高脂血症、高血压、糖尿病等合并动脉粥样硬化。

（7）社会因素　生活节奏快、社会压力大、工作紧张、竞争性强者易患动脉粥样硬化症。精神紧张可使儿茶酚胺类物质等分泌过多，使血管收缩、血流加快，血管内压力增加，引起血管内膜损伤，诱发动脉粥样硬化。

（8）家族史　动脉粥样硬化患者的子女易患本病，家族性遗传病高脂血症是重要原因。

3．膳食调整

预防动脉粥样硬化必须根据病因和营养要求，以平衡膳食为基础，科学调整。

（1）膳食调整的原则

1）控制总能量的摄入，保持理想体重。动脉粥样硬化常合并肥胖，因此，注意将体重控制在正常范围，防止超重或肥胖。蛋白质、脂肪、碳水化合物比例合理，减少甜食摄入。

限制脂肪和胆固醇的摄入，每天脂肪供能占总热能的比例为 25%～30%。减少动物性脂肪，增加不饱和脂肪酸的摄入量，饱和脂肪酸、单不饱和脂肪酸、多不饱和脂肪酸之间的比例为 1:1:1。《中国居民膳食指南》建议每人每日胆固醇摄入量不超过 300mg。

2）保证膳食纤维及维生素和矿物质的摄入。增加膳食纤维的摄入，降低胆固醇，有效降低动脉粥样硬化的发病率。

重视维生素和矿物质的补充，特别是维生素 C 和维生素 E、维生素 PP、维生素 B_6、叶酸、维生素 B_{12}、维生素 A、胡萝卜素。减少胆固醇在血液及组织中的蓄积，保持细胞和毛细血管壁的正常通透性，增加血管的韧性和弹性。微量元素的不足可导致动脉粥样硬化的形成，应保证供给。

3）保证充足的蛋白质，增加植物蛋白摄入量。植物蛋白质的摄入量要在 50%以上。大豆卵磷脂能使胆固醇不易在血管壁上淤积，可使血管壁上的胆固醇转入血浆，排出体外；大豆蛋白具有降血脂的功效。人们应多食大豆和大豆制品。

4）少盐清淡饮食。预防原发性高血压，世界卫生组织建议，每人每日食盐摄入量以不超过 6g 为宜。

（2）注意事项

1）忌食高脂肪、高胆固醇食物。不要多吃、常吃蛋黄、猪脑、动物内脏之类物品，提倡多吃海鱼，以保护心血管系统。

2）忌烟酒。

严禁酗酒：大量饮酒可促使肝胆固醇的大量合成，引起血浆胆固醇及甘油三酯浓度的升高，促使血液中的脂肪沉积在血管壁上，使血管腔变小。过量饮酒可使心肌发生脂肪变性，降低心脏的弹性收缩力，影响心脏正常机能。

禁烟：烟内含烟碱和尼古丁，能促使血管痉挛、降低大脑皮层的功能，也可促使肾上腺素分泌增加。烟雾中的尼古丁和一氧化碳是公认的引起冠状动脉粥样硬化的主要因素。

3）忌食物单一。食物多样化，多食用海产品，如鱼、虾、海带、海蜇、海米、紫菜等，补充优质蛋白质和不饱和脂肪酸。增加粗粮、杂粮、植物油及含抗性淀粉多的碳水化合物（如淀粉等）。多吃绿叶蔬菜、新鲜水果和粗粮，增加纤维的摄入量，减少肠道吸收脂肪和胆固醇量。

4）忌暴饮暴食。饮食不宜过多或过饱，切勿暴饮暴食，防止体重过度增加而导致肥胖，肥胖者容易患动脉粥样硬化症。

5）注意烹饪技法使用。烹调方法宜用蒸、煮、炖、熬、清炒、熘、温拌等方法，不宜用煎、炸、爆炒、油淋、烤等方法。烹调时，应采用植物油，如豆油、玉米油、葵花籽油、茶油、芝麻油等。

（3）食物介绍　常见的具有防治动脉粥样硬化的食品有：

1）生姜。生姜有一种含油树脂，具有降低血脂和胆固醇的作用。

2）牛奶。牛奶含有一种因子，能降低血清胆固醇的浓度；牛奶中还含有大量的钙质，也能起到减少胆固醇的吸收作用。

3）大豆。含有丰富的大豆蛋白，还含有丰富的植物固醇，可以降低血液中胆固醇的含量。大豆中含有的卵磷脂可运转胆固醇。多食大豆及豆制品食物极有好处。

4）大蒜。大蒜的有效成分大蒜精油能阻止动脉脂质增生及胆固醇诱发 β-脂蛋白增加和 α-脂蛋白下降，能明显降低主动脉胆固醇含量和主动脉粥样硬化，可消除积存在血管中的脂肪，有明显降脂作用。

5）洋葱。洋葱含有二烯丙基二硫化物和含硫氨基酸，它在降低血脂、防治动脉粥样硬化和心肌梗死方面有作用。

6）海鱼。海鱼类的鱼油中有较多的不饱和脂肪，有降血脂功效。

7）蜜橘。蜜橘含有丰富的维生素 C，多吃可以提高肝脏解毒能力，加速胆固醇转化，降低血清胆固醇和血脂的含量。

8）山楂。山楂含黄酮类的成分，具有加强和调节心肌，增强心脏收缩的功能及冠脉血流量的作用，还能降低血清胆固醇，心血管病人多食有益。

9）茶叶。茶叶含有咖啡因与茶多酚，有提神、强心、利尿、消腻和降脂之功。经常饮茶，可以防止人体内胆固醇的升高。

10）茄子。茄子含有较多的维生素 P，以增强毛细血管的弹性，因此对防治高血压、动脉粥样硬化及脑出血有一定作用。

11）燕麦。燕麦含有 B 族维生素、卵磷脂等具有降低胆固醇和甘油三酯的作用，常食可防治动脉粥样硬化。

12）香菇及木耳。香菇及木耳能降血胆固醇和甘油三酯。

13）玉米。玉米含有丰富的钙、镁、硒等物质以及卵磷脂、亚油酸、维生素 E，它们均有降低血清胆固醇的作用。

14）鸡蛋。鸡蛋含有卵磷脂，能使人体血中胆固醇和脂肪保持悬浮状态而不在血管壁沉积，从而有效降低血脂水平。以每天吃一个鸡蛋为宜。

15）杏仁。杏仁不含胆固醇，仅含 7%的饱和脂肪酸。高血脂病人吃杏仁，可替代含高饱和脂肪酸的食品。

16）黄瓜。黄瓜具有清热、解渴、利尿作用。它所含的纤维素能促进肠道排出食物废渣，从而减少胆固醇的吸收。

17）绿豆。绿豆是夏季清暑佳品，具有降低血脂、保护心脏、防治冠心病的作用。动物实验证明，绿豆能有效降低血清胆固醇、甘油三酯、低密度脂蛋白，明显减轻冠状动脉粥样硬化病变。

18）苹果。苹果类黄酮是种天然的抗氧化剂，通过抑制低密度脂蛋白氧化而发挥抗动脉粥样硬化的作用。

19）裙带菜。裙带菜含有丰富的钙、铁、碘等矿物质，还含有大量的维生素 E、维生素 C 和膳食纤维。裙带菜含有的昆布氨酸和褐藻酸有降低血压和防止动脉硬化的作用，还能降低血液中的胆固醇。裙带菜中的藻聚糖，能降低胆固醇，防止血液凝固，防血栓，减少脑卒中和心肌梗死的发生概率。

三、营养、膳食与糖尿病

糖尿病是由于遗传和环境因素相互作用，引起胰岛素分泌不足以及靶组织细胞对胰岛素敏感性降低，引起蛋白质、脂肪、水和电解质等一系列代谢紊乱综合征，是具有遗传倾向的、常见的内分泌疾病。

1．病因及症状

胰岛素的主要生理功能是促进合成代谢，抑制分解代谢，它是体内唯一促进能源贮备和降低血糖的激素。一旦胰岛素不足或缺乏，或组织对胰岛素的生物反应性减低，可引起碳水化合物、脂肪、蛋白质、水与电解质等物质代谢紊乱，出现糖尿病及并发症。

糖尿病发生后，引起糖、蛋白质、脂肪、水和电解质等一系列代谢紊乱。临床表现为“三多一少”，即多饮、多尿、多食、体重减少，易疲乏、消瘦，出现高血糖和糖尿现象。糖尿病患者常合并多种并发症，如动脉粥样硬化性心脏病等心脑血管性疾病、糖尿病性肾病（尿蛋白、肾炎、尿毒症等）、糖尿病性神经病变（手脚麻木、发凉、神经疼、关节疼等）、糖尿病性眼病（视力模糊、眼底出血、视网膜病变及脱落、白内障等）、糖尿病足（下肢溃疡、坏疽等）、皮肤瘙痒症等。

2．营养因素与糖尿病

（1）能量　能量过剩引起的肥胖是糖尿病的主要诱发因素之一。肥胖者多有内分泌代谢紊乱，如血清胰岛素水平升高，脂肪、肌肉以及肝细胞内胰岛素受体数目减少，亲和力下降，从而导致胰岛素抵抗，最终引起碳水化合物代谢障碍而发生糖尿病。一般随着体重的下降，葡萄糖耐量可以得到改善，并可使胰岛素分泌减少，胰岛素抵抗减轻。

（2）碳水化合物和膳食纤维　糖尿病的主要诊断依据是血糖值的升高。食物中碳水化合物的组成不同，血糖升高幅度也不同。进食的碳水化合物的数量、种类等都对糖尿病的发生有影响。

当一次进食大量碳水化合物时，血清葡萄糖浓度迅速上升，为了维持血糖的相对平衡，胰岛素的分泌增加，以促进葡萄糖的氧化分解，而胰腺的负担相对加重，如果长期如此，会使胰腺出现病理变化和功能障碍，导致胰岛素分泌的绝对或相对不足，最终出现糖尿病。

碳水化合物的种类也可以影响糖尿病的发病。简单碳水化合物如葡萄糖、乳糖等在肠道不需要消化酶，可被直接吸收入血液，使餐后血糖迅速升高，胰腺要迅速做出反应来降低血糖。如此的长期血糖波动会使胰岛素的作用降低（产生胰岛素抵抗）和高胰岛素血症，并最终导致胰岛细胞功能衰退，出现高血糖，引起糖尿病，并可能导致周围组织对胰岛素作用的不敏感。复杂碳水化合物能增加细胞内葡萄糖的代谢，对血糖和胰岛素引起的反应较慢，餐后血糖水平较简单碳水化合物的低。

膳食纤维也可影响血糖水平。膳食纤维可延缓胃排空，水溶性膳食纤维在胃肠中形成一种黏膜，不溶性膳食纤维会吸附葡萄糖而减慢吸收。高膳食纤维饮食可增加细胞对胰岛素的敏感性，增加胰岛素受体数量，降低餐后血糖水平，降血脂等。

（3）脂肪　膳食脂肪，特别是饱和脂肪酸的摄入，不仅具有增高血脂水平、降低糖耐量，及增加胰岛素抵抗的作用，而且还具有增加体重、改变体脂分布的影响，从而增加了糖尿病及心血管疾病发病的危险性。

（4）蛋白质　蛋白质代谢与碳水化合物和脂肪代谢密切相关，当碳水化合物和脂肪代谢出现紊乱时，蛋白质的代谢也必然处于不平衡状态，同样可以引起胰岛素分泌量的变化，促进糖尿病的发病。

（5）膳食调整　在糖尿病的治疗中，采用营养方法、药物方法、运动方法，以及糖尿病知识的普及教育结合心理治疗取得了较好的效果，其中营养方法（饮食治疗）是最基本的行之有效的方法，通过膳食调整，控制病情、预防并发症的出现。

（6）膳食控制原则　糖尿病膳食控制必须遵守一定的原则和目标。

1）膳食调整目标。

① 保护胰岛功能，帮助患者达到并保持较好的代谢状态，使血糖水平在正常范围内或接近正常，可采用食物摄入、注射胰岛素或口服降糖药、体力活动三者相结合方法，使血糖水平达到最佳效果。

② 获得并且维持最适当血脂水平和尿糖水平。

③ 维持或达到合理的体重，保证儿童和青少年正常的生长发育水平。

④ 预防和治疗糖尿病的并发症。

⑤ 改善营养素摄入和生活方式，提高健康水平。

2）膳食调整原则。临床治疗和研究证明，低碳水化合物、低能量、高脂肪的营养治疗方式并不能取得理想效果。低碳水化合物、高脂肪饮食餐后血糖水平处于较稳定的状态，但却出现细胞内葡萄糖代谢不良及胰岛素抵抗，引发动脉粥样硬化。因此，应适当限制能量和脂肪，提高碳水化合物的量值，适当增加蛋白质，保证营养，增进健康。

① 合理控制能量。合理控制能量是治疗糖尿病的总原则，要在总热量确定的前提下，考虑三大营养素的分配。影响能量供给的因素很多，如生理状态、病理状况、体格因素、年龄、性别、劳动强度、体力活动情况等。肥胖是引起糖尿病的重要因素，因此，体重保持在理想状态或略低于理想体重是能量供给的目标，供给能量时要不同人群的体重和需求状态区别对待。肥胖人群应逐渐减少能量摄入量，为其提供低热能饮食，使其体重接近或达到理想体重；消瘦者、特殊生理需要者（孕妇、乳母）及营养不良者，则应适当增加能量供给，使其体重达到或接近理想体重。建议每周称重一次。

糖尿病患者每天的能量摄入大约是同类人群的 80%左右，大多在 1 000～2 600kcal 之间。见表 9-2。

表 9-2　糖尿病患者每天能量供给量　　　（单位：kJ（kcal）/kg·bw①）

体　型	卧　床	轻 体 力	中 等 体 力	重 体 力
消瘦	84～105（20～25）	146（35）	167（40）	188～209（45～50）
正常	63～84（15～20）	125（30）	146（35）	167（40）
肥胖	63（15）	84～105（20～25）	125（30）	146（35）

注：标准体重（kg）=身长（cm）–105，±标准体重 20%为肥胖（消瘦）。

① bw 为 body weight 的简称。

② 合理选择碳水化合物，提高膳食纤维的摄入。碳水化合物是能量的主要来源，若供给充足，有节约蛋白质，减少糖原异生作用和抗生酮作用，预防酮血症。在合理控制总能量的基础上适当提高碳水化合物摄入量，有助于提高胰岛素的敏感性、刺激葡萄糖的利用、减少肝脏葡萄糖的产生和改善葡萄糖耐量。

在合理控制能量的基础上供给高碳水化合物饮食，碳水化合物占总能量的 60%左右。每天碳水化合物的摄入量应控制在 200～300g，这样不仅能改善葡萄糖耐量，而且也不增加胰岛素的需要量，能更好地控制餐后血糖水平。不同劳动强度者可根据自身能量要求计算后进食碳水化合物。

碳水化合物的种类选择也很重要。不要选择简单碳水化合物，如食用糖等单糖或双糖类碳水化合物，而应选择吸收较慢的多糖类碳水化合物，如谷物中的玉米、荞麦、燕麦、甘薯、米、面等。值得注意的是，进餐时，非主食类食物中如有含淀粉较多的根茎类和鲜豆类蔬菜等，应替代部分主食，以免碳水化合物的摄入过量。

在选择碳水化合物时还要注意，每种碳水化合物进入人体内引起的血糖变化是不同的，即所表现出的血糖生成指数是不同的，要选择血糖生成指数相对较低的种类。一般常用的主食中，面食血糖值数低于米食，粗粮和豆类又低于面食，应多选择该类食物。

膳食纤维有明显的去脂降糖、助消化、通便功能，能有效减肥和防治糖尿病等代谢性疾病。高纤维膳食可以降低餐后血糖，改善葡萄糖耐量或减少胰岛素的用量。应以天然高纤维食物为来源，饮食中多选用粗粮、麸皮、干豆和蔬菜，且膳食纤维与食物同时摄入才能发挥最好的疗效。膳食纤维的摄入量以每天 40g 左右为宜。

③ 限制脂肪和胆固醇的摄入。糖尿病患者因胰岛素分泌不足，造成体内脂质代谢紊乱。如果不控制膳食脂肪摄入，易引发或加重高脂血症，导致糖尿病并发症出现。高血脂可使糖尿病患者冠心病的发病率增高。因此，脂肪供给的热量应限制在占总热量的30%以下。同时，应限制脂肪的种类，限制动物脂肪和饱和脂肪酸的摄入，增加不饱和脂肪酸的摄入。少食用猪油、牛油等饱和脂肪酸含量丰富的动物油脂；多食用橄榄油、花生油、豆油、玉米油、葵花籽油等多不饱和脂肪酸含量丰富的植物油脂。植物油脂的摄入量为每天20g左右。

胆固醇的摄入量为每天300mg以下，高胆固醇血症者应限制在每天200mg以下。

④ 合理选择蛋白质。糖尿病是以代谢紊乱为特征的内分泌疾病。糖尿病人会发生糖代谢和脂肪代谢紊乱，并导致蛋白质代谢紊乱。蛋白质代谢紊乱，机体蛋白质消耗增加，出现负氮平衡，严重者会出现酸中毒，因此要保证蛋白质的摄入量和蛋白质的质量。不同生理状态和病理表现的糖尿病患者，应供给不同量值的蛋白质。一般占总能量供给的10%～20%，其中优质蛋白质应占总量的1/3以上。可选择瘦肉、鱼、乳、蛋、豆制品等优质蛋白质作为蛋白质来源。

⑤ 维生素与矿物质应全面供给。糖尿病是一种慢性消耗性疾病，维生素与矿物质与胰岛素功能和分泌量及体内电解质平衡有关，在一定程度减少或延缓并发症的发生，因此应保证维生素与矿物质供给。

应强调从食物中补充营养素。含钙丰富的食物主要有乳及乳制品，水产品、豆类及其制品等。含锌丰富的有海产品、干果类、瘦肉等。铁富含于动物血、肝和大豆，鸡鸭猪血是铁的好来源。含铜丰富的有牛肝、紫菜、黄豆、核桃、花生、猪肝等。海产食物如海带、紫菜、海鱼含碘较多。含锰丰富的食物为坚果、叶菜等。铬的良好食物来源是肉类、豆类、乳类及动物肝脏等。

⑥ 注意餐次和能量分配。糖尿病患者的临床症状之一即是“多饥”，糖尿病人易出现低血糖。如果每天餐次少于3次，除易造成低血糖外，也可出现正餐过食现象，造成餐后血糖升高，两者均对糖尿病病人不利。合理设计餐次非常重要，要定时、定量。对易出现低血糖的患者，两次正餐之间应有加餐，每天餐次为3～6次，但总能量不变，加餐从正餐中分出。不同类型糖尿病病人每日餐次及能量分配见表9-3。

表9-3　糖尿病病人每日餐次及能量分配

糖尿病	病情	早餐	午前加餐	午餐	午后加餐	晚餐	寝前加餐
I型	稳定	2/7	—	2/7	—	2/7	1/7
	多变	2/10	1/10	2/10	1/10	3/10	1/10
II型	稳定	2/7	—	2/7	—	3/7	—

（7）注意事项

1）终身控制饮食。日常生活中要严格按膳食调整原则选择食物和进食，保证营养物质的摄取。限制脂肪和胆固醇含量高的食物的摄入；限制含糖量高、甜度大的水果和干果，但要保证维生素、矿物质和膳食纤维的摄取，可以通过调整主食用量来完成；禁止食用含碳水化合物过高的甜食，如糕点、食用糖、糖果、冰淇淋等；烹饪时，注意油脂的使用，宜用植物油、注意烹饪方法的选择，少用油炸等方法；尽量不饮酒；增加可溶性膳食纤维的摄入。

2）养成良好的膳食习惯。少食多餐，定时、定量，不得自行任意加量；食物多样化，保证能量供给，保证优质蛋白质的供给；每天要保证食物原料种类齐全，多种选择；外出就餐时应注意进食量和食物类型，注意烹饪方法，禁止饮用含糖饮料和烈性酒。

3）食物精确称重。一切食物（盐除外）均应在烹饪前，去除不可食部分后称重，确保食物的摄入量符合要求。

4）适当运动。运动疗法是依据患者的功能情况和疾病特点，利用体育锻炼的方式，提高身体素质，增强机体抵抗力的一种有效方法。它能增强和改善人体各器官、系统的功能；改善循环、促进代谢；控制体重，防止肥胖。运动能增加细胞的胰岛素感受体数量，并能提高胰岛素对这些感受体的感应，达到稳定血糖、血脂的目的，并能有效地防止和延缓并发症的发生。

糖尿病人的运动方式有很多，可选择游泳、慢跑、快走、打太极拳等。

5）良好的心理状态。情绪是糖尿病的危险因素之一。积极乐观的情绪有利于病人病情的稳定，而焦虑则会引起血糖升高，使病情加重。因此病人应多了解有关糖尿病的知识，摸索和掌握自己病情的特点，结合饮食、体力活动，正确使用药物，有效的控制和防治糖尿病。

（8）食物介绍　常见的具有防治糖尿病的食品有：

1）黄瓜。富含维生素、矿物质。鲜黄瓜可抑制糖类转化为脂肪，可以减肥。糖尿病人经常吃黄瓜有一定的降糖作用。

2）枸杞。含生物碱，以及维生素 A、维生素 B_1、维生素 B_2、维生素 C 和钙、磷、铁等。枸杞有降压作用，具有轻微的抑制脂肪在肝细胞内沉积和促进肝细胞新生的作用，尚有降低胆固醇和降低血糖作用。

3）西葫芦。性寒味甘，中医认为西葫芦入肺、胃、肾，具有清热利尿、除烦止渴、润肺止咳、消肿散结的功能，可用于辅助治疗糖尿病水肿腹胀、烦热口渴。

4）蘑菇。蘑菇含有丰富的水分、蛋白质，含丰富的硒、钾、尼克酸，一定量的钙、铁、维生素 C，以及少量的核黄素、硫胺素等。蘑菇还含有较多食物纤维、胰蛋白酶等多种酶类，能分解蛋白质和消化脂肪。

5）大蒜。具有很强的杀菌力，还能降血脂、降血糖及降血压。大蒜能降低血清胆固醇、甘油三酯，还可以增加高密度脂蛋白和减少低密度脂蛋白。蒜胺能促进和发挥维生素 B_1 的作用，蒜胺还能降低血糖提高胰岛素水平。

6）苦瓜。富含多种营养成分，尤其维生素 C 的含量丰富。苦瓜中所含的苦瓜皂甙，有非常明显的降血糖作用，有类似胰岛素样作用，还能刺激胰岛素的释放。糖尿病病人常吃些苦瓜，有利于控制血糖。

7）蒲公英。蒲公英营养成分十分丰富，既可食用又可入药。蒲公英味甘、性寒、无毒。中医用蒲公英治疗糖尿病效果很好，无副作用。

8）鸡肉。性温，味甘，归脾、胃经，具有温中、补气养血、消渴、补虚、驱寒的功效。每 100g 鸡肉中含蛋白质 23.3g，被人体的利用率高。矿物质、维生素的含量丰富。鸡肉含有不饱和脂肪酸，低脂肪低胆固醇，适合糖尿病人食用。

9）荞麦。含有丰富的维生素 P、维生素 B_1 和维生素 B_2 等；含有多种生物类黄酮，可以提高人体免疫力；含有大量的膳食纤维，可预防便秘，降低胆固醇，适合糖尿病患者食用。

10）大豆。大豆含有 40%的蛋白质，含量丰富，且品质优良；含有多不饱和脂肪酸，可以降血脂；含有如大豆异黄酮、大豆磷脂、大豆多肽、大豆膳食纤维等多种生物活性物质，对人体健康非常有益。

11）鸡蛋。含有较丰富的维生素 A 和维生素 E 以及大部分 B 族维生素。鸡蛋还含有丰富的维生素 D。

12）南瓜。含有丰富的果胶，能与人体内多余的胆固醇结合，可降低胆固醇，预防动脉硬化。南瓜中含有葫芦巴碱、腺嘌呤、戊聚糖、甘露醇等许多对人体有益的物质，并能促进胰岛素的分泌。

13）莴笋。糖和脂肪含量低，并且含胰岛素激活剂，对糖尿病病人有益。

14）竹笋。竹笋属高纤维素食物，可延缓糖尿病病人肠道中食物的消化和葡萄糖的吸收，有助于控制餐后血糖。

15）菠菜。有促进胰岛素分泌的作用，常食菠菜可以调节血糖水平。

四、营养、膳食与肿瘤

目前肿瘤的发病率和死亡率较高，是危害人类健康的主要疾病之一。肿瘤的发病原因比较复杂，有内源性因素，也有外界环境因素。环境因素中膳食营养的影响较大，一般认为有30%多的肿瘤与饮食有关。

引起肿瘤因素很多，如大家熟悉的吸烟、食品添加剂、工业“三废”造成的环境污染、工作环境因素、核辐射、电离辐射、紫外线、热辐射、可致癌的化学物质（多环芳烃、二噁英、N-亚硝基化合物等）、饮食方式、食物类型、遗传因素、营养因素、社会因素等，都有可能引起癌症的发生。这里我们只讨论营养因素与肿瘤的关系。

1．营养因素与肿瘤

（1）热能　膳食总热量的摄取与某些肿瘤的发病率相关，长期摄入高热能的饮食，可使肿瘤的发生率提高。限制热能摄入可使自发性肿瘤的发病可能性降低或发病时间延后，可使肿瘤的数目减少，并可抑制移植性肿瘤的成活与生长速度。限制热能摄入可减少肿瘤的发生。但是过多限制饮食时，不仅热能减少，其他营养素的摄入也会相应的减少，导致营养不足或平衡失调、生理功能紊乱及机体抵抗力下降等。因此，限制热能可以预防和控制癌症，但是要注意不能过度限制。

（2）蛋白质　当膳食中蛋白质含量过低时，可以促进肿瘤的发生，如肝癌和食管癌发病率增高。提高膳食蛋白质的含量或补充某些氨基酸可以抑制肿瘤的生长。但是如果过量摄取蛋白质达到一定量值时，就会增加化学物质诱发肿瘤的可能性，以恶性淋巴瘤发生较多，这可能与某些特异氨基酸有关。内源性蛋白酶抑制剂是一种抗癌因子，高热量、高动物蛋白、高脂肪饮食可降低内源性蛋白酶抑制剂的生成，增加肿瘤发生的可能性。

（3）脂肪　脂肪与肿瘤发生率之间有强烈的相关性。

高脂肪饮食可使多种癌的发生率提高，如乳腺癌、肠癌、前列腺癌等。高脂肪饮食，特别是含有饱和脂肪酸的饮食，可增加肠道中某些致癌物的形成。当膳食脂肪过多时，可刺激胆汁分泌，使胆汁数量增加，并被肠道内数量同时增加的厌氧菌转化成胆酸、中性胆固醇，及其分解代谢产物等，而这些物质均具有引起癌变的作用。

低脂饮食有助于预防癌症。在以动物食品为主并摄入高脂肪膳食的人群中，结肠癌、乳腺癌的发病人数大大高于以植物性食物为主、脂肪摄入数量低的人群。

（4）碳水化合物和膳食纤维　精制糖和精制淀粉与结肠癌、直肠癌、胃癌等有关。这些物质进入大肠后，可被细菌发酵，导致致癌物质的产生，而引起肿瘤发生。

膳食纤维是指食物中不能被机体利用的多糖，包括纤维素、木质素、半纤维素、多缩戊糖、树胶及果胶等，主要来自蔬菜、水果和谷物。膳食纤维能影响某些致癌物的产生，并能降低大肠中致癌物质的浓度；能促进肠道的蠕动，使肠腔内毒物停留时间缩短，从而影响肿瘤的生成和发展。富含膳食纤维的蔬菜、水果等食物能显著降低结肠癌，直肠癌、乳腺癌、胃癌、食管癌、宫颈癌、胰腺癌、口腔及咽癌的发生率。膳食纤维减少时，食物通过肠道的时间会延长，增加了厌氧菌的作用，可使致癌物或致癌物前体产生，使大肠癌的发病率增加。但膳食纤维过多，可导致营养素缺乏，也可使食道癌等的发病率上升。因此，膳食纤维的摄入量也应适当。

（5）维生素　维生素 A、维生素 C、维生素 E 等都对肿瘤的发生有影响。

1）维生素 A。维生素 A 的摄入较低时，易发生肺癌、支气管癌、喉癌、膀胱癌、食管癌、胃癌、大肠癌及前列腺癌等。

2）维生素 C。维生素 C 有多种生理功能：具有抗氧化、抗辐射作用；能增强机体免疫功能，提高对传染性疾病的抵抗力；作为抗氧化剂，能清除自由基，有效地阻断体内亚硝胺类化合物的合成；保护 DNA、蛋白质和膜细胞，参与细胞间质构造，增强正常组织对癌细胞侵袭的防御能力；抑制组织细胞对致癌化合物的转化，解除外来致癌物的毒性，从而可使癌细胞逆转或抑制其生长。

3）维生素 E。维生素 E 是高效抗氧化剂，在体内保护细胞免受自由基的损害。维生素 E 作为抗氧化剂，可以与超氧化物歧化酶、谷胱甘肽过氧化物酶一起构成体内抗氧化系统，保护机体免受自由基的侵害，抑制自由基的形成，保护细胞的正常分化；改变致癌物的代谢途径，抑制体内亚硝胺等致癌物的形成；促进蛋白质的更新合成，增强机体免疫功能。维生素 E 与微量元素硒有协同作用，能有效地防治癌症。

4）B 族维生素。B 族维生素主要功能是作为酶或辅酶保证人体的代谢和生理功能的正常运转。当 B 族维生素缺乏时，机体的代谢和各项生理功能出现异常。蛋白质的合成与分解不能正常进行，碳水化合物的代谢、脂肪代谢等出现障碍，使机体免疫系统受到影响，常可增加动物对某些肿瘤的敏感性。缺乏 B 族维生素，使得肿瘤的形成和生长速度明显加快。维生素 B_2 能抑制黄曲霉毒素 B_1 诱发肝癌，维生素 B_2 还能降低食管癌的发病率。缺乏胆碱可促进黄曲霉毒素 B_1 和亚硝胺类致癌的作用。维生素 B_6、叶酸和维生素 PP 缺乏可促进肿瘤发生。维生素 B_{12} 缺乏可增加癌症发病率。

（6）矿物质。矿物质对保护机体正常的内环境稳定具有重要意义。一些矿物质具有抗癌活性，如硒、钼。其他生物活性化合物与肿瘤也有一定的关系。这些化合物是葱属化合物、二硫醇硫酮、异硫氰酸盐、类萜烯化合物、异黄酮类、蛋白酶抑制剂、植酸、多酚类、葡萄糖异硫氰酸盐和吲哚、类黄酮类、植物固醇、皂苷类和香豆素类。这些化合物都不同程度地具有预防癌症作用。它们主要存在于谷物、蔬菜、水果、豆类及其他植物性食物中。

2．膳食调整

我国的癌症病人中有 30%～50%的人是由于不合理的膳食构成、不卫生的饮食习惯和不科学的烹调加工方式所引起的。健康的生活方式、合理的膳食能有效地预防和抑制肿瘤的发生。

（1）膳食调整原则　预防和减少肿瘤的发生是膳食调整的核心，要保证合理营养，平衡膳食。

1）控制能量。合理摄入能量，避免出现体重超重或过轻的现象。要按不同人群的年龄、性别、基础代谢、体力活动等情况确定合理的能量摄入。蛋白质占总能量的12%～15%，其中优质蛋白质占蛋白质总量的1/3～1/2；脂肪占总能量的25%～30%，饱和脂肪酸、单不饱和脂肪酸、多不饱和脂肪酸的比例为1:1:1；碳水化合物占总能量的65%左右，保证淀粉种类多样。

2）保证膳食纤维的摄入。每天食用400～800g的蔬菜和水果，应保证种类多样，占一天总能量的7%～14%；注意多摄食含维生素C和维生素A丰富的蔬菜和水果。

3）保证矿物质含量丰富的摄入。摄取矿物质丰富的食物，尤其是含碘、铜、铁、钼、硒、钙等丰富的食物。

4）食物应多样化。以植物性食物为主，应占每餐的2/3，膳食应含有豆类和粗加工的淀粉类主食，保证有足量的营养素摄入；适当摄取一定量的具有抗癌、防癌作用的天然食物。

（2）注意事项

1）减少致癌物进入人体。人类膳食中存在很多可能致癌的物质，这些物质可能是天然存在于食物成分中的，也可能是由于食物在生产、加工、储存、包装过程中被污染了致癌物，如农药、有毒重金属、霉菌毒素、二噁英、多环芳烃等；也可能是由于不合理的加工方式引起的物质改变而产生的，如杂环胺类等；还有可能使食物中存在致癌物的前体物质，进入人体后发生转化产生致癌性。因此，在日常生活中，应了解食品卫生知识和科学的加工管理行为，尽量避免食物受致癌物、诱变剂的污染，减少膳食中致癌物的摄入。

2）多进行体力活动，注意控制体重，减少患病概率。进行适当的体力活动，保持适宜的体重，增强机体抵抗力和免疫水平。成年人要限制体重增幅不超过5kg。

3）注意盐的摄入量。成年人每天吃盐量不超过6g，儿童按能量计算，每1 000kcal摄入3g食盐。

4）节制饮酒。尽量不饮酒，禁止酗酒。饮酒会对肝脏造成伤害，易诱发肝癌；饮酒还会增加口腔癌、食管癌、乳腺癌、甲状腺癌等的发病率。

5）限制高脂饮食。摄食过多的动物脂肪，可诱发大肠癌等。因此应少吃肥肉和动物油脂，多吃富含不饱和脂肪酸的鱼类和植物油。

（3）食物介绍　具有抗癌作用的食物：

1）水果和蔬菜。

沙棘：又名醋柳、酸刺。沙棘含有160多种生物活性物质，能调节肌体免疫功能，清除人体自由基，直接杀死癌细胞，阻断癌细胞的再生。对血液病、各种肠癌、淋巴癌、消化系统癌症、妇科癌症等有明显的疗效，是当今国内外公认的广谱抗癌物。

葡萄：含有白黎芦醇及葡萄糖苷，具有抑制肿瘤、防癌与抗癌作用。

柑橘：柑橘有抑制癌症发生的效用。

无花果：含有的多种成分，如β-谷甾醇、β-香树脂醇、蛇麻脂醇等，能阻止癌细胞的合成，达到防癌、抗癌作用。

番茄：主要的抗癌成分是番茄红素，是一种强抗氧化剂，能保护人体细胞免受自由基侵害，阻止DNA的氧化，同时能帮助修复体内受损细胞，激发抗体，使癌细胞失去活性。摄取高量的番茄红素可预防前列腺癌、消化道癌、乳癌、宫颈癌、肺癌等多种癌症的发生。番茄宜熟食，番茄熟食的番茄红素吸收率比生食高，能更好地发挥其抗癌功效。

花椰菜：含有吲哚类化合物，主要是芳香异硫氰酸和二硫酚硫酮，能促进人体产生细胞保护酶，杀死癌细胞。另外，吲哚化合物还可分解 3，4-苯并芘，能使黄曲霉毒素诱发的肝癌发病率下降 50%，对细胞癌化有抑制作用。同类蔬菜还有卷心菜、洋白菜等。

洋葱：洋葱中还含有大量的抗变异原物质和微量元素硒，能抑制致癌的变异原物质产生，能降低癌症的发病率。

萝卜：萝卜含有木质素和多种维生素、叶酸，能提高巨噬细胞吞噬细菌、异物和坏死细胞的功能，从而加强肌体的抗癌能力。

胡萝卜：含有丰富的胡萝卜素，能减少咽喉、食管和胃肠等器官的上皮组织的炎症，从而阻止器官的癌前病变，并能使细胞内的溶酶体破裂放出水解酶，使癌细胞溶解、消退。

莴苣：含有一种芳烃羟化酶，能分解食物中的亚硝胺，阻止癌细胞的产生，对于消化系统癌症有一定预防作用。

辣椒：辣椒素是一种抗氧化剂，能中和体内多种有害含氧物质，阻止病变细胞代谢，防止癌变。值得注意的是，辣椒素既有抗癌作用，也有致癌效应，若适量或少量食用，能抗癌，摄食过多则可能致癌。

芦笋：富含蛋白质、叶酸、核酸等，具有抗癌作用，防治肺癌效果尤其明显。

苦瓜：苦瓜中的蛋白质可以提高人体免疫细胞的功能，预防癌症。

莼菜：含有一种酸性杂多糖，是一种免疫促进剂，能促进巨噬细胞吞噬异物的能力，达到防癌的效果。

2）粮食类。

大豆：大豆中的蛋白酶抑制剂有抗氧化活性，能抑制化学促癌剂的活力，防止自由基的产生；大豆异黄酮能降低体内雌激素的促癌作用，降低乳腺癌和前列腺癌的发生率。

甘薯：甘薯含有名为脱氢表雄酮的特殊化学物质，可以预防结肠癌和乳腺癌。另外，甘薯含有的粘蛋白和粘多糖类物质，具有保持消化系统和呼吸系统的润滑，提高人体免疫力的作用。甘薯中含的纤维素比较多，对促进胃肠蠕动和防止便秘非常有益，对预防直肠癌和结肠癌也有一定作用。

荞麦：含有黄酮、槲皮素、儿茶素、芦丁、荞麦碱等成分，具有抗感染、抗突变、抗肿瘤等作用，芦丁与槲皮素能减少结肠癌的危险性。荞麦中含有的 B 族维生素和微量元素硒也具有一定的抗癌作用。

芝麻：研究证实，芝麻所含的芝麻素能消除体内有害物质，具有明显的抗癌功能。

3）茶叶。茶叶具有一定的抗癌作用。茶叶的主要成分茶多酚是一种生物黄酮类化合物，具有清除自由基和增强免疫的功能。所含有的其他成分如维生素 C、维生素 E、胡萝卜素、微量元素等也起一定防癌作用。

4）食用菌。

香菇：香菇中含有的抗癌成分主要是香菇多糖，它能提高 T 细胞的活力，诱发体内干扰素的产生，增强人体免疫功能。香菇含有的葡萄糖苷酶成分能提高肌体的抗癌能力。

金针菇：金针菇中含有一种叫朴菇素的物质，有增强肌体对癌细胞的抗御能力。金针菇含有氨基酸和核酸，能降胆固醇、预防肝病和肠胃溃疡。

平菇：平菇中的蛋白多糖对癌细胞有很强的抑制作用，能增强肌体的免疫功能。对减少人体血清胆固醇、降低血压和血脂、防治肝炎和预防癌症有明显的效果。

草菇：草菇中含有一种异种蛋白物质，有消灭人体癌细胞的作用。草菇中丰富的维生素C、核酸有助于增强肌体免疫功能、促进新陈代谢、增强抗病能力。

银耳：银耳含有银耳酸性多糖，能提高人体的免疫功能，有抗癌作用。

猴头菌：猴头菌含有多肽、多糖等抗癌物质，具有很好的增强人体免疫功能的作用，可预防和治疗消化道肿瘤。

复习思考

1. 肥胖的病因和危害有哪些？
2. 简述肥胖的膳食控制原则和注意事项。
3. 简述动脉粥样硬化的膳食控制原则和要求。
4. 简述糖尿病的分类和危害。
5. 糖尿病的膳食控制和注意事项有哪些？
6. 营养因素对肿瘤有什么影响？
7. 如何对肿瘤进行膳食控制？

技能应用

生长发育评价

1．Z 评分法

Z 分=（体格指标实际测量值–体格指标参考值中位数）/体格指标参考值标准差。

Z 评分法评价年龄别体重：年龄别体重 Z 分（Weight for Age Z scores，WAZ），以<–2 界定低体重，表示近期营养不良。

Z 评分法评价年龄别身高：年龄别身高 Z 分（Height for Age Z scores，HAZ），以<–2 界定生长迟缓，反映较长期的营养状况。

将体重和身高结合起来评价：身高别体重 Z 分（Weight for Height Z scores，WHZ），反映体格均称状况，以<–2 界定为消瘦，>2 界定为肥胖。

在用 Z 分评价体格发育状况时，多采用 WHO 推荐的美国国家卫生统计中心（NCHS/WHO）的参考值。

2．年龄别 BMI 法

WHO 专家委员会认为，年龄别体质指数（BMI）是评价儿童生长发育最好的指标，既能反映年龄特征，又能反映体质构成，还能与成人体格评价相连贯，但目前尚未建立其正常参考值。

3．其他方法

其他方法包括百分位法、中位数法、指数法、生长曲线图评价法。体格发育状况评价可参考我国 2005 年中国 9 市 7 岁以下儿童体格发育调查研究测量值。

知识拓展

糖尿病症状

糖尿病症状可总结为“三多一少”，所谓“三多”是指“多食、多饮、多尿”，“一少”指“体重减少”。

1. 多食

由于大量尿糖丢失，如每日失糖500g以上，机体处于半饥饿状态，能量缺乏需要补充引起食欲亢进，食量增加。同时又因高血糖刺激胰岛素分泌，因而病人易产生饥饿感，食欲亢进，老有吃不饱的感觉，甚至每天吃五六次饭，主食达1～1.5kg，副食也比正常人明显增多，还不能满足食欲。

2. 多饮

由于多尿，水分丢失过多，发生细胞内脱水，刺激口渴中枢，出现烦渴多饮，饮水量和饮水次数都增多，以此补充水分。排尿越多，饮水也越多，形成正比关系。

3. 多尿

尿量增多，每昼夜尿量达3 000～5 000mL，最高可达10 000ml以上。排尿次数也增多，一两个小时就可能小便一次，有的病人甚至每昼夜可达30余次。糖尿病人血糖浓度增高，体内不能被充分利用，特别是肾小球滤出而不能完全被肾小管重吸收，以致形成渗透性利尿，出现多尿。血糖越高，排出的尿糖越多，尿量也越多。

4. 消瘦

由于胰岛素不足，机体不能充分利用葡萄糖，使脂肪和蛋白质分解加速来补充能量和热量。其结果是使体内碳水化合物、脂肪及蛋白质被大量消耗，再加上水分的丢失，病人体重减轻、形体消瘦（体重减少），严重者体重可下降数十千克，以致疲乏无力，精神不振。同样，病程时间越长，血糖越高，病情越重，消瘦也就越明显。

第十章 食品卫生基础

学习目标

1. 掌握食品污染和生物性、化学性、物理性污染的概念。
2. 了解各种污染物污染食品的途径。
3. 熟悉各种污染物的毒性及对人体的危害。
4. 掌握预防各种污染物污染食品的措施。

一、食品污染

1. 食品污染的概念

食品污染是指食品及其原料在生产和加工过程中，都有可能被某些有毒、有害物质介入食品而使食品的营养价值和卫生质量降低或对人体产生不同程度的危害。简言之，有毒、有害物质进入正常食品的过程，称为食品污染。进入食品中的有毒、有害物质则称为污染物。

2. 食品污染的分类

根据污染物的性质，食品污染可分为以下三类：

（1）生物性污染　食品的生物性污染包括微生物、寄生虫、昆虫污染。

1）微生物污染。主要有细菌及其毒素，霉菌与霉菌毒素，病毒。微生物富含分解各种有机物质的酶类，在各种酶的作用下，分解食品中蛋白质、脂肪及碳水化合物，产生一系列复杂的变化，可使食物的感官性能改变，营养价值降低，甚至引起严重腐败变质、霉烂，完全失去食用价值。

2）寄生虫污染。常见虫卵有蛔虫、绦虫、中华分支睾吸虫卵及旋毛虫卵等，通过病人、病畜的粪便污染水体或土壤后，再污染食品或直接污染食品。

3）昆虫污染。昆虫污染主要有粮食中的甲虫、螨类和蛾类以及动物性食品和某些发酵食品中的蝇蛆等。

（2）化学性污染　食品的化学性污染种类繁多，来源复杂，主要是由各种有害金属、非金属、有机物、无机物对食品的污染而造成的食品安全问题。目前，危害最严重的是化学、农药、兽药、有害金属、多环芳烃类如苯并（a）芘、*N*-亚硝基化合物等污染物。

1）来自生产、生活和环境中的污染物。工业生产排出的废水、废气和废渣中含有各种有毒物质污染水中生物、农作物、牧草等，进而污染各种食品；农药有熏蒸剂、杀虫剂、除草剂、杀菌剂等，这些农药若使用不当或使用过量使食品受到污染或在食品中有一定残留；不当使用兽药，导致在动物性食品中的蓄积。

2）添加剂的污染。非法使用添加剂或添加剂使用不当，导致添加剂本身含有的杂质作为有害物质而进入食品。

3）食品容器、器械、工具、包装材料、运输工具等的污染。质量低劣的食品容器、器械、工具、包装材料、运输工具等，其中含有不稳定的有害物质可转移到食品中。装过有害化学物质的容器、包装材料若未经彻底洗刷与消毒处理即存放食品也可造成污染。

（3）物理性污染　食品的物理性污染是指食品生产加工过程中混入食品中的杂质超过规定的限量，或食品吸附、吸收外来的放射性物质所引起的食品安全问题。这些危害的来源有可能是原材料或包装材料中的外来物质，也可能是加工过程或工人操作带入的外来物，或者是设计或维护不好的设施和设备。

1）杂物污染。来自食品产、储、运、销过程的污染物，如粮食收割时混入的草籽、液体食品容器中的杂物、食品运销过程中的灰尘及苍蝇等；食品的掺杂掺假，如粮食中掺入的沙石、肉中注入的水、奶粉中掺入大量的糖等。

2）食品的放射性污染。食品中放射性物质主要来源于宇宙射线和地壳中的放射性物质，即天然本底。而核试验及和平利用原子能产生的放射性物质即人为的放射性污染，均可污染食品。某些鱼类能蓄积重金属，同样情况下也蓄积金属的同位素。某些海底动物如软体动物蓄积特别危险的锶，牡蛎能蓄积大量锌，某些鱼类能蓄积铁。

二、生物性污染及其防治

1. 细菌性污染及其防治

（1）常见细菌性污染的菌属及其危害

1）致病菌。致病菌对食品的污染有两种情况，第一种是生前感染，如奶、肉在禽畜生前即潜存着致病菌，主要有引起食物中毒的肠炎沙门氏菌、猪霍乱沙门氏菌等沙门氏菌；也有能引起人畜共患的结核病的结核杆菌、布氏病（波状热）的布鲁杆菌、炭疽病的炭疽杆菌。第二种是外界污染，致病菌来自外环境，与畜体的生前感染无关，主要有痢疾杆菌、副溶血性弧菌、致病性大肠杆菌、伤寒杆菌、肉毒梭菌等。这些致病菌通过带菌者粪便、病灶分泌物、苍蝇、工（用）具、容器、水、工作人员的手等途径传播，造成食品的污染。

2）条件致病菌。通常情况下不致病，但在一定的特殊条件下才有致病力的细菌。常见的有葡萄球菌、链球菌、变形杆菌、韦氏梭菌、蜡样芽孢杆菌等。能在一定条件下引起食物中毒。

3）非致病菌。在自然界分布极为广泛，在土壤、水体、食物中更为多见。食物中的细菌绝大多数都是非致病菌，这些非致病菌中，有许多都与食品腐败变质有关。能引起食品腐败变质的细菌，称为腐败菌，是非致病菌中最多的一类。

（2）食品细菌污染指标及其卫生学意义　反映食品卫生质量的细菌污染指标有两个方面：菌落总数和大肠菌群。

1）菌落总数（或称细菌总数、杂菌总数）。菌落总数是指食品检样经过处理，经一定条件下（如培养基成分、培养温度与时间、pH、需氧性质等）培养后，在被检样品的单位质量（g）、容积（mL）或表面积（cm^2）食品中所含能在严格规定的条件下培养所生成的细菌菌落总数，但不考虑其种类。

它是食品的一般卫生指标。菌落总数主要作为判断食品被污染程度的标志，也可以预测食品的耐保藏性。

2）大肠菌群。大肠菌群是指一群能发酵乳糖、产酸、产气、需氧和兼性厌氧的革兰氏阴性无芽孢杆菌，包括肠杆菌科的埃希氏菌属、柠檬酸杆菌属、肠杆菌属和克雷伯菌属。

由于大肠菌群都是直接或间接来自人与温血动物的粪便，在食品中检出大肠菌群时，可推断食品中是否被污染肠道致病菌的可能，即大肠菌群也可以作为肠道致病菌污染食品的指示菌。

（3）细菌性污染的防治措施

1）防止细菌对食品的污染。健全有关卫生组织及管理制度，严格执行生产加工过程中的各项卫生制度和措施：从原料的采购、挑选到生产、加工、储存、运输、销售等各环节，要采取相应的卫生措施。

2）控制细菌的生长、繁殖和产毒。对影响细菌生长、繁殖、产毒的主要环境因素如温度、时间、水分等采取相应的控制措施，常用冷冻、冷藏法抑制食品中细菌的增殖，用盐腌、糖渍等提高食品渗透压的方式，或以脱水保藏等方法以抑制细菌的繁殖和产毒。

3）彻底杀灭病原菌或去除其毒素。严格遵守杀菌规程，控制灭菌温度和时间。在烹饪过程中保证煮熟、煮透，熟食品存放较长时间如再度食用前，应在食用前彻底加热后再食用。以彻底杀灭食品中的微生物。

2．真菌性危害及其防治

真菌在自然界分布很广，种类繁多。有些真菌对人类是有益的，如在发酵酿造工业和抗生素医药制造等方面起着重要的作用。但有些真菌污染食品后能迅速繁殖，导致食品腐败变质，失去食用价值。甚至有些真菌在一定条件下产生毒素，使人和动物中毒。真菌毒素与细菌毒素不同，它不是复杂的蛋白质分子，不会产生抗体。它的形成受菌粒、菌株、环境、气候、生态学等因素的影响，在0℃以下和30℃以上多数真菌产毒能力减弱或消失。因此，真菌造成人畜中毒常有地区性和季节性的特点。

目前已知真菌毒素大约为200种，一般按其产生毒素的主要真菌名称来命名，比较重要的有黄曲霉毒素、杂色曲霉毒素、镰刀菌毒素、展青毒素、黄绿霉毒素以及黄变米毒素。其中黄曲霉毒素尤其重要。

（1）黄曲霉毒素　黄曲霉毒素是结构相似的一类化合物，是由黄曲霉和寄生曲霉产生的一类代谢产物，具有极强的毒性和致癌性。早在19世纪60年代英国苏格兰火鸡饲料中的发霉花生粉分离出黄曲霉毒菌，后经动物实验证明，用污染了黄曲霉的花生粉喂养大鼠可诱发大鼠肝癌，将鉴定出的致癌物命名为黄曲霉毒素。

1）黄曲霉毒素毒性。黄曲霉毒素毒性较强，并有致癌性，如黄曲霉毒素 B_1、黄曲霉毒素 G_1 和黄曲霉毒素 M_1。在粮油食品天然污染中以黄曲霉毒素 B_1 最多见，而且其毒性和致癌性最强，因此，在食品卫生监测中常以黄曲霉毒素 B_1 作为污染指标。

黄曲霉毒素能够溶解于氯仿、甲醇及乙醇等，但不溶解于水、己烷、石油醚和乙醚中。在紫外线照射下产生荧光，可利用该特性测定黄曲霉毒素。根据荧光颜色、Rf值及结构的不同加以鉴定，分别命名为黄曲霉毒素 B_1、B_2、G_1、G_2、M_1、M_2、P_1 及 Q_1 等。

黄曲霉毒素耐热，在一般的烹调加工温度下，不能被破坏。在 280℃时发生裂解，其毒性被破坏。在加氢氧化钠的碱性条件下，黄曲霉毒素的内酯环被破坏，形成香豆素钠盐，该钠盐溶于水，故可通过水洗予以去除。

2）黄曲霉毒素对食品的污染。黄曲霉毒素在自然界分布十分广泛，土壤、粮食、油料作物、种子均可见到。我国长江流域及其以南的广大高温、高湿地区易受黄曲霉毒素 B_1 的污染，北方各省由于天气干燥污染较轻。污染的品种以花生、花生油、玉米最严重，大米、小麦、面粉较轻，豆类一般很少受污染，其他食品如白薯干、甜薯、胡桃、杏仁等也有报道曾受到污染。

3）预防要点。预防要点主要是防霉、去毒，以防霉为主。

防霉：食品中真菌生长繁殖的条件，主要是有适宜的湿度、温度和氧气，尤以湿度最为重要。所以控制粮食中的水分是防霉的关键。在粮食收获后，必须迅速将水分含量降至安全水分以下。所谓安全水分，就是使粮食不易发霉的最高水分含量。不同的粮粒其安全水分不同，如一般粮粒含水分在 13%以下，玉米在 12.5%以下，花生在 8%以下，真菌不易生长繁殖。粮食入仓之后应注意通风，保持粮库内干燥。采用除氧充氮的方法对防霉也有较好的效果。

去毒：粮食污染黄曲霉毒素后，可采用下列方法去毒。第一，挑出霉粒，对花生、玉米去毒效果较好。第二，研磨加工，发霉的大米加工成精米，可降低毒素含量。第三，加水反复搓洗，或用高压锅煮饭。第四，加碱破坏，适用于含黄曲霉毒素较高的植物油。第五，吸附去毒，在含毒素的植物油中加入活性白陶土或活性炭等吸附剂，经搅拌、静置，毒素可被吸附而去除。

（2）与食品污染关系密切的其他真菌毒素　与食品污染关系密切的霉菌毒素除前述几种外，还有玉米赤霉烯酮、伏马菌素、3-硝基丙酸素等，这些真菌毒素易污染谷类、大米、大麦、玉米等作物，对动物均有较强的毒性。

1）玉米赤霉烯酮。该毒素主要由禾谷镰刀菌、黄色镰刀菌、木贼镰刀菌等产生，是一类结构相似的二羟基苯酸内酯化合物。因有类雌激素样作用，可表现出生殖系统毒性作用。猪为敏感动物，雌性猪表现为外阴充血、乳房肿大，甚至不孕；雄性小猪表现为睾丸萎缩、乳腺肿大等雌性变化。该毒素主要污染玉米，其次是小麦、大麦、大米等粮食作物。我国曾对南方几个地区的小麦进行过调查，发现污染较轻，目前我国尚未制定食品中的限量标准。

2）伏马菌素。主要由串珠镰刀菌产生，可分伏马菌素 B_1（FB_1）和伏马菌素 B_2（FB_2）两类。食品中以 FB_1 污染为主，主要污染玉米和玉米制品。目前已知 FB 最主要的毒作用是神经毒性，可引起马的脑白质软化，FB 还具有慢性肾脏毒性，可引起肾病变，另外还可引起狒狒心脏血栓等。FB 不仅是促癌剂，其本身还有致癌作用，主要引起动物原发性肝癌。我国曾对玉米、小麦等粮食作物中 FB_1 的污染情况进行调查，发现不同地区均有不同程度的污染，目前我国尚无其在食品中的限量标准。

3）3-硝基丙酸。它是曲霉属和青霉属等少数菌种产生的有毒代谢产物。我国从引起中毒的变质甘蔗中分离到的节菱孢霉具有产生 3-硝基丙酸的作用。该化学物对多种动物具有毒性作用，表现为神经系统、肝、肾和肺损伤。变质甘蔗中毒在我国北方常有发生，发病急，潜伏期从十几分钟至十几小时。发病初期为消化功能紊乱，随后出现神经系统症状，如头痛、头晕等，重者可伴有抽搐。抽搐时四肢强直、手足呈鸡爪样、牙关紧闭、瞳孔散大、面部发绀等，每日发作可达数十次，随后可进入昏迷期。中毒者常死于呼吸衰竭，存活者多有椎外系统神经损害，留下终生残疾。对3-硝基丙酸中毒的预防措施是甘蔗必须成熟后收割，收割后需防冻，防霉菌污染，储存期不可过长。宣传教育不吃霉变的甘蔗，一旦发生中毒，因无特效疗法而应尽快洗胃或灌肠排除毒物，控制脑水肿，促进脑功能恢复并采取其他对症及支持疗法。

3. 寄生虫性危害及其防治

在自然界中，有些虫体不能独立生存，将其一生的大多数时间居住在其他动物或人体内或体表，获取营养以维持生活，并对人体或动物引起危害，这些虫体称为寄生虫，被寄生的人或动物称为宿主。寄生虫可诱发人畜共患病和其他食源性疾病。

（1）与食品安全关系密切的寄生虫　以蠕虫类为常见，如吸虫、绦虫、线虫等。其中猪带绦虫（包括囊尾蚴）、旋毛虫、肝片形吸虫、弓形体原虫等常寄生于畜肉中，鱼贝类中常见的寄生虫有中华分支睾吸虫（肝吸虫）、阔节裂头绦虫、猫后睾吸虫、横川后殖吸虫、异形吸虫、卫氏并殖吸虫、棘颚口线虫、无饰线虫等，而姜片虫则常寄生于菱、茭白、荸荠等水生植物的表面，蔬菜瓜果则可引起蛔虫病的传播，生食鱼片（生鱼干）则易得肝吸虫病。

（2）防止寄生虫污染的措施

1）控制传染源。在人畜共患寄生虫病的发病地区，要积极做好家畜饲养卫生工作。禁止用人粪喂猪。采用泔脚养猪的地区，要煮熟后喂食。提倡圈养，要加强防鼠、灭鼠措施。

2）切断传播途径。饲养家畜及其他动物时，不喂饲生鱼或生的动物内脏等废弃物，淡水鱼养殖要禁止用人粪作饲料。

3）保护易感人群。大力开展卫生宣传教育，改变不卫生的生活习惯，注重个人卫生，饭前便后要洗手。不吃生的或半生不熟的食品，不吃腌制不透的鱼、虾、醉蟹、咸蟹等水产品，不吃不洁的生菜和瓜果，提倡不吃生的菱角、荸荠等水生植物。

4. 昆虫性危害及其防治

食品生产企业及仓储、经营场所中的苍蝇、蟑螂及甲虫等昆虫和老鼠等动物是造成食品污染、传播疾病、引起食物中毒的主要媒介，对食品安全卫生是一种严重的危害，应采取严密的防范和杀灭措施。

蟑螂是食品工厂和食品服务设施内最为普遍的一类害虫，也是重要的家庭害虫，它以厨房为主要栖息场所，不仅污染食品留有臭味，更重要的是传播各种病原菌，危害人体健康。此外，蟑螂还带有某些过敏性的物质，使人接触后会发生哮喘和过敏性鼻炎。蟑螂是一种四季都有的害虫，必须实施持续不断的卫生操作，使用化学药剂防治和保持环境卫生都是必要的防治措施。

各种滋生的害虫如甲虫、蛾类、蛆污染并损害食品，使食物感官性状恶化，营养价值降低，甚至完全失去食用价值，而且有些寄生昆虫的粪便中含有毒物质，对肝脏具有毒性。昆虫对小麦的侵害可使其在胚芽及糊粉层中的维生素 B_1 显著减少；当米象侵害高粱后，维生素 B_1 损失率高达31.5%。虫害能加快营养素物理化学性质劣化的速度，可使食物储藏温度上升，甚至超过45℃。

当人食用被螨类污染的白糖或其他食品后，螨虫侵入人体肠道，可损害肠黏膜而形成溃疡，引起腹痛、腹泻、肛门灼烧等症状，即为肠螨病。螨虫侵入肺部可引起肺螨病，侵入泌尿系统可引起尿路感染等。

三、化学性污染及其防治

食品的化学性污染种类繁多，主要来自于工业“三废”，化肥中的杂质，农药的残留，过量使用添加剂，食品加工过程中容器具、设备不确使用时毒物的溶出，以及烹饪不当引起的营养素转化等。

1．工业毒物对食品的污染及其防治

（1）重金属对食品的污染　环境中八十余种金属元素可以通过食物和饮水摄入，以及呼吸道吸入和皮肤接触等途径进入人体，其中一些金属元素在较低摄入量的情况下对人体即可产生明显的毒性作用，如铅、镉、汞等，常称之为有毒金属。另外许多金属元素，甚至包括某些必需元素，如铬、锰、锌、铜等摄入过量也可对人体产生较大的毒性作用或潜在危害。

1）有害金属污染食品的途径。食品中的有害金属主要来源于以下几个方面。

① 某些地区特殊自然环境中的高本底含量。生物体内的元素含量与其所生存的大气、土壤和水环境中这些元素的含量成明显正相关关系。由于不同地区环境中元素分布的不均一性，可造成某些地区某种和某些金属元素的本底值相对高于或明显高于其他地区，而使这些地区生产的食用动植物中有害金属元素含量较高。

② 由于人为的环境污染而造成有毒有害金属元素对食品的污染随着工农业生产的发展，使用的化学物，包括含有毒有害金属元素的物质日益增多，对环境造成的污染亦日趋严重，对食品可造成直接或间接的污染。

③ 食品加工、储存、运输和销售过程中使用或接触的机械、管道、容器以及添加剂中含有的有毒有害金属元素导致食品的污染。

2）食品中有害金属污染的毒作用特点。摄入被有害金属元素污染的食品对人体可产生多方面的危害，其危害通常有以下共同特点。

① 强蓄积毒性。进入人体后排出缓慢，生物半衰期多较长。

② 可通过食物链的生物富集作用而在生物体及人体内达到很高的浓度，如鱼虾等水产品中汞和镉等金属毒物的含量，可能高达其生存环境浓度的数百甚至数千倍。

③ 有毒有害金属污染食品对人体造成的危害，常以慢性中毒和远期效应（如致癌、致畸、致突变作用）为主。由于食品中有毒有害金属的污染量通常较微少，且由于食品食用的经常性和食用人群的广泛性，常导致不易及时发现的大范围人群慢性中毒和对健康的远期或潜在危害，但亦可由于意外事故污染或故意投毒等引起急性中毒。

3）影响有毒有害金属毒作用强度的因素。

① 金属元素的存在形式。以有机形式存在的金属及水溶性较大的金属盐类，因其在消化道吸收较多，通常毒性较大，如氯化汞的消化道吸收率仅为 2%左右，而甲基汞的吸收率可达 80%以上（但也有例外，如有机砷的毒性低于无机砷）。氯化镉和硝酸镉因其水溶性大于硫化镉和碳酸镉，故毒性较大。

② 金属元素间或金属与非金属元素间的相互作用。例如，铁可拮抗铅的毒作用，其原因

是铁与铅竞争肠黏膜载体蛋白和其他相关的吸收及转运载体，从而减少铅的吸收；锌可拮抗镉的毒作用，因锌可与镉竞争含锌金属酶类；硒可拮抗汞、铅、镉等重金属的毒作用，因硒能与这些金属形成硒蛋白络合物，使其毒性降低，并易于排除。

另外，某些有毒有害金属元素间也可产生协同作用，如砷和镉的协同作用可造成对巯基酶的严重抑制而增加其毒性，汞和铅可共同作用于神经系统，从而加重其毒性作用。

4）控制措施。

① 控制污染源。它是降低有毒、有害金属元素对食品污染的主要措施。例如，控制工业三废排放，加强污水处理和水质检验；禁用含汞、砷、铅的农药和劣质食品添加剂；金属和陶瓷管道、容器表面应作必要的处理；发展并推广使用无毒或低毒食品包装材料等。

② 制定各类食品中有毒有害金属的最高允许限量标准，并加强经常性的监督检测工作。

③ 妥善保管有毒有害金属及其化合物，防止误食误用以及意外或人为污染食品。

④ 对已污染食品的处理。应根据污染物种类、来源、毒性大小、污染方式、程度和范围、受污染食品的种类和数量等不同情况作不同的处理。处理原则是在确保食用人群安全性的基础上尽可能减少损失。可用的处理方法有剔除污染部分、使用特殊理化或食品加工方法破坏或去除污染物、限制性暂时食用、稀释、改作他用、销毁等。

（2）汞对食品污染　汞在自然界中有金属单质汞（水银）、无机汞和有机汞等几种形式。汞可用于电气仪表、化工、制药、造纸、油漆颜料等工业，由于废电池液的排放，约有50%的汞进入环境，成为一个较大的污染源。

汞是一种蓄积性很强的毒物。食品中的金属汞几乎不被吸收，无机汞也很少吸收。而有机汞则毒性较大，其中以甲基汞为甚。甲基汞可通过血脑屏障、胎盘屏障、血生精小管屏障，在脑内蓄积，导致脑和神经系统损伤，并可导致胎儿和新生儿的汞中毒。水体中的汞可被水生生物转化为甲基汞，并通过食物链的生物富集作用逐级提高生物体中的汞含量。因此，鱼类中的甲基汞含量比其他食物高得多，是食物汞的主要来源。对大多数人来讲，由食物引起汞中毒的危险较小，如长期食用被汞污染的食品，可引起慢性汞中毒，其主要表现为不可逆的神经系统中毒症状。主要临床表现为肢体末端或口唇周围麻木刺激痛感，随后有手部动作与感觉、视力等障碍，伴有语言、步态失调，甚或发生全身瘫痪，精神错乱，甚至死亡，还会造成妇女不孕症、流产、死产或使初生婴儿患先天性水俣病，表现为发育不良，智力减退，甚至发生脑麻痹而死亡。本病约经过六个月达到高峰而死亡，或者留下后遗症。

据调查，每天吃的粮食中含汞量为 0.2～0.3mg/kg，半年左右即可发生中毒。1953 年，日本熊本县水俣湾附近居民因食用被汞污染的水产品发生了“水俣病”事件。1966 年日本新泻又爆发水俣病，史称“第二水俣病”。1997 年 10 月，由官方认定的受害者高达 12 615 人，当中有 1 246 人已死亡。

（3）镉对食品的污染　镉污染主要来源于电镀、冶炼、蓄电池、颜料、油漆、陶瓷等工业的三废。人体的镉主要通过食物和香烟摄入，并蓄积在肾、肝、心等处。不同食物被镉污染的程度差异较大，海产品、动物内脏特别是肾、肝中镉含量高；植物性食品中镉污染相对较小，其中谷物和洋葱、豆类、萝卜等蔬菜污染较重，在烟叶中镉含量最高；含镉容器的迁移也是镉污染的来源之一。镉污染地区的食品中镉含量会明显增加。镉在一般环境中含量较低，但可以通过食物链的富集，使食品中的镉含量达到相当高。另外，多种金属的土壤容纳量以镉为最小，即土壤中镉稍增加，就会使农作物的镉含量增加。

长期摄入含镉量较高的食品，可引起慢性中毒，症状为肺气肿、肾功能损害、支气管炎、高血压、贫血、牙齿颈部黄斑。日本 1955 年发生的公害病“痛痛病”就是因为环境污染致使大米中的镉含量明显增加，对人体造成以骨骼系统病变为主的一种慢性疾病。其潜伏期为 2～8 年，患者多为中、老年妇女，症状以疼痛为主，初期腰背疼痛，以后逐渐扩及全身，疼痛性质为刺痛，安静时缓解，活动时加剧。出现多发性病理性骨折，甚至咳嗽都可能导致肋骨骨折。四肢骨骼可屈曲变形。镉还可引起急性中毒症，动物试验表明镉有致癌、致畸作用。

（4）铅对食品的污染　铅是日常生活和工业生产中使用最广泛的有毒金属，铅在环境中分布很广，存在于土壤、水、空气和许多工业产品中。铅可以通过冶炼、印刷、塑料、涂料、橡胶等工业“三废”污染农作物，也可以通过含铅的陶瓷釉彩、生产设备、容器、管道等污染食品。其中废蓄电池和含铅汽油是造成环境铅污染的重要途径，农药、化妆品等也是铅污染的来源。通过全球膳食结构分析，人体每日摄入铅的量主要来自饮水和饮料中，而我国人民膳食中的铅主要来自谷物和蔬菜。

人体从各种途径吸收的铅，通过血液转运主要蓄积在骨骼中，铅在人体内的半衰期为 4 年。成人膳食铅的吸收率在 10%以下，3 个月到 8 岁的儿童膳食铅的吸收率最高可达 50%。

铅对人体的毒性主要表现为神经系统、骨髓造血系统、肾脏及生殖系统等发生病变。患者可查出嗜碱性点彩红细胞和牙龈的铅线，症状为食欲缺乏、胃肠炎，口有金属味、失眠、头昏、头痛、肌肉关节酸痛、腹痛、腹泻或便秘、贫血、不育、不孕、自主神经紊乱等。铅对人体的毒性是不可逆的。

动物试验证明，铅可以通过胎盘进入胎儿体内引起染色体发生异常改变及畸胎。儿童对铅较成人敏感，主要损伤儿童脑组织。由于婴儿血脑屏障不完善，铅可进入大脑损害智力，造成儿童智力发育迟缓、癫痫、脑性瘫痪和视神经萎缩等永久性后遗症。血铅水平在 100μg/L 以上时，就可影响儿童的智力发育。膳食中补充蛋白质、钙、铁、锌、硒和维生素 C 可以减低铅的毒性。

（5）砷对食品的污染　食品中砷的毒性与其存在的形式和价态有关：元素砷几乎无毒，砷的硫化物毒性也很低，而砷的氧化物和盐类毒性较大，三价砷毒性大于五价砷，无机砷毒性大于有机砷。三氧化二砷（砒霜）为剧毒。水生生物特别是海洋生物对砷有很强的富集能力，可浓缩高达 3 300 倍。食品中砷污染的主要来源是农业上使用的含砷化合物，特别是含砷农药的使用造成农产品含砷量大大增高；在食品加工时使用某些含砷量高的化学添加剂，也会造成严重的食物中毒。例如，日本的“森永乳粉砷中毒”事件是森永食品公司在乳粉制作过程中，误用了混有微量砷的磷酸盐，结果造成万余名婴儿中毒，其中 130 名儿童死亡。

体内的三价砷与蛋白质—SH 基结合形成稳定的配合物，从而使细胞呼吸代谢发生障碍，并对多种酶有抑制作用。砷以指甲、毛发的蓄积量最高。砷在体内排泄缓慢，可造成蓄积性中毒。砷的急性中毒主要表现为恶心、呕吐、腹痛、腹泻等胃肠炎症状，严重者可见中枢神经系统麻痹、四肢疼痛、意识丧失而死亡。慢性中毒表现为植物性神经衰弱症候群，如食欲下降、体重减轻、胃肠障碍、皮肤色素沉着、过度角化、多发性神经炎、肢体血管痉挛而坏疽。我国台湾局部地区曾因地质性砷而发生趾发冷、疼痛、发白、间隙发作，称“黑脚病”或“黑皮病”，经数月、数年后，可发展为坏死而自行脱落。大量流行病学调查显示，砷及砷化合物对人有致癌作用，如皮肤癌和肺癌。

（6）铬对食品的污染　铬是构成地球元素之一，广泛地存在于自然界环境。含铬三废可以通过食物、水、空气的污染而进入人体。作物中的铬大部分在茎叶中。据调查每人每日从食物中摄入量约为100～900μg，而含铬废水和废渣是食品主要污染来源，尤其是皮革厂、电镀厂的废水、下脚料含铬量高。食品中的铬也可通过器皿等接触而增加。

用含铬量为0.32%～3.78%的污水灌溉农田后，土壤和农作物的含铬量随污灌年限与污灌水的浓度而逐渐增加。南非某地的土壤由于含铬量高达1 370～2 740ppm，种植的柑橘发生萎黄病。

铬化合物的毒性以六价铬为最大，铬中毒主要以六价铬引起，它比三价铬的毒性大100倍，可以干扰体内多种重要酶的活性，影响物质的氧化还原和水解过程。小剂量的铬可加速淀粉酶的分解，高浓度则可减慢淀粉酶的分解过程。铬能与核蛋白、核酸结合，六价铬可促进维生素C的氧化，破坏维生素C的生理功能。

（7）多氯联苯（PCBs）对食品的污染

1）污染的途径与现况。PCBs是一组由氯置换联苯分子中的氢原子而形成的化合物，也可以说是氯联二苯及其异构体的复杂混合物。PCBs为全球性环境污染物之一，它性质稳定，不易水解或氧化，在环境中降解缓慢；具有生物富集性和毒性；能抗酸、碱，基本不溶于水，易溶于脂肪，耐高温，不被燃烧，挥发性小，具有极好的绝缘性和胶黏性，导热性好，工业用途广泛。

PCBs随工业废水进入江、河、湖泊，在严重污染的水体中多氯联苯的浓度可达500mg/L。由于任意倾倒废弃的PCBs制品及排放含PCBs的废水和废渣造成海洋污染，水中PCBs能很快为小球藻摄取，通过生物富集在鱼类、野生动物，家畜体内可检出PCBs的存在。1968年日本九州福冈县和1978年我国台湾都发生过PCBs中毒，俗称“米糠油”事件。例如，1968年日本某一食用油厂用PCBs作热载体，因PCBs滴漏而使米糠油污染，米糠油中PCBs含量高达2 000～4 000ppm，造成食用污染油的16人死亡，13 400多人受害。

2）对人体的危害。食用严重污染PCBs的食油而引起的中毒症状，最初为眼皮肿胀，分泌过多，指甲和黏膜有色素沉着，有时伴有恶心呕吐、手心出汗，然后皮肤过度角化、变暗、发现痤疮样皮肤，常见于颈部和前胸，有的病人在臂和腿部出现水肿、肌肉疼痛、肝功能障碍。

PCBs中毒妇女所生婴儿皮肤变色，母体中PCBs经胎盘可影响胎儿。目前人体内检出的PCBs残留量是否能致畸、致癌、致突变尚需进一步研究。有的研究测定出癌症患者血中PCBs含量较正常人为高。有人认为PCBs的毒性可能与其所含杂质四氯氧等有关。据调查，食用污染油120d相当于每日每千克体重0.07mg就产生症状，由此可见人对PCBs极为敏感。

（8）二噁英的污染及其预防　二噁英（PCDD/Fs）为氯代含氧三环芳烃类化合物，有200余种同系物异构体。其他一些卤代芳烃类化合物，如多氯联苯、氯代二苯醚等的理化性质和毒性与二噁英相似，亦称为二噁英类似物。此类化合物不仅毒性和致癌性强，而且其化学性质极为稳定，在环境中难于降解，还可经食物链富集，故已日益受到人们的广泛重视。

1）理化性质。

① 热稳定性。PCDD/Fs对热十分稳定，在温度超过800℃时才开始被降解，而在1 000℃以上才会被大量破坏。

② 脂溶性。PCDD/Fs 的水溶性很差而脂溶性很强，故可蓄积于动植物体内的脂肪组织中，并可经食物链富集。

③ 在环境中的半衰期长。PCDD/Fs 对理化因素和生物降解有较强的抵抗作用，且挥发性低，故可长期存在于环境中，其平均半衰期约为 8 年。在紫外线的作用下 PCDD/Ps 可发生光降解。

2）环境和食品中 PCDD/Fs 的来源。PCDD/Fs 污染可来源于除草剂和落叶剂的使用；垃圾焚烧也可产生一定量的 PCDD/Fs，尤其是在燃烧不完全时以及含大量聚氯乙烯塑料的垃圾焚烧时可产生大量的 PCDD/Fs。此外，医院废弃物和污水、木材燃烧、汽车尾气、含多氯联苯的设备事故以及环境中的光化学反应和生物化学反应等均可产生 PCDD/Fs。

食品中的 PCDD/Fs 主要来自于环境的污染，尤其是经过生物链的富集作用，可在动物性食品中达到较高的浓度。此外，食品包装材料中 PCDD/Fs 污染物的迁移以及意外事故等，也可造成食品的 PCDD/Fs 污染。

3）毒性和致癌性。PCDD/Fs 大多具有较强的急性毒性，但不同种属动物对其敏感性有较大差异。其急性中毒主要表现为体重极度减少，并伴有肌肉和脂肪组织的急剧减少（故称为废物综合征），此外，皮肤接触或全身染毒大量 PCDD/Fs 可致氯痤疮，表现为皮肤过度角化和色素沉着。

PCDD/Fs 对体液免疫和细胞免疫均有较强的抑制作用，在非致死剂量时即可致实验动物胸腺的严重萎缩，并可抑制抗体的生成，降低机体的抵抗力。

PCDD/Fs 对多种动物有致畸性，尤以小鼠最为敏感，可致胎鼠发生腭裂和肾盂积水等畸形。大鼠则对 PCDD/Fs 的发育毒性较为敏感，可导致子代出生后雄性动物的睾丸发育和性行为异常，在出生后 120d 检查仍可见睾丸和附睾重量明显轻于对照动物，精子数亦有明显减少。

PCDD/Fs 对多种动物有极强的致癌性，尤以啮齿类最为敏感，对大、小鼠的最低致肝癌剂量为 10ng/（kg ·bw）。有流行病学研究表明，PCDD/Fs 的接触与人类某些肿瘤的发生有关。国际癌症研究机构（IARC）1997 年已将 TCDD 确定为 I 类人类致癌物。但目前尚未发现 PCDD/Fs 有明显的致突变作用。

4）预防 PCDD/Fs 危害的措施。

① 控制环境 PCDD/Fs 的污染。控制环境 PCDD/Fs 的污染是预防 PCDD/Fs 污染食品及对人体危害的根本措施。例如，减少含 PCDD/Fs 的农药和其他化合物的使用；严格控制有关的农药和工业化合物中杂质（尤其是各种 PCDD/Fs）的含量，控制垃圾燃烧（尤其是不完全燃烧）和汽车尾气对环境的污染等。

② 其他措施。应深入研究 PCDD/Fs 的生成条件及其影响因素、体内代谢、毒性作用及其机制，阈剂量水平等，在此基础上提出切实可行的预防 PCDD/Fs 危害的综合措施。

2．农药残留与其他农业污染及其防治

（1）农药残留物及其控制　农药是用于预防、消灭或者控制危害农业、林业的病、虫、草和其他有害生物，以及有目的地调节植物、昆虫生长的化学合成或者来源于生物、其他天然物质的一种物质或者几种物质的混合物及其制剂。

农药能防治病、虫、鼠害，提高农畜产品产量，是获取农业丰收的重要措施。但如果使用不当，对环境和食品会造成污染。施用农药后，在食品表面及食品内残存的农药机器代谢产物、降解物或衍生物，统称为农药残留。食用含有农药残留的食品，大剂量可能引起急性中毒，低剂量长期摄入可能有致畸、致癌和致突变作用。

1）农药污染途径。

① 直接污染：因喷洒农药可造成农作物表面黏附污染，被吸收后转运至各个部分而造成农药残留。污染的程度与农药的性质、剂型、施用方法及浓度和时间有关。内吸性农药（如内吸磷、对硫磷）残留多，而渗透性农药（如杀螟松）和触杀性农药（如拟除虫菊酯类）残留少；易降解的品种如有机磷残留时间短，不易降解的品种如有机氯、重金属制剂则残留时间长；油剂比粉剂更易残留，喷洒比拌土施撒残留高；施药浓度高，次数频、距收获间隔期短则残留高。其他与气象因素、农作物的品种等也有一定关系。

② 间接污染：由于大量施用农药以及工业“三废”的污染，大量农药进入空气、水体和土壤，成为环境污染物。农作物长期从污染的环境中吸收农药，可引起食品二次污染。

③ 生物富集作用与食物链：生物富集作用是指生物将环境中低浓度的化学物质，通过食物链的转运和蓄积达到高浓度的能力。食物链是指在生物生态系统中，由低级到高级顺次作为食物而连接起来的一个生态链条。某些化学物质在沿着食物链转移的过程中产生生物富集作用，即每经过一种生物体，其浓度就有一次明显的提高。某些理化性质比较稳定的农药，如有机氯、有机汞和有机砷制剂等，脂溶性强，与酶和蛋白质有较大的亲和力，不易排出体外，在食物链中通过生物富集作用逐级在生物体内浓缩，可使其残留量增高。

生物富集作用以水生生物最为明显，如原来水体仅含 DDT 3×10^{-5}ppm 时，通过浮游生物、小鱼、大鱼、水鸟等捕食生物逐渐富集，最终在水鸟体内 DDT 含量可高达 25ppm，为原水中 DDT 含量的 83.3 万倍。

④ 其他来源的污染。其他来源的污染主要包括：粮库内使用熏蒸剂等对粮食造成的污染；禽畜饲养场所及禽畜身上施用农药对动物性食品的污染；粮食产、储、运、销过程中的污染，如混装、混放、容器及车船污染等；事故性污染，如将拌过农药的种子误当粮食吃，误将农药加入或掺入食品中，施用时用错品种或剂量而致农药高残留等。

2）食品中农药残留及其毒性。

① 有机氯农药对人体危害。有机氯是最早使用的一种农药，主要有六六六及 DDT 等，在环境中稳定性强，不易降解，在环境和食品中残留期长，如 DDT 在土壤中消失 95%的时间需 3～30 年（平均 10 年），通过食物链进入体内后，因是脂溶性物质，主要蓄积于脂肪组织中。

有机氯农药多数属于中等毒或低毒。急性中毒时，主要表现为神经毒作用，如震颤、抽搐和瘫痪等。有机氯农药的慢性毒性作用主要侵害肝、肾和神经系统等。用浓度 5ppm 的 DDT 给大鼠或小鼠灌胃，可引起肝脂肪浸润和肝小叶中心增生。人在慢性中毒时，初期有知觉异常，进而出现共济失调，精神异常，肌肉痉挛，肝、肾损害，如肝大、蛋白尿等。

有机氯农药能诱发细胞染色体畸变，因为有机氯可通过胎盘屏障进入胎儿，部分品种及其代谢产物具有一定致癌作用。流行病学调查资料表明，使用有机氯农药较多的地区畸胎发生率和死亡率比使用较少的地区高 10 倍左右。关于其致癌作用，一般认为高剂量 DDT 可使小鼠肝癌增多，但对一些接触者进行的流行病学调查和一些自愿者每天口服 DDT35mg，时间长达 21.5 个月，体内 DDT 的蓄积量为一般人的几十至几百倍时，未见致癌的证据。

关于六六六的致癌作用也有很多报道。给小鼠 20mg/（kg·d），可引起肝癌。工业品六六六，纯 α、β、γ 异构体在较大剂量时也可引起肝癌。但对大量长期接触六六六和 DDT 的工人作肝脏活体组织检查，仅发现慢性肝损害。

由于有机氯农药化学性质稳定，不易降解，在环境和食品上长期残留，并通过食物链逐级浓缩，具有一定的潜在危害，因此许多国家已停止生产和使用，我国已于 1983 年停止生产，1984 年停止使用。

② 有机磷农药对人体的危害。有机磷农药是目前使用量最大的一种杀虫剂，常用产品是美曲膦酯、敌敌畏、乐果、马拉硫磷等。大多数有机磷农药的性质不稳定，易迅速分解，残留时间短，在生物体内也较易分解，故在一般情况下少有慢性中毒。有机磷农药对人的危害主要是引起急性中毒。有机磷属于神经性毒剂，可通过消化道、呼吸道和皮肤进入体内，经血液和淋巴转运至全身。其毒性作用机制主要是与生物体内胆碱酯酶结合，形成稳定的磷酰化乙酰胆碱酯酶，使胆碱酯酶失去活性，从而导致乙酰胆碱在体内大量堆积，引起胆碱能神经纤维高度兴奋。

③ 拟除虫菊酯类。拟除虫菊酯是人工合成的产品，可用作杀虫剂和杀螨剂，具有高效、低毒、低残留、用量少的特点。目前大量使用的产品有数十个品种，如溴氰菊酯（敌杀死）、丙炔菊酯、苯氰菊酯、三氟氯氰菊酯等，其毒性作用机制是通过对钠泵的干扰使神经膜动作电位的去极化期延长，阻断神经传导。另外，它还可以改变膜的流动性，增加兴奋性神经介质和环鸟苷酸的释放，干扰细胞色素 C 和电子传递系统的正常功能。此类农药由于施用量小、残留低，一般慢性中毒少见，急性中毒多由于误服或生产性接触所致。

④ 氨基甲酸酯类。这类农药属中等毒农药，目前使用量较大，主要用作杀虫剂（如西维因、速灭威、混灭威、呋喃丹、克百威、灭多威、敌克松、害扑威等）或除草剂（如丁草特、野麦畏、哌草丹、禾大壮等）。该类农药的特点是药效快、选择性高，对温血动物、鱼类和人的毒性较低，容易被土壤中的微生物分解，在体内不蓄积，属于可逆性胆碱酯酶抑制剂。急性中毒主要表现为胆碱能神经兴奋症状、慢性毒性和三致（致癌、致畸、致突变）。毒性方面报道不一，目前尚无定论。有实验报道，此类农药在弱酸条件下可与亚硝酸盐结合生成亚硝胺，有潜在致癌作用。

3）预防措施。

① 使用高效、低毒、低残留农药：所谓高效就是用量少，杀虫效果好；而低毒是指对人畜的毒性低，不致癌、不致畸、不产生特异病变。低残留是农药在施用后降解速度快，在食品中残留量少。

② 合理使用农药：我国已颁布《农药安全使用标准》（GB 4285—1989）和《农药合理使用准则》（GB 8321.1～9—2000～2009），对主要作物和常用农药规定了最高用药量或最低稀释倍数，最高使用次数和安全间隔期（最后一次施药到距收获时的天数）。

③ 加强对农药的生产经营和管理：许多国家都有严格的农药管理和登记制度。我国国务院 2001 年公布的《农药管理条例》中规定由国务院农业行政主管部门负责全国的农药登记和农药监督管理工作，同时还规定了我国实行农药生产许可制度，未取得农药登记和农药生产许可证的农药不得生产、销售和使用。

（2）化肥引起的污染及其控制　化肥是对天然有机肥料（粪尿肥、堆肥等）不足的一种补充，它除含营养素外，还有各种副成分，如重金属、放射性物质、有机高分子物质及难分解物质等。施用化肥时会对土壤、水源、粮食、蔬菜产生一定的污染。另外，化肥使用过多，其中的营养成分也会在蔬菜中转化为有毒成分。但使用不同品种的化肥和采用不同的施肥方法，污染程度会明显不同。我国近年制定了蔬菜的绿色食品、无公害食品要求，因而必须重视化肥的使用卫生问题。

化肥种类很多，有氮肥如硫酸铵、碳酸氢铵、尿素；磷肥如过磷酸钙、重过磷酸钙、钙镁磷肥；钾肥如硫酸钾、钾镁肥；微量元素肥料如硫酸铜、钼酸铵等；还有复合肥，是将这些化肥（无机肥料）与天然有机肥料混合制成的。

1）氮肥对食品的影响。

① 氮肥对蔬菜感官品质的影响。氮养分不足或养分过剩均对蔬菜感官品质产生不良影响。在蔬菜缺氮的情况下，结球甘蓝、大白菜的叶球小而松，萝卜短小，马铃薯块茎小，莴笋细软，黄瓜的瓜条弯曲、瘦小。在氮肥过量的条件下，番茄易发生脐腐病，产生绿肩果，有时则形成扁形、多心型的果实，茎菜类施氮肥过多易折损、腐烂，不耐贮藏。

② 氮肥对蔬菜营养价值的影响。蛋白质、氨基酸、维生素 B 等都是含氮较多的物质，合理施用氮肥，可以显著提高上述含氮化合物的含量，从而提高蔬菜的营养品质。但如氮肥使用量过高，会出现维生素 C 的下降、糖的下降，酸度却增加。果实的糖酸比下降会使可口性变差、品质恶化及保藏期缩短。

③ 氮肥对蔬菜安全品质的影响。氮肥对蔬菜安全品质的影响突出表现在对蔬菜硝酸盐积累的影响。人体摄入的硝酸盐有 80%来自蔬菜，蔬菜硝酸盐含量的高低直接影响着人体摄入硝酸盐的数量。硝酸盐被人体吸收后，在还原条件下容易形成亚硝酸盐，而亚硝酸盐是一种有毒物质，它可直接使人体中毒缺氧，严重者可致死。

蔬菜中硝酸盐、亚硝酸盐含量是评价蔬菜安全品质的重要指标。《农产品安全质量　无公害蔬菜安全要求》（GB 18406.1—2001）对硝酸盐含量限量指标为：叶菜类蔬菜≤3 000mg/kg，根茎类蔬菜≤1 200mg/kg，瓜果类蔬菜≤600mg/kg。无公害蔬菜亚硝酸盐（$NaNO_2$）限量标准≤4mg/kg。

蔬菜硝酸盐含量从高到低的排序一般为：叶菜类>根菜类>葱蒜类>瓜果类>豆类>茄果类。

按照蔬菜对硝酸盐的富集能力，可将蔬菜分为轻度富集、中度富集和重度富集 3 类。

轻度富集的蔬菜有豇豆、菜豆、豆荚、四棱豆、甘薯、马铃薯、芫荽、胡萝卜、洋葱、大蒜、生姜、番茄、辣椒、甜椒、冬瓜、南瓜、丝瓜、西瓜、甜瓜、茭白、莲藕、荸荠、竹笋及黄花菜等。

中度富集的蔬菜有大白菜、小白菜、油菜、花椰菜、球茎甘蓝、芥菜、萝卜、茼蒿、莴苣、韭菜、葱、蒜苗、黄瓜、苦瓜、芦笋、百合及草莓等。

重度富集的蔬菜有菜薹、甘蓝、生菜、芹菜、菠菜及小水萝卜等。

许多研究已证明，氮肥用量、品种和施用方法与蔬菜硝酸盐含量有着密切的关系。不同氮肥对蔬菜硝酸盐积累的影响也很大，大致是：硝酸钠>硝酸铵>尿素>氯化铵。

④ 控制措施。蔬菜不能过量摄入，在膳食搭配中应按一定比例进行。

WHO 和联合国粮食及农业组织（FAO）规定，人体硝酸盐日允许摄入量为 3.6mg/kg 体重，亚硝酸盐的日允许摄入量为 0.13mg/kg 体重，以人的平均体重 60kg 计算，每日摄入硝酸盐不应超过 216mg，以每日食用蔬菜 0.5kg 计算，则平均蔬菜硝酸盐含量不应高于 432mg/kg。

要根据土壤含氮情况、作物对硝酸盐的限量要求，注意氮肥与有机肥的配合使用，以降低硝酸盐的积累。

早春收获的蔬菜，由于早期光照不足，硝酸盐含量较高。在一天中收获越晚或收获前经光照的时间越长，蔬菜硝酸盐含量就越低。因此，蔬菜采收应选择在晴天的下午或傍晚，这比阴天或早晨采收的蔬菜硝酸盐含量明显降低。

温度升高虽有加速蔬菜中硝酸盐同化作用，但也促进了蔬菜中硝酸盐的吸收，其吸收量的增加远大于对硝酸盐同化的量。所以总的结果是提高温度后蔬菜中硝酸盐含量呈上升趋势。因此调控温度处于稍低的水平，有利于减少蔬菜硝酸盐的含量。

此外，选用低硝酸盐含量的蔬菜品种，也具有实际意义。

2）磷肥对食品的影响。磷对蔬菜品质的形成起着重要作用，磷是磷脂、磷酸酯、磷蛋白及核蛋白的组成部分。蔬菜施用磷肥有利于这些成分的提高。

施用磷肥能促进生长，但随磷肥施用量的提高，硝酸盐含量也逐渐提高。由于整株蔬菜的不断生长，对硝酸盐含量的增加产生稀释效应，两者综合作用的结果使最终蔬菜中硝酸盐总含量变化不大。

作为商品化使用的化肥，可能含镉量偏高。据报道，瑞典在一年中消耗商品磷酸盐化肥 731 480t，相当于约含 10 000kg 镉，这比污水、污泥提供的镉高 10 倍以上。

磷肥生产以磷石灰为原料，其中含有砷、镉、铬、氟、汞、铅及钒等有害成分。日本报道过磷酸钙中含砷 104mg/kg，重磷酸钙高达 273mg/kg。长期施用磷肥会引起土壤的镉、铅积累，带来蔬菜和粮食作物中镉、铅的含量过高。

磷矿石或过磷酸钙中含氟达 2%～4%，长期施用会导致土壤中氟的积累，茶树具有积累氟的特性，大量使用后会使茶叶含氟量增高。

3）钾肥对食品的影响。钾可增加蔬菜中糖、淀粉的含量，对改善蔬菜品质有重要作用，能提高番茄中维生素 C 的含量。随钾肥用量增加糖酸比逐步增加，对蔬菜的口感、风味有了改善。施用钾肥能显著提高蔬菜的储藏品质，不易腐烂，如施用硫酸钾可以明显延长番茄的储藏时间。

施用钾肥能显著降低叶菜类蔬菜硝酸盐的含量。其中以长梗白菜最为明显，可降低 17%～66%；其次是小白菜，降低 16%～52%；再次是青菜，降低 1%～36%。在氮、磷肥基础上配施，能减少亚硝酸盐在蔬菜食用部位的积累量，氯化钾优于硫酸钾。

硫酸钾由于在生产过程中以硫酸为原料，从而带入大量的砷，易引起砷污染，故应重视。

4）微量元素肥对食品的影响。施用微量元素肥料锌、锰、钼肥，对降低蔬菜硝酸盐含量有较好的效果，以钼肥较好（如钼酸钠），其次为锰肥和锌肥（硫酸锰、硫酸锌）。它们同样可能存在许多杂质，但由于微量元素肥施用量较少，多数情况下只起调节作用，不会带来太大的污染。

3．兽药残留对食品的污染及其防治

兽药残留是指畜禽及水产品的任何可食部位所含兽药或其代谢物，以及与兽药有关的杂质的残留。为了预防和治疗家畜、家禽和养殖鱼患病而大量投入抗生素、磺胺等生化和化学药品，往往造成药物残留于动物性食品组织，伴随而来的是对公众和环境的潜在危害。

（1）兽药对食品的污染

1）污染途径。在预防和治疗畜禽疫病过程中，通过口服、注射、局部用药等方法使兽药残留于动物体内进而污染食品。有时为了治疗动物的某些疾病，或促进生长，常在饲料中添加一些药物。这些药物虽然量很小，但由于长时间喂养动物，就可通过饲料引起肉食品的兽药残留。

2）引起兽药残留的原因。

① 不遵守休药期规定。休药期是指屠宰畜禽及其产品允许上市前的停药时间，如猪在屠宰前不久用过抗生素，则猪肉中兽药残留量就会超标。

② 不正确使用与滥用。用药时要考虑剂量、给药途径、用药部位、动物种类和大小等因素，如随意使用，会增加药物在食品中存留的时间，无意间需要增加休药期。每次用药都应作好记录，不作记录随意使用则属滥用，易造成残留。

3）兽药在食品中的残留的影响因素。影响兽药残留量高低的因素，除药物种类和动物种类外，与兽药在动物体内的代谢过程有关。肝、肾组织对兽药有代谢作用，故其兽药残留量偏高。进入动物体内的兽药其代谢和排出体外的量随着时间的增加而增加，肉中的浓度是逐渐减少的。例如，鸡用药的半衰期多为12h，休药期为7d，按规定休药期给药的肉食品对人食用是安全的。

4）食品中的兽药残留对人体健康的危害。

① 人体细菌对抗菌药物产生耐药性。动物在反复接触抗菌药物（尤其是饲料药物添加剂）后，体内的耐药菌株大量繁殖。在一定的情况下，动物体内耐药菌株通过动物性食品传播给人，从而给医学临床上感染性疾病的治疗造成困难。例如，深受人们喜欢的火锅，被耐药菌株污染后的肉片、牛肝、毛肚、鸭肠等被人们误食后，对身体的危害情况，值得进一步研究。

② 特殊毒性作用。这主要包括致畸、致突变、致癌作用以及生殖毒性作用。例如，妊娠妇女在一定的妊娠阶段，如果食入的动物性食品中含有苯丙咪唑类药物，就有可能发生胎儿畸形、兔唇等。

③ 一般毒性作用。它是指对人体导致的有害或不良生物学改变，机体表现出各种功能障碍等，根据接触时间的长短，可产生急性毒性、亚慢性毒性或慢性毒性作用。当通过食品一次摄入大量的某种兽药残留，有可能发生急性中毒。当长时间地摄入食品中少量的某些兽药残留，则可能发生慢性中毒。

④ 过敏反应或变态反应。少数抗生素和化学合成的抗菌药物（如青霉素、四环素和磺胺类药物等）能致敏易感的个体；变态反应的症状多种多样，如各种形态的皮疹等，严重的可发生过敏性休克而危及生命。

⑤ 激素样作用。具有性激素样活性的化合物作为同化剂用于畜牧生产已有40余年。动物的肿瘤发生率有上升趋势，因而引起人们对食用组织中同化剂残留的关注。

（2）激素残留　激素残留系指畜牧业生产中应用的激素引起肉食品的残留，一般将激素作为动物饲料添加剂投入饲料中，或埋植于动物皮下，它具有促进动物生长发育、改善生产性能与产量的作用。

动物所用激素多数属性激素，分雌性激素和雄性激素，会导致儿童提前性成熟，男女两性的特征混乱等一系列潜在问题。研究还发现己烯雌酚对动物具有致癌作用。随动物粪尿排放进入环境中的激素不易降解，还造成对环境的污染。

控制肉食品、水产品中的兽药残留，涉及许多领域。畜牧场和养殖业应按无公害食品要求，按休药期规定，合理配置用药，所用兽药应为经过批准的药物和兽医专用药，贯彻少用药原则。农畜产品监测中心应加强检测，减少因兽药残留带来的食品安全问题及潜在危害。消费者可通过烹调加工等方法减少食品中的兽药残留。肉制品中的四环素类兽药残留物经加热烹调后降解率达到80%，氯霉素经煮沸腾30min后至少85%失去活性。

（3）饲料添加剂残留　克伦特罗俗称“瘦肉精”，为苯乙胺类药物，多数属于β_2-肾上腺素受体激动剂。与克伦特罗作用相似的药物还有溴布特罗、马布特罗、塞布特罗、马贲特罗等。该类物质近年来被大量用作畜禽饲料添加剂，虽然其出发点是迎合消费者需要，使投药后的猪肉瘦肉率增高，但却造成药物在食品中的严重残留。

（4）相关防治措施

我国农业部和国家食品药品监督管理局（2000年4月）联合发出《关于查处非法生产、销售和使用盐酸克伦特罗等药品的紧急通知》，加强对市场肉食品监督与检测，加强对饲料生产的监控，使这类药物严禁于源头，确保畜牧业的发展和人体的健康。

4．加工造成的污染及其防治

食物在烹饪加工过程中，可能会形成的污染物有*N*-亚硝基化合物、芳烃、杂环胺等。

（1）*N*-亚硝基化合物对食品的污染　*N*-亚硝基化合物，按化学结构分为两类，即亚硝胺和亚硝酰胺，对动物有强致癌作用。

1）食品中*N*-亚硝基化合物的污染状况。*N*-亚硝基化合物在天然食物当中存在较少，主要存在于加工食品中，如腌、熏、烘烤、发酵等食品。一些食品中含有N-亚硝基化合物的前体物质如仲胺及亚硝酸盐，烹调不当或在微生物的作用下，可形成亚硝胺或亚硝酰胺。

海产品中亚硝胺含量较高的原因与腐败变质后含有大量可反应的胺类及加入的粗盐有关。而海水中含硝酸盐和亚硝酸盐在适当条件下可合成亚硝胺。另外生鱼中天然存在的少量亚硝酸盐也可能是亚硝胺形成的原因之一。

土壤和肥料中的氮在土壤微生物（硝酸盐生成菌）的作用下可转化为蔬菜中的硝酸盐。当光合作用不充分时，植物体内可蓄积较多的硝酸盐。不同种类的蔬菜硝酸盐含量差异很大。

蔬菜的保存和处理对硝酸盐和亚硝酸盐含量有很大影响，腌制蔬菜如咸菜、酸泡菜，由于硝酸盐还原菌的作用，硝酸盐转变为亚硝酸盐，腌制一周后，亚硝酸盐含量增加，14天左右达到高峰，在10℃以下可持续到第三周。含大量硝酸盐的蔬菜有莴苣、菠菜、芹菜、甜菜等。在室温下存放经酶及细菌作用，硝酸盐还原为亚硝酸盐，有的蔬菜中亚硝酸盐可高达200～3 000ppm。

肉制品加工过程中添加入硝酸盐或亚硝酸盐做发色剂，从而很可能合成亚硝胺。

奶制品中含有一定量的亚硝胺，其中全脂奶粉和脱脂奶粉含微量的亚硝胺。

2）影响食品中亚硝胺形成的因素。

① 食品中添加的亚硝酸盐量、加热时间及pH。有人用不同浓度的亚硝酸盐制成香肠，结果表明按美国规定用量添加亚硝酸钠150ppm制成的香肠未检出二甲基亚硝胺；但当添加量增加到规定量的5倍（750ppm）时，在正常加工2h未发现有显著亚硝胺，当加热4h后，二甲基亚硝胺高达8ppb；亚硝酸钠添加量增加到1 500ppm以上，不管加热时间长

短，二甲基亚硝胺的含量均在10ppb以上。通过研究发现亚硝胺的形成与pH的关系，即在pH为3～4时反应速率最高。

② 烹调方法。一般油炸或烤制食品中都有亚硝胺，但生的或用微波加热基本上不产生亚硝胺。盐腌干鱼和贝类在烹调过程中盖上铝箔或在电炉上烧熟时，比在煤气炉烧熟后可以明显减少亚硝胺的合成。啤酒中的亚硝胺与麦芽烘干的加热方法有关，一般使用间接加热体系较直接加热时的含量要低得多。用间接加热的麦芽中的二甲基亚硝胺小于1ppb。

③ 食品本身组织成分的影响。炸过的瘦肉和油炸之后的植物油中不含亚硝胺。但肥肉脂肪组织油炸之后和油炸的油中都能检出亚硝基吡咯烷。

④ 腌制剂成分对亚硝胺形成有影响。在香肠中的黑胡椒和辣椒两种香料可与亚硝酸盐反应生成亚硝基吡咯烷和亚硝基哌啶。因此某些香料与亚硝酸盐作为腌制剂会产生亚硝胺。然而添加入抗坏血酸和异抗坏血酸钠对亚硝胺的形成均有抑制作用。

⑤ 食品中霉菌和细菌污染能促进亚硝胺的合成。由于霉菌和细菌能降低反应体系的pH，促使硝酸盐还原为亚硝酸盐，分解蛋白质增加食品中胺的含量，为亚硝胺合成提供更多的前体物，从而转化为亚硝胺。

3）亚硝胺的危害及预防。动物实验证实一次足够的冲击量和长期慢性作用的亚硝胺，都可使各种鼠、鱼、狗、猪及猴等不同组织器官发生肿瘤。通过胎盘屏障和乳汁致使后代致癌，还可引起胎仔畸形及中毒死亡。国内外流行病学调查资料表明，亚硝胺可能与人类的食管癌、鼻咽癌、胃癌、膀胱癌等肿瘤发病有关，努力降低食品中的致癌性的亚硝胺，是预防人类肿瘤及保护人体健康的有效途径之一。

① 阻断食品中亚硝胺。利用与寻找一些阻断剂或天然食品能与亚硝酸盐反应而减少亚硝胺的合成。如食品加工过程加入维生素C、维生素E、酚类及某些还原物质（谷胱甘肽等），可抑制和减少亚硝胺的合成。

猕猴桃汁等天然食品，不但含多种阻断亚硝胺合成的有效抑制成分，且易被人们接受，价廉而来源丰富。抑制效率高于同浓度的维生素C，说明猕猴桃除含丰富的维生素C之外，还存在其他活性物质。

② 改进食品加工方法。利用烟液或烟发生器产生的锯屑冷烟取代燃烧木材烟熏剂熏制食品，可消除或降低亚硝胺的合成。腌肉及鱼制品，在使用食盐、胡椒、辣椒粉等配料之前，它们应分别包装，切莫混合一起而产生亚硝胺。同时在肉制品加工中，不用或尽量少用硝酸盐及亚硝酸盐。

③ 钼肥的利用。土壤中缺钼地区推广施用钼肥，促使粮食蔬芽中硝酸盐、亚硝酸盐的含量降低。

④ 改进和提高饮食卫生习惯。建议多吃新鲜蔬菜、水果及动物性食品，特别增加膳食中充足的维生素，同时要注意减少食用腌制和泡制的食品，即使食用腌制蔬菜也必须在腌制时间达一月以上同时要特别防止进食霉变与腐败变质的食品。腌肉时使用的胡椒粉和花椒粉等香料，应该与食盐分开包装，不适宜预先将其混合在一起以避免形成*N*-亚硝基化合物。咸鱼、熏肉等不要经常大量食用，以减少硝酸盐及亚硝酸盐摄入体内。

⑤ 防止食物霉变或被其他微生物污染。由于某些细菌或霉菌等微生物可还原硝酸盐为亚硝酸盐，而且微生物可分解蛋白质生成胺类化合物，或有酶促亚硝基化作用，因此，防止食

物霉变或被其他微生物污染对降低食物中亚硝基化合物的含量至为重要。在食品加工时，应保证食品新鲜，并注意防止微生物污染。

（2）多环芳烃对食品的污染　多环芳烃（PAH）化合物是一类具有较强致癌作用的食品化学污染物，目前已鉴定出数百种，其中苯并（a）芘是多环芳烃的典型代表。

苯并（a）芘[简称 B（a）P]，又称 3，4-苯并芘，常温下是一种固体，极不溶于水，化学性质稳定，在食品加工烹饪过程中不易被破坏。但阳光及荧光可使之发生光化学反应，氧也可使其氧化，与 NO 或 NO_2 作用则发生硝基化。

1）多环芳烃对食品的污染。多环芳烃主要由各种有机物如煤、柴油、汽油及香烟的不完全燃烧产生。食品中的多环芳烃主要来源有：

① 食品在用煤、炭和植物燃料烘烤或熏制时直接受到污染。由于食品种类、生产加工、烹调方法的差异以及距离污染源的远近等因素的不同，食品中 B（a）P 的含量相差很大。其中含量较多者主要是烘烤和熏制食品。用柴炉加工的叉烧肉和烧腊肠中 B（a）P 含量很高。

② 高温热解、热聚。烘烤常用的燃料有煤、木炭、焦炭、煤气、电热等。当食品与燃烧产物直接接触，烟熏中的 B（a）P 及烘烤时温度较高，有机物质受热分解，经环化聚合而形成的 B（a）P，使食品中 B（a）P 含量增加。当食物被烤焦或炭化时，则 B（a）P 含量显著增加。食品成分在高温烹调加工时发生热解或热聚反应是食品中多环芳烃的主要来源。

不同产品 B（a）P 含量次序为烧烤油>熏红肠>叉烧>烧鸡>烤肉>腊肠，并认为与烧烤用的燃料有关，其顺序为红外线<电<山草<炭<煤柴。

③ 植物性食品可吸收土壤、水和大气中污染的多环芳烃。

④ 食品加工中受润滑油和食品包装材料等的污染。加工环节中某些设备、管道或包装材料中含有 B（a）P，以含有多环芳烃的液体石蜡涂渍的包装纸，均会污染食品；采用橡胶管运输原料或产品时，因其中填充料炭黑和加工橡胶时用的重油中均含有 B（a）P，可能会溶解到食品中；食品加工机械传动部件的润滑油含 B（a）P，B（a）P 可随润滑油滴漏而造成食品严重污染；提取植物油用的有机溶剂中因溶有 B（a）P 致使浸出油中 B（a）P 含量增加。

⑤ 在柏油路上晒粮食使粮食受到污染。由于 B（a）P 在沥青、煤焦油中含量较高致使粮谷类收割期间因将作物放在柏油马路上脱粒晒干，作物表面因被柏油污染而含 B（a）P 的量增高。

⑥ 污染的水可使水产品受到污染。由于大气、水、土壤中均含有少量 B（a）P，所以植物在生产过程中就受不同程度的污染。经调查证实工业区的食品污染比农业区高。

⑦ 植物和微生物可合成微量多环芳烃。

2）B（a）P 的毒性。其毒性主要为致癌性。最早被英国医生于 1875 年发现了长期从事打扫烟囱的工人（工龄 15～25 年）大部分患有阴囊皮肤癌。B（a）P 于 1833 年被证明是一种强致癌物质，被怀疑与某些地区的居民胃癌发病率有关。例如，烟熏羊肉所含多环芳烃或 B（a）P 明显高于市售同类制品。

3）防止苯并（a）芘危害的措施。

① 防止污染。加强环境治理，减少环境 B（a）P 的污染从而减少其对食品的污染。

综合治理“三废”以减少大气、土壤及水体中 B（a）P 的污染，以利于降低农作物中 B（a）P 的含量；特别是石油提炼，炭黑、炼焦及橡胶合成等行业的工业废水中含 B（a）

P 含量高，采用吸附沉淀、氧化等方法处理后排放；工厂烟囱在排出之前进行回收；汽车安装消烟装置以减少环境和食品的污染；不在柏油路上晾晒粮食和油料种子等，以防沥青沾污；食品生产加工过程中要防止润滑油污染食品，或改用食用油作润滑剂，以减少 B（a）P 对食品的污染；采用无毒无害的涂料涂敷容器。

② 改进食品烹调加工方法，防止食品直接污染及减少食品成分的热解及热聚。熏制、烘烤食品及烘干粮食等加工应改进燃烧过程，避免使食品直接接触炭火；避免低温长时间烹调以及用低脂油烹调，可减少 PAH 的形成。

③ 去毒。揩去产品表面的烟油，经试验证实可使产品中 B（a）P 含量减少 20%左右；动物性食品在熏烤过程中滴下的油不要食用，食品烤焦时刮去烤焦部分后再食用；用氧化吸附、碾磨加工及稀释等方法去除部分 B（a）P。

（3）杂环胺对食品的污染　杂环胺（heterocyc lic amines）类化合物包括氨基咪唑氮杂芳烃（AIAs）和氨基咔啉两类。AIAs 包括喹啉类、喹噁啉类和吡啶类。AIAs 咪唑环的氨基在体内可转化为 *N*-羟基化合物而具有致癌和致突变活性。

1）杂环胺的生成。食品中的杂环胺类化合物主要产生于高温烹调加工过程，尤其是蛋白质含量丰富的鱼、肉类食品在高温烹调过程中更易产生。影响食品中杂环胺形成的因素主要有以下两方面。

① 烹调方式：杂环胺的前体物是水溶性的，加热反应主要产生杂环胺。这是因为水溶性前体物向表面迁移并被加热干燥。加热温度是杂环胺形成的重要影响因素，当温度从 200℃升至 300℃时，杂环胺的生成量可增加 5 倍。烹调时间对杂环胺的生成亦有一定影响，在 200℃油炸温度时，杂环胺主要在前 5min 形成，在 5～10min 形成减慢，进一步延长烹调时间则杂环胺的生成量不再明显增加。而食品中的水分是杂环胺形成的抑制因素。因此，烧、烤、煎、炸等直接与火接触或与灼热的金属表面接触的烹调方法，由于可使水分很快丧失且温度较高，产生杂环胺的数量远远大于炖、焖、煨、煮及微波炉烹调等温度较低、水分较多的烹调方法。

② 食物成分在烹调温度、时间和水分相同的情况下，营养成分不同的食物产生的杂环胺种类和数量有很大差异。一般而言，蛋白质含量较高的食物产生杂环胺较多，而蛋白质的氨基酸构成则直接影响所产生杂环胺的种类。肌酸或肌酐是杂环胺中 α-氨基-3-甲基咪唑部分的主要来源，故含有肌肉组织的食品可产生大量杂环胺。

食品成分的美拉德反应与杂环胺的产生有很大关系，该反应可产生大量杂环物质（可多达 160 余种），其中一些可进一步反应生成杂环胺。例如，美拉德反应生成的吡嗪和醛类可缩合为喹嘿啉类；吡啶可直接产生于美拉德反应；而咪唑环可产生于肌苷。由于不同的氨基酸在美拉德反应中生成杂环物的种类和数量不同，故最终生成的杂环胺也有较大差异。

2）预防措施。

① 改变不良烹调方式和饮食习惯。杂环胺的生成与不良烹调加工有关，特别是过高温度烹调食物。因此，应注意不要使烹调温度过高，不要烧焦食物，并应避免过多食用烧烤煎炸的食物。

② 增加蔬菜水果的摄入量。膳食纤维有吸附杂环胺并降低其活性的作用，蔬菜、水果中的某些成分有抑制杂环胺的致突变性和致癌性的作用。因此，增加蔬菜水果的摄入量对于防

止杂环胺的危害有积极作用。

③ 灭活处理。用次氯酸、过氧化酶等处理可使杂环胺氧化失活，亚油酸可降低其诱变性。

④ 加强监测建立和完善杂环胺的检测方法。加强食物中杂环胺含量监测，深入研究杂环胺的生成及其影响条件、体内代谢、毒性作用及其阈剂量等，尽快制定食品中的允许限量标准。

5．食品添加剂的不合理使用

食品添加剂的不合理使用是目前造成食品人为污染的一个重要方面，主要表现为以下三种形式。

（1）滥用食品添加剂

1）使用食品添加剂超出标准规定用量。食品添加剂在食品加工过程中必须严格按照国家标准规定的使用量添加，才能确保对人体安全无害。食品添加剂超标准量使用一直是主要的食品质量与安全问题，随意过量使用食品添加剂如亚硝酸钠等就可能危及人体健康。

2）添加剂使用超出规定范围。国家标准严格规定食品添加剂的使用范围，若不按规定范围添加，即作为违法食品处理。例如，硫黄作为漂白剂只限于蜜饯、干果、干菜、粉丝、食糖等使用，但有的食品加工者在蒸馒头时用硫黄熏蒸，造成二氧化硫严重残留。我国规定儿童食品中不准添加人工合成色素、糖精和香精，但有些生产企业在一些婴幼儿食品中添加糖精、香精等。

3）使用不符合国家标准的添加剂。国家规定食品加工用食品添加剂必须是符合食品级规格的产品，禁止使用工业级产品。但目前仍有个别不法分子，将工业级产品假冒为食品添加剂销售、使用。例如，将含甲醇的工业用酒精作为食用酒精出售，造成重大的食物中毒事件；将铅含量超标的工业用亚硫酸或工业用碳酸氢钠作为食品添加剂销售、使用；在食品加工过程中采用工业级商品代替食品级加工助剂，造成的食物中毒事故亦多次发生。

（2）食品营养强化剂的过量问题　食品营养强化缺乏科学性和加工工艺不合理是食品营养强化剂使用需要解决的主要问题。在食品中添加营养素要考虑营养强化目的、营养素品种选择、人体摄入量等，还必须考虑人体过量摄入营养强化剂时的毒性。若在食品中过量地添加营养强化剂如碘、维生素 A 等，就可能对人体健康产生危害。

（3）食品加工中使用非食品原料　我国允许经营和使用的食品添加剂必须是《食品添加剂使用卫生标准》（GB 2760—2007）和《食品营养强化剂使用卫生标准》（GB 14880—1994）所列的品种。然而一些不法食品生产经营者为谋取私利，在食品生产加工中违法使用我国未经批准的食品添加剂或禁止使用的化学添加物，严重威胁消费者的健康和生命。例如，将滑石粉搀入面粉用于增白，直接用酱色、水、工业盐等勾兑酱油，用毛发水解胱氨酸废液加工酱油等，直接对人体健康造成危害；将印染工业作拔染剂的"吊白块"（甲醛次硫酸氢钠）用于白糖和淀粉制品、豆制品漂白；将消毒剂甲醛（福尔马林溶液）用做鱼类等水产品防腐、饧发；用工业用石蜡熬制火锅底料；用矿物油（白油）炒制瓜子、抛光大米等；以皮革废料等为原料，使用石灰、盐酸、双氧水等工业原料生产食用明胶、水解蛋白（用做乳粉原料）。

6．食品容器和包装材料污染及其防治

食品在生产加工、贮运和销售过程中，要使用各种工具、设备、容器、包装材料及内壁涂料，食品容器和包装材料在与食品的接触中就可能会有有害成分转移到食品中，造成食品污染。国内外都曾有有关食品容器、包装材料和食品用工具、设备污染食品而造成的食物中毒和食源性疾患的报道。所以注重食品容器、包装材料的卫生质量，严格食品用工具及设备的卫生管理，对食品的安全卫生有着重要的意义。

（1）常用塑料及其制品的卫生问题　塑料是一种高分子材料，可制作食具、食品容器、生产管道、输送带、包装材料及生产设备的零部件等。塑料制品的安全卫生问题主要是其树脂单体对人体健康的危害和助剂的安全问题。塑料制品中的有些单体物质如氯乙烯单体、丙烯氰单体等具有毒性，甚至有致癌作用，如果发生迁移，则对人体健康构成危害。

用 PVC 生产保鲜膜，必须加入大量的添加增塑剂，其主要成分是二乙基羟胺（DEHA），如果这种 PVC 保鲜膜和熟食表面的油脂接触或者放进微波炉里加热，其增塑剂成分就会析出，并随食物进入人体，对人体造成致癌作用，特别是造成内分泌、荷尔蒙的紊乱。酚醛树脂因存在甲醛和苯酚的残留物，也不得用于加工直接接触食品的制品。食品用的塑料制品不得使用回收塑料来加工。

（2）食品用橡胶制品的卫生问题　食品用橡胶制品主要有橡胶奶嘴、瓶盖垫片或垫圈、高压锅垫圈、食品输送管带等。橡胶奶嘴的安全卫生直接影响婴儿的健康，而食品用橡胶制品可能接触酒精饮料、含油的食品或高压水蒸气而溶出有害物质。

橡胶分为天然橡胶和合成橡胶两类。天然橡胶一般无毒害，而合成橡胶中的有害成分来源可能是其单体物质如丁腈橡胶中的丙烯氰，更多的则是各种助剂和添加剂。食品用橡胶制品生产中使用的各种助剂，必须符合我国食品容器、包装材料用助剂的有关质量与卫生标准，严禁使用再生胶。

（3）金属、玻璃食具的卫生问题　金属用做包装材料的主要有镀锡薄钢板（马口铁）、铝板或铝箔，用做食品容器的主要有不锈钢、铝、铜等，用做工具、设备的多为不锈钢，用做食具的除不锈钢和铝外，还有铜、锡、银等制品。金属制品的主要安全卫生问题是控制有害金属如铅、砷、镉、铬等的迁移。回收铝中的杂质和金属难以控制，故不允许制作食具。

玻璃制品的原料为二氧化硅，毒性较小，但应注意原料的纯度。高档玻璃器皿中常加入铅化合物，这是较为突出的卫生问题，应加强管理。

（4）陶瓷和搪瓷制品的卫生问题　陶瓷和搪瓷制品多作为食品容器，其安全卫生问题主要是釉料中重金属铅、镉、锑等的溶出。当使用搪瓷或陶瓷容器长期盛装酸性食品（如醋、果汁等）和酒时，铅、镉等有害物质易溶出而迁移入食品中，甚至引起中毒。

（5）食品包装用纸的安全　食品包装用纸的主要安全卫生问题是霉菌等生物污染和纸中的化学残留物。为防止包装用纸对食品的污染，应采取如下措施：生产加工包装用纸的各种原料必须是无毒、无害的，不得使用回收的废纸做原料，不得添加荧光增白剂；食品包装纸涂蜡必须是食品级石蜡，以防多环芳烃的污染；用于印刷食品包装材料的油墨和颜料必须符合食品卫生要求，涂彩层不得与食品直接接触。

四、物理性污染及其防治

根据污染物的性质将物理性污染分为两类，即食品的杂物污染和食品的放射性污染。

1．杂物污染及其防治

（1）污染途径

1）生产时的污染，如生产车间密闭不好而又处于锅炉房的附近，在大风天气时食品可能会受到灰尘和烟尘的污染；在粮食收割时常有不同种类和数量的草籽的混入；动物在宰杀时血污、毛发及粪便对畜肉污染；加工过程中设备的陈旧或故障引起加工管道中金属颗粒或碎屑对食品污染。

2）食品储存过程中的污染，如苍蝇、昆虫的尸体和鼠、雀的毛发、粪便等对食品污染，还有食品包装容器和材料的污染，如大型酒池、水池、油池和回收饮料瓶中昆虫、动物尸体及脱落物品、承装物品等杂物的污染。

3）食品运输过程的污染，如运输车辆、装运工具、不清洁铺垫物和遮盖物对食品的污染。

4）意外污染，如戒指、头上饰物、头发、指甲、烟头、废纸、杂物的污染及抹布、拖把头、线头等清洁卫生用品的污染。

5）掺杂掺假，掺杂掺假是一种人为故意向食品中加入杂物的过程，其掺杂的主要目的是非法获得更大利润。掺杂掺假所涉及的食品种类繁杂，掺杂污染物众多，如粮食中掺入的沙石，肉中注入的水，奶粉中掺入大量的糖，牛奶中加入的米汤、牛尿、糖、盐等。掺杂掺假严重破坏了市场的秩序，危害人群健康，有的甚至造成人员中毒和死亡，必须加强管理，严厉打击。

（2）防治措施

1）加强食品生产、储存、运输、销售过程的监督管理，执行良好生产规范。

2）筛选、磁选和风选去石，清除有毒的杂草籽及泥沙石灰等异物，定期清洗专用池、槽，防尘、防蝇、防鼠、防虫，尽量采用食品小包装。

3）制定食品卫生标准，如《小麦粉》（GB 1355—1986）中规定了磁性金属物的限量。

2．食品的放射性污染及其防治

食品放射性污染是指食品吸附或吸收了外来的（人为的）放射性核素，使其放射性高于自然放射性本底，称为食品的放射性污染。

（1）食品天然放射性核素　食品中天然放射性核素是指食品中含有的自然界本来就存在的放射性核素本底。由于自然界的外环境与生物进行着物质的自然交换，因此地球上的所有生物，包括食物在内都存在着天然放射性核素。天然放射性核素有两个来源，一是来自宇宙射线，它作用于大气层中稳定性元素的原子核而产生放射性核素，这些核素有 ^{14}C、^{3}H、^{35}S 等；另一方面来自地球的辐射，这部分核素有铀系、钍系、锕系元素及加 ^{40}K、^{87}Rb 等。

（2）食品放射性污染的来源

1）核爆炸试验。一次空中的核爆炸可产生数百种放射性物质，包括核爆炸时的核裂变产物、未起反应的核原料以及弹体材料和环境元素受中子流的作用形成的感生放射性核素等，统称为放射性尘埃。其中颗粒较大的可在短期内沉降于爆炸区附近地面，形成局部放射性污染；而颗粒较小者可进入对流层和平流层向大范围扩散，数月或数年内逐渐地沉降于地面，产生全球性污染。含大量放射性核素的尘埃可以污染空气、土壤和水。土壤被污染放射性核素后，可进入植物使食品遭受污染。

2）核废物排放不当。核废物一般来自核工业中的原子反应堆、原子能工厂、核动力船以及使用人工放射性核素的实验室等排放的三废。对核废物的处理，有陆地埋藏和深海投放两种方式。陆埋或向深海投弃固体性废物时，如包装处理不严或者储藏废物的钢罐、钢筋混凝土箱出现破痕时，都可以造成对环境乃至对食品的污染。

3）意外事故核泄漏。1988 年前苏联地区切尔诺贝利核电站发生重大事故，大量的放射性沉降灰飘落到东欧和北欧一些国家，污染了土壤、水源、植物和农作物。事后，瑞典国家食品管理局和其他的官方机构分析了瑞典全部食品，发现食物中 ^{137}Cs（铯）活性与当地放射性沉降的剂量间呈密切的正相关。凡吃了受放射性沉降灰污染的草的羊以及生长在该灰污染水域中的鱼肉中，^{137}Cs 的活性均较高。

（3）对人体的危害　食品放射性污染对人体的危害在于长时期体内小剂量的内照射作用。对人体健康危害较大的放射性核素有 ^{90}Sr、^{137}Cs 和 ^{131}I 等。

^{90}Sr 是一种裂变元素，核爆炸时大量产生，广泛存在于环境中，经食物链进入人体，半衰期为 28 年。^{90}Sr 可经肠道吸收，吸收率为 20%～40%。进入人体内后主要蓄积在骨骼中，形成内照射，损害骨骼和造血器官。动物实验证明，放射性核素 ^{90}Sr 可诱发骨骼恶性肿瘤，并能引起生殖功能下降。

^{137}Cs 也是一种裂变元素，核爆炸时大量产生，其半衰期为 30 年。铯与钾的化学性质很相似，对肌肉有亲和力，在体内参与钾的代谢。^{137}Cs 进入人体后主要分布于肌肉和软组织中，形成内照射，可引起动物遗传过程障碍和生殖功能下降。

^{131}I 属于裂变元素，进入消化道可被全部吸收，并聚集于甲状腺内。其半衰期短，仅 6～8d，^{131}I 可通过牧草使牛奶受到污染。由于 ^{131}I 的半衰期短，对食品的长期污染较轻，但对蔬菜的污染则对人影响比较大，如摄入量过大可能损伤甲状腺组织，并可诱发甲状腺癌。

（4）防治要点

1）加强卫生防护和食品卫生监督。食品加工厂和食品仓库应建立在从事放射性工作单位的防护监测区以外的地方，对产生放射性废物和废水的单位应加强监督，对单位周围的农、牧、水产品等应定期进行放射性物质的监测。

2）严格执行国家卫生标准。《食品中放射性物质限制浓度标准》（GB 14882—1994）中规定了粮食、薯类、蔬菜、水果、肉鱼虾类和鲜奶等食品中人工放射性核素的限制浓度，应严格执行。

3）妥善保管食品。选择坚固、不易燃烧、表面光滑和防护性能好的包装材料包装食品；在没有掩蔽条件下堆放的食品应严密覆盖；受放射性污染的食品必须消除污染后方可食用。

复习思考

1. 什么是食品污染？食品污染的特点有哪些？食品污染对人体的危害有哪些？
2. 举例说明食品细菌污染的危害，防止细菌污染的措施。
3. 菌落总数、大肠菌群的食品卫生意义是什么？
4. 简述霉菌的生长及产毒条件和黄曲霉毒素污染食品的特点、防霉去毒措施。
5. 如何防止和减少重金属污染物的污染？
6. 多环芳烃、多氯联苯、二噁英对食品污染的预防措施有哪些？
7. 常见的兽药、激素污染是什么？如何防止和减少农药、兽药的残留？

8. 影响食品中亚硝胺形成的因素有哪些？如何防止亚硝胺和苯并芘对食品的污染？
9. 食品添加剂在使用时应注意什么问题？

技能应用

正确选择食品包装袋

随着人们生活水平的提高，除了对商品的本身质量要求提高外，对商品的包装要求也越来越高，不仅要求商品包装美观、经济、实用，而且符合环保要求。选择和使用合格的食品用塑料包装袋，应注意以下几点：

1）食品用塑料包装袋外包装要有中文标识，标注厂名、厂址、产品名称，并在明显处注明“食品用”字样。产品出厂后均附有产品检验合格证。

2）食品用塑料包装袋出厂时是无异味的，有特殊气味的塑料包装袋，不能用于食品包装。

3）有颜色的塑料包装袋（当前市场上用的暗红色或黑色等）不能用于食品包装。因为这类塑料包装袋多是用回收塑料制作的。

4）尽量选用不加涂、镀层的材料。现代包装设计中，为了使包装更加美观、耐蚀，大量使用附带镀层的材料。这不仅给产品报废后的材料回收、再利用带来困难，而且大部分涂料本身就有毒，如果食用了用这些包装袋包装的食品，会对人身产生很大的危害。另外涂、镀工艺过程也给环境带来极大的污染，如涂料挥发毒性溶剂气体，电镀时产生含铬等重金属的废液、废渣污染等。因此，应尽量选用不加涂、镀层的包装材料。

5）选用食品包装袋最好到大商场购买，不要到街头小摊去买。

6）由于食品用塑料包装袋不易降解的特性，会造成环境污染，因此，采购食品时，最好选用绿色包装材料。纸是目前应用最广泛的绿色包装材料。所以，在选购食品时最好选择原始纸质的包装为宜，生物降解塑料袋亦可。

7）塑料袋有无毒性可用下列方法鉴别：

水检测法：把塑料袋放入水中，无毒塑料袋放入水中后，可浮出水面；而有毒塑料袋是不上浮的。

手触检测法：用手触摸塑料袋，有润滑感者无毒；否则有毒。

抖动检测法：用手抓住塑料袋一端，用力拍一下，发出清脆声者无毒；反之则有毒。

火烧检测法：可以把塑料袋剪掉一条边，用火烧，有毒的不易燃烧；无毒的遇火容易燃烧。

知识拓展

水　俣　病

水俣病是指人或其他动物食用了含有机水银污染的鱼贝类，使有机水银侵入脑神经细胞而引起的一种综合性疾病，是世界上最典型的公害病之一。“水俣病”于 1953 年首先在日本熊本县水俣镇发生，当时由于病因不明，故称之为“水俣病”。

20 世纪 50 年代初，在日本九州岛南部熊本县的一个叫水俣镇的地方，出现了一些患口齿不清、面部发呆、手脚发抖、精神失常的病人，这些病人经久治不愈，就会全身弯曲，悲惨死去。这个镇有 4 万居民，几年中先后有 1 万人不同程度的患有此种病状，其后附近其他地方也发现此类症状。经数年调查研究，于 1956 年 8 月由日本熊本国立大学医学院研究报告证实，这是由于居民长期食用了水俣湾中含有汞的海产品所致。

汞也称水银，是我们常用的温度表里显示度数的银白色金属，它是一种剧毒的重金属，具有较强的挥发性。汞对于生物的毒性不仅取决于它的浓度，而且与汞的化学形态以及生物本身的特征有密切关系。一般认为，汞是通过海洋生物体表（皮肤和鳃）的渗透或摄入含汞的食物进入体内的。

汞进入海洋的主要途径是工业废水、含汞农药的流失以及含汞废气的沉降。此外，含汞的矿渣和矿浆也是其来源之一。水俣湾为什么会有含汞的海产品呢？这还要从水俣镇的一家工厂谈起。水俣镇有一个合成醋酸工厂，在生产中采用氯化汞和硫酸汞两种化学物质作催化剂。催化剂在生产过程中仅仅起促进化学反应的作用，最后全部随废水排入临近的水俣湾内，并且大部分沉淀在湾底的泥里。工厂所选的催化剂氯化汞和硫酸汞本身虽然也有毒，但毒性不很强。然而它们在海底泥里能够通过一种叫甲基钴氨素的细菌作用变成毒性十分强烈的甲基汞。甲基汞每年能以 1%的速率释放出来，对上层海水形成二次污染，长期生活在这里的鱼虾贝类最易被甲基汞所污染，据测定水俣湾里的海产品含有汞的量已超过可食用量的 50 倍，居民长期食用此种含汞的海产品，自然就成为甲基汞的受害者。一旦甲基汞进入人体就会迅速溶解在人的脂肪里，并且大部分聚集在人的脑部，黏着在神经细胞上，使细胞中的核糖酸减少，引起细胞分裂死亡。

科学试验证实，人体血液中汞的安全浓度为 1μg/10mL，当到达 5～10μg/10mL 时，就会出现明显中毒症状。经计算，如果一个人每天食用 200g 含汞 0.5mg/kg 的鱼，人体所摄入的汞量恰好在此安全范围内。然而，经测定水俣湾的海产品汞的含量高达每千克几十毫克，已大大超标，此外，人们每天还要搭配其他食品，其中也可能含有一定量的汞，这样全天摄入的总量就更是大大超过安全限度标准了。

水俣病是直接由汞对海洋环境污染造成的公害，迄今已在很多地方发现类似的污染中毒事件，同时还发现其他一些重金属如镉、钴、铜、锌、铬等，以及非金属砷，它们的许多化学性质都与汞相近，这不能不引起人们的警惕，而另一种“痛痛病”的发生，经长期跟踪调查研究，最终确认这是一种重金属镉污染所致。

水俣病的遗传性也很强，孕妇吃了被甲基汞污染的海产品后，可能引起婴儿患先天性水俣病，就连一些健康者（可能是受害轻微，无明显病症）的后代也难逃厄运。许多先天性水俣病患儿，都存在运动和语言方面的障碍，其病状酷似小儿麻痹症，这说明要消除水俣病的影响绝非易事。由此，环境科学家认为沉积物中的重金属污染是环境中的一颗“定时炸弹”，当外界条件适应时，就可能导致过早“爆炸”。例如，在缺氧的条件下，一些厌氧生物可以把无机金属甲基化。尤其近 20 年来大量污染物无节制的排放，已使一些港湾和近岸沉积物的吸附容量趋于饱和，随时可能引爆这颗化学污染“定时炸弹”。

第十一章 各类烹饪原料的卫生

学习目标

1. 掌握各类烹饪原料污染物来源。
2. 了解各类污染物的毒性。
3. 熟悉各类烹饪原料污染的预防措施，尽量降低食品污染造成的危害。
4. 能够利用国家卫生标准对原料的安全性作出判断。

一、烹饪原料的腐败变质及其控制

食品的腐败变质泛指食品在以微生物为主的各种因素的作用下所发生的，包括食品营养成分与感官性状的各种酶性、非酶性变化，从而使食品卫生质量降低、丧失食用价值的一切变化。例如，鱼、肉、禽、蛋的腐臭、粮食的霉变、蔬菜水果的溃烂、油脂的酸败等。

1．食品腐败变质的原因

食品的腐败变质是以食品本身的组成和性质为基础，在环境因素影响下，主要由微生物的作用而引起；它们综合作用的结果决定着食品是否发生变质以及变质的特征和程度。

（1）食品本身的因素　动植物在宰杀或收获后一定时间内其所含酶类要继续进行一些生化过程，如肉、鱼类的后熟，蔬菜、水果的呼吸等。食品组织中的酶类主要引起食品组成成分的分解，加速腐败变质。

食品的营养成分构成、水分含量、pH 等对食品中微生物的繁殖、菌相构成及优势菌种均有重要影响，从而决定食品腐败变质的进程及特征。

1）营养成分。例如，含蛋白质丰富的鱼、肉、禽、蛋及大豆制品，常以腐败菌为优势菌种，以蛋白质腐败为其基本特征；含碳水化合物多的食物在细菌和酵母的作用下，以产酸发酵为其基本特征；而油脂等以脂肪为主的食物，因不适于微生物的繁殖而主要是在理化因素作用下发生酸败。

2）食品中水分含量。水分是影响微生物繁殖及引起腐败变质的重要因素，一般情况下食品的水分活度（Aw）值越小，微生物越不易繁殖，食品越不易腐败变质。干燥和高渗透压食品不利于微生物的生长，甚至可以引起微生物脱水，因而有利于食品的防腐。

3）pH。多数细菌、霉菌、酵母的最适 pH 在 6 左右，而 $pH<4.5$ 时常可抑制多种微生物的生长。但耐酸性微生物可分解食物中酸性物质使 pH 升高，从而为一般微生物的增殖提供适宜条件，引起微生物相的变化，促进腐败变质。

4）食品组织的完整性。食品组织溃破和细胞膜碎裂为微生物的广泛侵入与作用提供了条件，因而促进食品的腐败变质，如细碎的肉馅、解冻后的鱼和肉、子实不完整的粮豆和溃破的蔬菜水果等，都易发生腐败变质。

5）食品的状态及所含的不稳定物质也对食品的腐败变质起作用。例如，胶态体系的破坏、不饱和脂肪酸、色素、芳香物质等的变化均可引起食品色、香、味、形的改变，如鲜奶的凝固、面包的老化、水果的变色等。

（2）微生物的作用　在食品腐败变质过程中起重要作用的是细菌、酵母和霉菌，尤其是细菌更占优势。食品细菌如前所述。糖酵母属可耐高浓度糖，使糖浆、蜂蜜和蜜饯等食品发酵酸败；马利酵母属可耐高浓度食盐，使盐腌食品变质，并可在酸性食品表面生膜和氧化有机酸；汉逊氏酵母属和毕氏酵母属可耐高浓度酒精并将酒精氧化，使酒变质；红酵母属可在肉类食品上产生色素，形成红斑。霉菌中许多菌属也与食品，特别是粮食、蔬菜、水果等腐败变质有关，其中曲霉属和青霉属最为多见，往往是食品霉变的先兆，而根霉属与毛霉属的出现则往往表示食品已经发生了霉变。

（3）环境因素　食品所处环境的温度、湿度、阳光（紫外线）的照射等对食品的腐败变质均有直接作用，对食品的保藏有重要影响。

2．食品腐败变质的化学过程与鉴定指标

食品腐败变质的过程即是在微生物酶、食品酶和其他因素作用下食品组成成分的分解过程。

（1）食品中蛋白质的分解　食品腐败变质的鉴定一般采用感官、物理、化学和微生物四个方面的指标。

对蛋白质的腐败变质，感官指标最为敏感可靠。由于蛋白质的分解，食品的硬度和弹性下降，组织失去固有的坚韧，产生结构和外形特有的变化或颜色发生改变。蛋白质分解产物的特有气味更为明显，如氨、三甲胺、乙硫醇、硫化氢、甲基吲哚等的气味在空气中对嗅觉的刺激阈非常低。

蛋白质腐败的物理鉴定指标，可根据蛋白质分解时低分子物质增多这一现象，对食品的浸出物的量、浸出液电导度、折光率、冰点、黏度、肉保水量与膨润量等进行检测，其中肉浸液的粘度测定与感官鉴定符合率较高。

蛋白腐败鉴定的化学指标是挥发性盐基总氮（TVBN）。TVBN是指食品水浸液在碱性条件下能与水蒸气一起蒸馏出来的总氮量，即在此种条件下能形成氨的含氮物。

（2）食品中脂肪的酸败　脂肪的腐败程度受脂肪酸的饱和程度、紫外线、氧、水分、天然抗氧化物质、食品中微生物的解酯酶等多种因素的影响。此外，铜、铁、镍等金属离子及油料中的动植物残渣均有促进油脂酸败的作用。

油脂酸败的化学过程复杂，但主要是经水解与氧化产生相应的分解产物。在脂肪分解的早期，酸败尚不明显，由于产生过氧化物和氧化物而使脂肪的过氧化物值上升；其后则由于形成各种脂酸而使油脂酸价升高，产生醛、酮等羰基化合物。它们能使酸败的油脂产生特殊的刺激性臭味，即所谓的“哈喇”气味。

油脂酸败过程中，脂肪酸的分解可使其固有的碘价、凝固点、比重、折光率、皂化价等发生变化。

（3）碳水化合物的分解　富含碳水化合物的食品有粮食、蔬菜、水果和糖类及其制品。在微生物酶及其他因素的作用下，这些组成成分可发生水解并顺次形成其低级产物，如醇、醛、酮、羧酸，直至二氧化碳和水。这种分解反应常被称为发酵或酵解。其主要的变化指标是酸度升高，根据食品种类不同可能会表现为糖、醇、醛、酮含量升高或产气，同时也常带有这些产物的特有气味。

3．防止食品腐败变质的措施

防止食品腐败变质的控制措施常是对食品进行加工处理，延长食品可供食用的期限，即进行有效的食品保藏。

食品保藏的基本原理是改变食品的温度、水分、氢离子浓度、渗透压以及采用其他抑菌杀菌的措施，将食品中的微生物杀灭或减弱其生长繁殖的能力。事实上各种食品保藏的方法都难以将食品微生物全部杀灭，而仅是延长微生物每代繁殖所需的时间，从而达到防止食品腐败变质的目的。

二、植物性烹饪原料的卫生

1．粮豆类食品的卫生

（1）粮豆类食品的安全问题

1）粮豆类食品的生物性污染。

① 粮豆中的微生物。粮食的内部和外部多寄附有大量的微生物，主要有细菌、霉菌和酵母菌。就其对粮食的危害程度而言，以霉菌最为突出，酵母菌最轻微。据调查，在小麦、稻谷和玉米三大系列粮食作物中，主要的真菌毒素是黄曲霉毒素和镰刀菌毒素，其次是杂色曲霉毒素和赭曲霉毒素A。

粮食被微生物污染后，使粮食发热，营养品质下降，变色和变味，使粮食带毒以及引起加工工艺品质降低，此外还可引起种子存活率下降（影响发芽、发育及抗病能力等）。

污染豆制品的微生物多是细菌，常造成豆制品品质下降甚至腐败变质。

② 仓储害虫。我国常见的仓储害虫有甲虫、螨虫及蛾类等五十余种。当仓库温度在19～21℃、相对湿度65%以上时，适于虫卵孵化及害虫繁殖；当仓库温度在10℃以下时，害虫活动减少。

2）粮豆类食品的化学性污染。

① 农药残留。粮食中农药残留可能来自防治病虫害和除草时直接施用的农药，或农药的施用对环境造成一定的污染，环境中的农药又通过水、空气、土壤等途径进入粮食作物。残留在粮豆中的农药可转移到人体而损害机体健康。

② 有毒、有害物质的污染。粮豆中的汞、镉、砷、铅、铬、酚和氰化物等主要来自未经处理或处理不彻底的工业废水和生活污水对农田、菜地的灌溉。一般情况下，污水中的有害有机成分经过生物、物理及化学方法处理后可减少甚至消除，但以金属毒物为主的无机有害成分或中间产物可通过污水灌溉严重污染农作物。日本曾发生的“水俣病”、“痛痛病”都是由于用含汞、镉污水灌溉所造成的。

3）人为的化学污染。用于粮豆类食品的添加剂种类很多，尤其是用于面制品的含铝添加剂（主要是钾明矾、铵明矾），其中的重金属不容忽视；粮食熏蒸剂如磷化铝、溴甲烷、环氧乙烷、二硫化碳、甲醛等在食品中的残留量应该引起关注；吊白块（甲醛次硫酸氢钠）

常被非法使用于粮谷类食品，其甲醛残留损害肝、肾以及中枢神经，影响代谢机能。

4）物理性污染。

① 无机杂物污染。泥土、砂石和金属是豆中主要无机夹杂物，分别来自田园、晒场、农具和加工机械，不但影响感官状况，而且损伤牙齿和胃肠道组织。麦角、苍耳子等是豆类在农田生长期、收割时混杂的有毒植物种子，另外，红豆与红小豆类似，容易误食。

② 掺杂掺假。市场上常见的掺假豆制食品中大致有以下几种情况：用农药、化肥等催发、浸泡豆芽；在豆制食品中掺加非食用色素；在大豆制品中掺入玉米粉等。在生豆芽过程中施放除草剂后，有相当部分被豆芽吸收而积存在豆芽体内，当食用这种被污染的豆芽后对人体会带来潜在性的危害。因为除草剂都含有使人致癌、致畸、致突变的物质。近年来还发现有些商贩，为了缩短豆芽生长期，往豆芽里施放化肥，如尿素、硫酸铵、硝酸铵等。由于豆芽生长期短，施放化肥后，大部分被豆芽吸收，积存在豆芽体内，使豆芽受到了污染，不仅食用时缺乏豆芽菜应有的脆嫩鲜美味道，且对人的胃部产生恶性刺激，并产生潜在危害。此外由于所用化肥都含铵类化合物，可以转变成亚硝胺而成为一种致癌物质。

干豆腐（又称豆皮、千张），是一种以大豆为原料的半脱水豆制食品。但近年来发现有些地方掺入了地板黄，地板黄是用于涂饰家具的成色品，属非食用色素之类。地板黄颜料含有大量的铬酸铅等有害物质，是不允许在食品中添加的。

（2）粮豆中的天然有毒有害物质

1）有毒植物种子。麦角、毒麦、麦仙翁籽、槐籽、毛果洋茉莉籽、曼陀罗籽、苍耳子等均是粮豆在农田生长期和收割时混杂的有毒植物种子。

2）豆类中的天然有毒有害物质。豆类植物的子实中也含有对人体健康有害的化学成分。在一般情况下，通过食品加工中的加热工序或加热烹调，这些抗营养物质可受到破坏，对人体不会产生有害作用。然而，由于加热的温度或时间不够，未能彻底破坏这些有害物质而引起中毒的事件也时有发生。

① 菜豆。又名四季豆，是食物天然毒素中毒较常见的。通常烹调不当，炒煮不够熟透是引起中毒的主要原因。其中有毒物质皂素对消化系统有刺激作用；凝血素有凝血作用；亚硝酸盐和抑肽酶能刺激肠胃并产生一系列症状。在以上有毒物质的作用下可发生中毒，主要表现为胃肠炎症状。

② 蚕豆。蚕豆种子中含有巢菜碱苷，是引起蚕豆黄病的因素之一。食用青蚕豆时常有中毒发生，严重时导致黄疸、呕吐、腰痛、发烧、贫血及休克。

③ 大豆。大豆含有一些抗营养因素，可影响人体对某些营养素的消化吸收，因而会对人类饮食产生不利影响。

蛋白酶抑制剂（PI）：蛋白酶抑制剂约有7～10种，主要存在于大豆中，对胰蛋白酶、糜蛋白酶、胃蛋白酶等物质的酶活性有部分抑制作用，妨碍蛋白质的消化吸收，对动物有抑制生长的作用。

豆腥味：大豆中含有很多酶，其中脂肪氧化酶是产生豆腥味及其他异味的主要酶类。

植酸：大豆中存在的植酸可与锌、钙、镁、铁等螯合，影响其吸收利用。

植物红细胞凝血素：是能凝集人和动物红细胞的一种蛋白质，可影响动物的生长，在大白鼠内腹膜上注射凝集素，能杀死白鼠。

胀气因子：是占大豆碳水化合物一半的水苏糖和棉籽糖，在肠道微生物作用下产气。但目前有研究表明这些大豆低聚糖是“双歧因子”，对机体健康有益。

皂苷和异黄酮：曾有研究认为皂苷具有溶血和有毒的性质，大豆皂苷、大豆异黄酮（主要为金雀异黄素）还具有雌激素作用。但研究已证明它们还具有抗氧化、降低血脂和血胆固醇的作用，特别是大豆异黄酮具有抗溶血、抗细菌、抗真菌及抑制肿瘤等作用。

④ 豆乳（豆浆）。豆浆通常由大豆制成，也称为豆乳，是一种营养丰富、极易消化吸收的饮料。但由于大豆中含有多种抗营养因子，如生豆浆中含有皂苷，煮豆浆时皂甙受热易膨胀形成泡沫上浮而造成“假沸”现象，故饮用未煮熟的豆浆也会引起中毒。

（3）粮豆的卫生管理

1）控制粮豆的安全水分及温、湿度。粮豆的安全水分是指在一定温度条件下，粮食在储存期间能使其自身生命活动下降到最低限度以及能抑制微生物等生物性污染因素的生长所含的水分。粮豆含水分的高低与其储藏时间的长短和加工密切相关。食物除暴露于空气、土壤或水的表面外，健康的植物或动物组织内部应是无菌的。组织的发育、生长自然是无菌的。在储藏期间粮豆水分含量过高时，并处在温湿条件下，霉菌就会生长。其代谢活动增强而发热，使霉菌、仓虫易生长繁殖，致使粮豆发生霉变。酵母生长比霉菌需要较多的水分，细菌生长比霉菌需要更多的水分，它们均能在有空气或无空气的温湿条件下生长。而变质的粮豆不利于加工，因此应将粮豆水分控制在安全储存所要求的水分含量以下。粮豆的安全水分为12%～14%，豆类为10%～13%，玉米12.5%，面粉13～15%，花生9%。同时还应控制粮豆储存环境的温度和湿度。

2）仓库的卫生要求。

① 控制仓内的温度和湿度。按时翻倒、晾晒，降低粮温，掌握顺应气象条件的门窗启闭规律，防鼠防雀。

② 加强入库质量标准检查。定期监测粮豆温度和水分含量变化，注意霉变及虫害，发生问题时，立即采取相应措施。

③ 做好仓库清洁和消毒工作。

④ 有条件的地方采用气体保藏。

3）粮豆运输、销售的卫生要求。

① 运输工具和包装材料应符合卫生要求，粮豆包装必须专用并在包装上标明“食品包装用”字样。

② 不准与其他非食品物质混合装运，尤其对装过毒品、农药或有异味的车船未经彻底清洗消毒的，不准装运粮食。

4）防止农药及有害金属的污染。为控制粮豆中农药的残留，必须在种植过程中合理使用农药，确定用药品种和剂量、确定农药的安全使用期、施药方式及最大残留限量标准；必须使灌溉水质符合《农田灌溉水质标准》（GB 5084—2005），并根据作物品种掌握灌溉时期及灌溉量。

5）防止无机夹杂物及有毒种子的污染。

① 在粮豆加工过程中经过过筛、吸铁和风车筛选等可有效去除有毒种子和无机夹杂物。

② 推广无夹杂物、无污染物的小包装粮豆产品。

③ 加强选种、种植及收获后的管理，尽量减少有毒种子含量或完全将其清除。

④ 制定粮豆中各种有毒种子的限量标准并进行监督。我国规定，按重量计麦角不得大于0.01%，毒麦不得大于0.1%。

6）提高粮食的纯净度，保持粮食健全。生产和试验都已证明子实饱满、新鲜健康、生命力强盛的粮食种子，在储藏时更能防御霉菌等微生物的侵染而便于保藏。

7）执行GMP和HACCP。在粮食类食品的生产加工过程中必须执行良好生产规范（GMP）和危害分析关键控制点（hazard analysis critical control points，HACCP）的方法，以保证粮食类食品的卫生安全。

（4）粮豆的卫生标准

1）原粮（稻谷、小麦、玉米等）的国家标准。这些标准包括《粮食卫生标准》（GB 2715—2005）、《食品中污染物限量》（GB 2762—2005）等。其中对粮食的卫生方面作了很多要求。例如，食品中汞限量指标（见表11-1）、食品中氟限量指标（见表11-2）。

表11-1　植物性食品中汞限量指标

品　种	指标（以Hg计，mg/kg）
粮食（成品粮）	≤0.02
薯类（马铃薯、甘薯）、蔬菜、水果	≤0.01

表11-2　植物性食品中氟限量指标

	品　种	指标（mg/kg）
粮食	大米、面粉≤	1.0
	其他≤	1.5
豆类≤		1.0
蔬菜≤		1.0
水果≤		0.5

2）加工粮或成品粮（面粉、大米、玉米面等）的国家标准。这些标准包括《淀粉制品卫生标准》（GB 2713—2003），其中有感官指标（具有各自品种固有的体态和色泽，不酸、不黏、无发霉、无变质、无异味、无杂质，口尝无砂质）、理化指标（见表11-3）的要求。

表11-3　成品粮（淀粉）卫生的理化指标

项　目	指　标
总砷（以As计）≤	0.5mg/kg
铅（以Pb计）≤	1.0mg/kg
二氧化硫残留量	按GB 2760执行
黄曲霉毒素B_1≤	5μg/kg

3）大豆及其制品的卫生标准。大豆的卫生标准包括《非发酵性豆制品及面筋卫生标准》，《发酵性豆制品卫生标准》，《辐照豆类、谷类及其制品卫生标准》和《食用大豆粕卫生标准》。

《非发酵性豆制品及面筋卫生标准》（GB 2711—2003）适用于以大豆或其他杂豆为原料制成的豆腐，卤制、炸卤、熏制、干燥豆制品及小麦为原料制成的面筋等。

《发酵性豆制品卫生标准》（GB 2712—2003）适用于以大豆或其他杂豆为原料经发酵制成的腐乳、豆豉、纳豆等发酵性豆制品。

《辐照豆类、谷类及其制品卫生标准》（GB 14891.8—1997）适用于以杀虫为目的，采用 ^{60}Co 或 ^{137}Cs 产生的γ射线或能量低于 10MeV 的电子束照射处理的豆类、谷类及其制品。

《食用大豆粕卫生标准》（GB 14932.1—2003）适用于大豆。经浸出法（预榨浸出或直接浸出）制得的适合食品加工用的松散的富含蛋白质的物料。

以非发酵性豆制品为例，感官指标要求具有本品种的正常色、香、味和质地，不酸、不黏，无异味，无杂质，无霉变。理化指标见表 11-4，微生物指标见表 11-5。

表 11-4　豆及其制品理化指标

项　目	指　标
总砷（以 As 计，mg/kg）≤	0.5
铅（以 Pb 计，mg/kg）≤	1.0

表 11-5　豆及其制品微生物指标

项　目	指　标	
	散　装	定 型 包 装
菌落总数（cfu/g）≤	100 000	750
大肠菌群（MPN/100g）≤	150	40
致病菌沙门氏菌、金黄色葡萄球菌、志贺氏菌	不 得 检 出	

注：MPN 表示最近似值。

2．蔬菜、水果的卫生

（1）果蔬食品的安全问题

1）果蔬食品的生物性污染。由于施用人畜粪便和生活污水灌溉菜地，果蔬生产从开花、结实到收获、包装、运输、储藏、销售的各个环节都可能受到肠道微生物和寄生虫卵的污染而引起病变，污染程度和表皮破损有关。新鲜果蔬中引起果蔬变质的病原微生物见表 11-6。

表 11-6　引起几种果蔬变质的主要微生物

微生物种类	感染的果蔬	微生物种类	感染的果蔬
白边青霉	柑橘	串珠镰刀霉	香蕉
绿青霉	柑橘	柑橘褐色蒂腐病菌	柑橘
马铃薯疫霉	马铃薯、番茄、茄子	柑橘茎点霉	柑橘
茄绵疫霉	茄子、番茄	梨轮纹病菌	梨
交链孢霉	柑橘、苹果	黑曲霉	苹果、柑橘
镰刀霉属	苹果、番茄、黄瓜、甜瓜、洋葱、马铃薯	灰绿葡萄孢霉	梨、葡萄、苹果、草莓、甘蓝、甘薯
蓖麻疫霉	番茄	苹果褐腐病核盘霉	桃、樱桃
番茄交链孢霉	番茄	洋葱炭疽病毛盘霉孢	洋葱
黑根霉	桃、梨、番茄	软腐病欧氏杆菌	马铃薯、洋葱
		胡萝卜软腐病欧氏杆菌	胡萝卜、白菜、番茄

2）有害化学物质对蔬菜、水果的污染。

① 农药污染。蔬菜和水果施用农药较多，其农药残留较严重，应严格执行《农药安全使用规定》，严格使用品种、使用剂量和适用时间，禁止使用高毒农药。

② 工业废水中有害化学物质的污染。生活污水和工业废水中含有许多有害物质，如酚、镉、铬等，若不经处理直接灌溉果园和菜地，有害物质可通过蔬菜水果进入人体产生危害。所以生活污水和工业用水必须经处理符合国家标准后才可用于直接灌溉农作物。

③ 其他有害化学物质。一般情况下蔬菜、水果中硝酸盐与亚硝酸盐含量很少，但在生长时遇到干旱或收获后不恰当地存放、储藏和腌制时，硝酸盐和亚硝酸盐含量增加，对人体产生不利影响。

（2）果蔬食品的卫生管理

1）果蔬的农田管理。灌溉用水对果蔬的卫生质量影响很大，如果用污水灌溉农田菜园苗时，必须符合排放和农田用水的水质标准。灌田前必须预先处理，使之达到国家卫生标准；以人或动物粪便做肥料时应经过无害化处理，如粪尿混合封存、发酵沉卵、堆肥、沼气发酵等方法及厌氧处理后，杀灭粪便中的寄生虫和病原体；应选择高效、低毒、低残留的农药，严守农药使用的剂量，次数和安全间隔期（即最后一次施药距收获的天数）。

制定合理的规章制度，限制农药在食品当中的残留量，提倡生物、物理对病虫害的综合防治，禁止和限制使用高残留农药。

2）储存、运输、销售过程中的卫生管理。低温储藏有着非常重要的意义，放出二氧化碳越少，越利于保藏。

防止果蔬的腐败变质，可以用抗菌剂和衰老抑制剂延缓储存时期发生的腐败，应用这些制剂有两种方法：喷雾或浸泡在溶液中。

水果蔬菜贵在新鲜，它们含水量很高，在贮运销过程中，水分易于蒸发而导致水果凋萎；水分又有大量的营养物质溶解在其中，适宜于微生物的生长，故贮运销中应注意及时剔出腐烂变质部分，尽可能以小包装方式出售，这样计量方便，也比较卫生。

3）食用前的清洗和消毒。水果和蔬菜有许多品种是生食的，应彻底洗净和消毒，最好在沸水中漂烫 30s，经试验证明叶菜洗净可除菌 92.5%，根茎可减少菌 97.7%；而在 90℃水中浸烫 10s 即可杀灭伤寒杆菌等。用消毒液如漂白粉液、高锰酸钾液或 5%乳酸液浸泡消毒，效果也较好。

（3）蔬菜、水果品质的判定

1）蔬菜品质判定。

优质蔬菜：鲜嫩，外形饱满，表面润泽光亮，无黄叶，无伤痕，无病虫害，无烂斑。

次质蔬菜：梗硬，外形萎蔫，失去水分光泽，老叶多，枯黄，有少量病虫害、烂斑和空心，挑选后可食用。

变质蔬菜：严重霉烂，呈腐臭气味，亚硝酸盐含量增多，有毒或严重虫蛀，空心，不可食。

2）水果品质判定。

优质水果：具有典型果形，表皮色泽光亮，肉质鲜嫩、清脆，有固有的清香味，无机械外伤和病虫害。

次质水果：表皮较干，不够丰满，光泽较暗，肉质鲜嫩度差，营养减少，清香味减退，略有小烂斑点，有少量虫蛀，去除腐烂、虫伤部分后仍可食用。

变质水果：严重腐烂、虫蛀、变味，不可食用。

3）亚硝酸盐含量。《食品中污染物限量》（GB 2762—2005）规定亚硝酸盐（以 $NaNO_2$ 计）≤4mg/kg。

三、动物性烹饪原料的卫生

1．肉类原料及其制品的卫生

（1）肉与肉制品的安全问题

1）生物性污染。

① 人兽共患传染病和寄生虫病。人畜共患的传染病主要有疯牛病、口蹄疫、炭疽、鼻疽、猪水泡病、猪瘟、猪丹毒、结核、布氏杆菌病等。近年来，世界各地广泛流行、危害较大的动物疫病有疯牛病、口蹄疫、禽流感等。

常见人畜共患寄生虫病主要有绦虫病、囊虫病、旋毛虫病、猪弓形体病等，人若吃了感染寄生虫的畜肉，便会感染上寄生虫病。

② 细菌污染。畜禽肉类在加工、保藏、运输和销售中很容易污染致病菌，如沙门氏菌、金黄色葡萄球菌等，如在食用前未充分加热，可引起肉类食品的腐败变质和食物中毒。据统计，肉类食品是引起细菌性食物中毒最多的食品。

畜肉从新鲜到腐败变质需要经过僵直、后熟、自溶和腐败四个过程。肉中组织酶催化蛋白质、脂肪的分解即为自溶，这为细菌的侵入繁殖创造了条件，肉在细菌的酶作用下，发生腐败变质。不适当的加工和保藏条件也会促进肉类腐败变质。

③ 有害昆虫。危害肉类食品的害虫主要是苍蝇、蟑螂、甲虫和螨等。

2）化学性污染。

① 天然毒素。家畜体内的某些腺体如甲状腺（俗称“栗子肉”）、肾上腺（俗称“小腰子”）和病变淋巴结（俗称“花子肉”）多含有对人体有害的物质，误食后会引起食物中毒。食用动物肝脏时要选择健康、可食的肝脏，彻底清除肝内有毒物和积血，加热充分，不可过量食用，以防维生素 A 中毒。

我国主要的淡水鱼类如青鱼、草鱼、鲢鱼、鳙鱼和鲤鱼的胆有毒，属于胆毒鱼类，一般的烹调方法都不能去毒，食用时必须将鱼胆去掉。

② 兽药残留与饲料添加剂。动物饲料中的兽药、饲料添加剂、农药残留及化学污染物，超过限量标准亦会构成严重的污染，危害人体健康，如饲料中含有二噁英，违禁使用雌激素、抗生素、瘦肉精等。

③ 食品加工过程中的污染。香肠和腌制肉品在制作中，发色剂亚硝酸钠使用不严格执行国家有关规定，可使成品中亚硝酸盐含量超标。熏烤肉类食品，因加工方法不当，可造成多环芳烃污染，都会影响人体健康。

3）掺假。常见的是掺水，即注水肉。它是指在宰前向猪、牛、羊、鸡、鸭、鹅等动物活体内，或屠宰加工过程中向屠体及肌肉内注水所得到的肉。注入肉体的水有自来水、屠宰场血水、食盐水、明矾水、漂白粉水，更有甚者往肉中注入卤水，因卤水能使肉色鲜艳，使蛋白质凝固，注入的水流不出来。注水的方式有活体胃肠内连续灌水，心脏、血管注入，肌肉注射等。

《中华人民共和国食品安全法》规定：“禁止生产经营下列食品……掺假掺杂或者感官性异常的食品”。注水肉即属掺假掺杂现象。一些肉经销商制作注水肉上市，属不法行为，应加以鉴别和剔除，不能使注水肉进入厨房。

（2）畜禽肉的卫生及管理

1）常见人畜共患传染病畜肉的处理。常见人畜共患传染病如炭疽、鼻疽、口蹄疫、猪水泡病、猪瘟、猪丹毒、结核、布氏杆菌病等和常见人畜共患寄生虫病如囊虫病、旋毛虫病、猪弓形体病等。对这类病畜肉应按有关规定进行处理。

2）情况不明死畜肉的处理。死畜肉可来自病死、中毒和外伤等急性死亡。对这些肉应特别注意，必须在确定死亡原因后才考虑采取何种处理方法。对无法查明死亡原因的死畜肉，一律不准食用。

通过兽医卫生检疫，肉品可划分三类处理：

① 良质肉：指健康牲畜肉，食用不受限制。

② 条件可食肉：指病畜肉，无害化处理后可供食用。

③ 废弃肉：指患烈性传染病的肉尸以及严重感染囊尾蚴的肉，一律不准食用，应销毁或化制。

所以，一定要做好畜禽屠宰前的检疫和宰后检查，剔除患病畜禽。

3）注水肉及其鉴别。

① 感官检验。

肌肉：凡掺过水的新鲜肉或冻肉，在放肉的场地上把肉移开，下面显得特别潮湿，甚至积水，将肉吊挂起来会往下滴水；注水肉看上去肌纤维突出明显，肉发肿、发胀，表面湿润，不具正常猪肉的鲜红色和弹性，而呈粉红色、肉表面光亮。肌肉检验也可以使用刀切检验、加压检验及触检。

脂肪：正常猪肉的皮下脂肪和板油质地洁白；而灌水肉的皮下脂肪和板油轻度充血，呈粉红色，新鲜切面的小血管有血液流出。

内脏：灌水内脏明显肿胀，切面有大量淡红色的水流出。

② 刀切检验。将待检肉品用手术刀将肌纤维横切一个深口，注水肉稍停一会即可见切面渗水，正常肉品则否。

③ 加压检验。取长 10cm、宽 10cm、高 3～7cm 的待检精肉块用干燥塑料纸包盖起来，上面压 5kg 的重物，10min 后观察，注水肉有水被挤压出来；正常肉是干燥的或仅有几滴血水流出。

④ 触检。用手触摸注水肉，缺乏弹性，有坚硬感和湿润感，手指压下去的凹陷往往不能完全恢复，按压时常有多余水分流出，如果是注水冻肉还有滑溜感。

⑤ 放大镜观察。用 15～20 倍放大镜观察肌肉组织结构变化。正常肉的肌纤维分布均匀、结构致密、紧凑无断裂，无增粗或变细等变化，红白分明，色泽鲜红或淡红，看不见血液及渗出物；注水肉的肌纤维肿胀粗乱，结构不清，有大量水分渗出。

⑥ 熟肉率检验。将待检精肉 0.5kg 放入锅内，加水 2 000mL，待水煮沸后开始计时间并

煮沸 1h 捞出，冷却后称取熟肉重量。用熟肉重除以鲜肉重即熟肉率。注水肉的熟肉率小于 50%，而正常肉的熟肉率大于 50%。

⑦ 水分测定。取肉样在 105℃烘箱中干燥，求肉中水分含量。正常鲜精肉水分含量为 67.3%～74%；注水肉大于此范围，一般求得量大于 74%即为注水肉。

4）肉制品的卫生管理。

① 原料卫生。肉制品加工时，必须保证原料肉的卫生质量；使用硝酸盐或亚硝酸盐等食品添加剂时，必须符合国家卫生标准的要求。

② 屠宰场的卫生要求。认真执行我国《肉类加工厂卫生规范》。

③ 屠宰的卫生要求。屠宰前应给牲畜停食 12～14h，宰前 3h 要充分喂水，以防止屠宰时牲畜胃肠内容物污染肉尸。我国于 2008 年 8 月 1 日实行《生猪屠宰管理条例》，对生猪实行定点屠宰、集中检疫制度。

④ 运输、销售的卫生要求。运输新鲜肉和冻肉应有密闭冷藏车，车上应有防蝇、防尘、防晒设备；熟肉制品必须有盒包装；合格肉与病畜肉、鲜肉与熟肉不得同车运输，肉食和内脏不得混合堆放。

⑤ 食前必须彻底加热、煮熟煮透。

（3）肉及肉制品的卫生标准

1）肉的卫生标准（以鲜猪肉为例）。鲜猪肉系指生猪屠宰加工，经兽医验讫合格的生鲜而未经冷冻的猪肉。

按《鲜（冻）畜肉卫生标准》（GB 2707—2005）操作，感官指标为：无异味、无酸败味，理化指标详见表 11-7。

表 11-7　猪肉的理化指标

项　目	指　标
挥发性盐基氮（mg/100g）	≤15
铅（Pb）/（mg/kg）	≤0.2
无机砷/（mg/kg）	≤0.05
镉（Cd）/（mg/kg）	≤0.1
总汞（mg/kg 以 Hg 计）	≤0.05

2）肉制品的卫生标准。

① 腌腊制品。凡加工腌腊制品的原料，必须使用兽医验讫后符合腌制卫生要求，即不带毛、血、粪污的良质肉，在贮运过程中不落地、清洁、防止污染，在加工前要摘除甲状腺及病变组织。

常用的腌腊制品卫生标准有《酱卤肉制品》（GB/T23586—2009）、《腌腊肉制品卫生标准》（GB 2730—2005）。

归结起来上述几种腌腊制品中应注意：亚硝酸盐应控制在 20～30mg/kg（以 $NaNO_2$ 计）；细菌总数出厂前不应超过 30 000 个/g，销售时控制在 50 000～90 000 个/g 之间；大肠菌群出厂前要控制在 40～70 个/100g，销售时不应超过 150 个/100g；致病菌不得检出。

腌腊制品因品种不同卫生要求也不同。在腌腊制品卫生质量中应注意氧化发哈喇味的处理。腌腊制品的脂肪面发黄，切面局部肌膜稍有哈喇味，其他肉色正常无异味者可销售；脂肪氧化已深入内部但未及全部，割除发黄的哈喇味部分，好的可以销售；凡脂肪、肌肉、骨骼均哈喇味严重者，应作工业用或销毁。

② 熟肉制品。凡经兽医检验判处高温处理，供作熟食制品加工的原料，肉要严格检查验收，对腐败变质或污染严重的，一律不准加工；对部分或表层轻微变质的原料，应修割干净方可加工；对于败血症或其他原因放血不全应慎重对待，割除脂肪后才可供加工熟食制品原料，尤其是乡镇企业或城镇个体经营者更应注意卫生检验及监督管理。

常用的熟食制品卫生标准有《熟肉制品卫生标准》(GB 2726—2005)。

2．水产品的卫生

水产品主要有来自淡水和海水的鱼类、甲壳类、贝壳类、头足类、棘皮动物、肠腔动物、藻类以及除水鸟和哺乳动物以外的其他种类的水生生物及其加工制品。用于食品加工行业原料的最普遍、最多数的是鱼类。

（1）水产品安全问题　水产品含有较多水分和蛋白质，酶活性强，肌肉组织结构细，极易腐败变质，且易被多种有害物质污染。

1）生物性污染。水中的病原体有细菌、病毒、寄生虫及虫卵，它们来自人畜粪便和生活污水。水体受到生物性因素污染后，可引起水生生物感染疾病、带菌、带毒或带虫。

鱼体表面、鳃和肠道中存在有较多的细菌，以致病性微生物危害最大。致病性微生物可引起水产品的腐败变质和食物中毒。1998 年，上海市民由于食用被污染而又加热不彻底的毛蚶，引起甲型肝炎暴发流行，感染者达 30 余万人。

腐败后的鱼体表黏液混浊并有臭味，鱼鳞易于脱落，眼球下陷并混浊无光，鳃由鲜红变成褐色并有臭味，腹部膨胀，肛门突出，出现脊柱旁发红现象，更严重者骨肉分离。

水产品体内寄生虫极为常见，有数百种，其中寄生于鱼和贝体内的五十多种蠕虫可感染人体。在我国常见的有中华分支睾吸虫、卫氏并殖吸虫等。生食或经烧煮若未能将虫卵杀死，虫卵会随食物侵入人体，可能使人感染寄生虫病。

2）天然毒素。许多水产品，尤其是一些海洋生物的体内含有天然毒素，如河豚毒素、贝类毒素、雪加毒素、组胺（鲭毒素）素，被人误食后能引起食物中毒。为防止食用水产品引起食物中毒，如鲨鱼、鲅鱼、旗鱼必须去除肝脏；鳇鱼应除去肝、卵；河豚有剧毒，在食用加工前必须先去除内脏、皮、头等含毒部位，洗净血污，经盐腌、晒干后安全无毒方可出售。

3）化学性污染。工业废渣和废水、农药和化肥以及未经妥善处理的生活污水不断排入水体，造成了淡水和海洋的广泛污染，使水产品中有害环境污染物如汞、镉、铅、砷、铬、锑等重金属，亚硝胺、多氯联苯、苯并芘和杂环胺以及杀虫剂等有害物质浓度增加。人工养殖水产品时滥用抗生素、激素和饲料添加剂，也使得淡水水产品的不安全因素增加。这些有害物质通过水生生物食物链的生物富集作用达到非常高的水平，其体内有害物质的残留量往往高于肉、乳、蛋等动物性食品。

据市场调查，水发海产品中使用甲醛等工业原料增亮增韧、防腐的屡有发生。甲醛对人体健康具有毒害作用。

（2）水产品的卫生管理

1）储藏保鲜。鱼处在僵直期时组织状态完整、质量新鲜。鱼的保鲜就是要抑制酶的活力和微生物的污染和繁殖，使自溶和腐败延缓发生。有效的措施是低温、盐腌、防止微生物污染和减少鱼体损伤。

低温保鲜有冷藏和冷冻两种，冷藏多使用将鱼体温度降低到接近冰点但又不结冰的方法，保存 5～14d；冷冻储存是选用鲜度较高的鱼在–25℃以下速冻，使鱼体内形成的冰块小而均匀，然后在–15～–19℃的冷藏条件下，保鲜期可达 6～9 个月。含脂肪多的鱼不宜久藏，因鱼的脂肪酶须在–23℃以下温度才会受到抑制。

盐腌保藏的用盐量视鱼的品种、储存时间及气温高低等因素而定。盐分含量为 15%左右的鱼制品具有一定的储藏性。此方法简易可行、使用广泛。

2）运输销售的卫生要求。生产运输渔船（车）应经常冲洗，保持清洁卫生，减少污染；外运供销的鱼类及水产品应达到规定的鲜度，尽量冷冻调运，用冷藏车、船装运。

鱼类在运输销售时应避免污水和化学毒物的污染，凡接触鱼类及水产品的设备用具应由无毒无害的材料制成。提倡用桶或箱装运，尽量减少鱼体损伤。

为保证鱼品的卫生质量，供销各环节均应建立质量检收制度，不得出售和加工已死亡的黄鳝、甲鱼、乌龟、河蟹及各种贝类；含有天然毒素的水产品，如鲨鱼等必须去除肝脏，河豚不得流入市场，应剔出并集中妥善处理。

有生食鱼类习惯的地区应限制食用品种，严格遵守卫生要求，防止食物中毒的发生。卫生部门可根据防疫要求随时采取临时限制措施。

3）其他要求。凡供食用的水产品必须符合国家卫生标准和相应的行业标准的规定。黄鳝、甲鱼、乌龟、河蟹、青蟹、蟛蜞、小蟹、各种贝类均应鲜活出售，凡死亡者不得出售或加工；含有天然毒素的水产品，应作初步处理；鲣鱼、参鱼、鲐鱼等易产生大量组胺的青皮红肉鱼类，出售时必须保持新鲜；凡因中毒致死的水产品及虫蛀、赤变、氧化蔓延和深层腐败的水产品均不得食用。

（3）水产品的卫生标准　我国已制定了很多水产品国家卫生标准和行业标准，重要标准有《鲜海水鱼》（GB/T 18108—2008）、《无公害食品 普通淡水鱼》（NY 5053—2005）、《绿色食品 虾》（NY/T 840—2004）等。各类水产品的卫生指标主要包括反映新鲜度的挥发性盐基氮和组胺以及环境污染物、有害金属、有机氯农药、多氯联苯等。

以淡水鱼为例，淡水鱼感官要求为：形态正常、无畸形；具有正常的体色和光泽，鳞片完整紧密，不易脱落，无病灶；鳃丝清晰，呈鲜红或紫红色，无异味；眼球饱满，角膜清晰；具有鲜鱼固有的腥气味、无异味；肌肉紧密、有弹性；在水煮试验时，具有淡水鱼特有的鲜味和口感，异味。

3．蛋品原料的卫生

（1）蛋品安全问题

1）蛋品的生物性污染。蛋品的主要安全卫生问题是致病菌和腐败微生物的污染。蛋中微生物即可来自产前污染，又可来自产后污染。

产前污染：因家禽患病，病原菌侵入卵巢和输卵管，蛋在形成过程中，微生物进入蛋的内容物中。例如，鸡感染鸡白痢、禽副伤寒等沙门氏菌病时，产出的蛋中常有沙门氏菌。

产后污染：蛋在生产、收购、储藏和运输等环节中被污染，微生物通过蛋壳上的气孔或裂纹侵入蛋中，蛋白质首先受到污染，溶菌酶被破坏。若在气温高的情况下，蛋内微生物就会迅速繁殖；在气温较低的储藏中蛋内的嗜冷性微生物能够生长；在环境高湿的情况下，有利蛋壳表面霉菌的繁殖，菌丝向壳内蔓延生长，这样壳外细菌繁殖并向壳内侵入。

蛋中的微生物主要是细菌和霉菌，致病菌主要是沙门氏菌。沙门氏菌及其他微生物引起的腐败变质是鲜蛋的主要卫生问题。

2）蛋品的化学性污染。这类污染主要有兽药、农药和有害金属。环境中的汞、铅、镉、砷等有害金属以及六六六和 DDT 等农药通过食物链进入家禽体内代谢后，可残留于蛋内；蛋鸡在养殖中使用的金霉素、土霉素、磺胺类药物和呋喃唑酮等药物也可残留于蛋中。

（2）蛋类的卫生管理　蛋类应防止沙门氏菌的污染，杜绝其通过不同途径侵染蛋内，加强饲养条件的卫生管理，保持禽体及产蛋场所的卫生，另外要加强鲜蛋储藏的卫生。

1）鲜蛋的储藏卫生。蛋的储藏方法有冷藏法和化学储藏法等，要求禽蛋必须新鲜、无破损、无污染，符合 GB 2749—2003 规定。

① 冷藏法。利用低温抑制微生物生长，延长蛋白质中溶菌酶的活性，防止蛋内水分蒸发和腐败变质，并能保持蛋原有的理化性状。冷藏是最常用的方法，用普通冷库即可储藏。

② 石灰水储藏法。利用蛋内呼吸产生的 CO_2 与石灰水反应生成碳酸钙沉积于蛋壳的表面，将蛋的气孔阻塞，从而减弱蛋内呼吸作用，延缓蛋内生化变化，阻止微生物侵入，防止蛋的腐败变质。在储藏期间，夏季库温不得超过 23℃，水温不得高于 20℃，冬季库温不得超过 3～5℃，水温不得高于 1～2℃。一旦发现上浮蛋、破损蛋、臭蛋，则应及时剔除。

③ 水玻璃储藏法。水玻璃又名泡花碱，即硅酸钠，其溶液硅酸胶体附着在蛋壳上，堵塞气孔而防腐保鲜。储藏原理和卫生要求与石灰水储藏法相似。

④ 涂膜法。将被覆剂涂布于蛋的表面，堵塞气孔，防止蛋内水分蒸发、CO_2 逸出和微生物入侵。被覆剂应无毒无害、无异味、易干燥、成膜性好、附着性强、吸湿性小。常用液状石蜡涂布，用液体石蜡涂膜的办法保藏鲜蛋，堆放于 10℃的地下室，相对湿度 90%，可储藏 9 个月，也有用植物油、明胶、蜂蜡和树脂类等物质涂布。

民间一些将鲜蛋存放于稻谷、木屑、锯末中，也可保存几个月。利用恒温条件，防止鲜蛋腐败变质。

2）鲜蛋在储藏中的变化。主要包括以下三个方面：

① 理化变化。鲜蛋在储藏中因环境温度高、干燥或久藏，会发生系列变化。主要变化有重量减轻、气室扩大、浓蛋白变稀、蛋黄水分增加、CO_2 逸出、蛋白 pH 升高、溶菌酶减少乃至消失、系带断裂或消失、蛋黄膜破裂、营养物质减少等。

② 生理变化。鲜蛋在高于 25℃以上温度下储藏时，引起胚胎的生理学变化。受精蛋逐渐发育，形成血圈蛋、血筋蛋或血坏蛋。未受精蛋受热后，胚胎膨大，形成热伤蛋。

③ 腐败变质。蛋内微生物和酶类作用首先使蛋白质分解，蛋白带断裂，使蛋黄移位，形成贴壳蛋。随后蛋黄膜被分解造成散黄蛋，变化严重时蛋黄与蛋白相混，形成混汤蛋。混汤蛋进一步被微生物分解，产生硫化氢、氨、粪臭素等蛋白质分解产物，蛋液即变成灰绿色的稀薄液并伴有大量恶臭气体，这就是泻黄蛋。有时，蛋液变质不产生硫化氢而产生酸臭，蛋液不呈绿色或黑色而呈红色，蛋液变稠成浆状或有凝块出现，这是微生物分解糖而形成的酸败现象，成为酸败蛋。

（3）蛋类加工中的卫生问题　蛋制品是以鸡蛋、鸭蛋、鹅蛋和鹌鹑蛋为原料制成的产品，主要有冰蛋、蛋粉和再制蛋。

1）原料选择与处理。加工蛋制品的原料必须新鲜，经检验合格，符合《蛋制品卫生标准》（GB 2749—2003）规定。不得使用化学储藏蛋、劣质蛋和变质蛋。加工冰蛋和蛋粉时，应使用鸡蛋，禁用水禽蛋；打蛋前必须消毒用具，保持车间清洁卫生；清洗和消毒蛋壳时，不得使用有毒消毒液。加工皮蛋、咸蛋和糟蛋等再制蛋时，蛋壳必须完整，不得使用破损蛋、污壳蛋和刚壳蛋。

2）原料蛋的卫生检验。主要是感官检验法，通过眼看、手摸、耳听、鼻嗅和灯光透视五种方法进行判断。

眼看：以肉眼观察蛋的形状、大小、色泽、清洁度，鲜蛋壳上有一层霜状粉末，色泽鲜明；如果蛋呈灰白色，则蛋内容物已变成黑腐；蛋壳表面光滑或光彩夺目，则该蛋已受过孵化作用。

手摸：利用手摸蛋的表面、重量，如手摸感到光滑，多为孵化蛋；如把蛋放在手中颠动，过轻说明水分蒸发为陈蛋，过重不是熟蛋就是水灌蛋，一般鸡蛋一只约 50g 左右；将蛋放在手心翻传几次，如老是一面向下，则为贴壳蛋。

耳听：耳听是把蛋拿在手中，蛋碰蛋，听其声，如清脆为好蛋；哑声为裂纹蛋；戛戛声为孵化蛋；空空声为水花蛋。

鼻嗅：鼻嗅是用嘴向蛋壳吹口热气，用鼻子一嗅，如有霉味为霉蛋；有臭味为黑腐蛋；有酸味为泻黄蛋；也有因饲料不当或储藏于有异味的场所的蛋，有青草味或特殊气味。

灯光透视法：鲜蛋在照蛋器上呈微红色，无裂纹，内容物澄清透明，可见蛋黄移动的影子，无其他团块存在，此蛋质量为上乘。

3）蛋制品加工过程的卫生管理。蛋制品加工过程中的主要卫生问题是防止沙门氏菌的污染。

① 打蛋前，蛋壳必须清洗干净并放在漂白粉溶液（有效氯浓度 0.09%～0.1%）中消毒 5min，取出后在 4h 内晾干，再打蛋。

② 打蛋所用工具、容器都应分别用 4%的碱水及清水冲洗干净，再用蒸汽消毒 10 分钟。制作蛋粉所用管道等设备亦应消毒干净。

③ 不能采用贴壳蛋、黑斑蛋及其他变质蛋类制造冰蛋和蛋粉。打蛋前要仔细检查，打蛋时要一个蛋一个盆地打，即实行“过桥”，以防坏蛋混入。

④ 直接参加生产的工人，就业前和就业后每年都应进行健康检查。每日上班前，应洗手至肘部并用酒精（75%）消毒。

⑤ 蛋粉中脂肪较易氧化，应用专门材料包装以隔绝空气。包装材料以外涂以石蜡以免蛋粉受潮变质。

⑥ 冰蛋冷藏切勿与水产品、肉品等放在一起，以免污染。大块切开时，使用的刀、称、砧板等工具要清洁干净，剩余的冰蛋要重新包装冷藏。

⑦ 皮蛋（松花蛋、彩蛋）的卫生要求。皮蛋加工过程因用氧化铅，使皮蛋含铅量增高，铅是有害物质，1991 年国际癌症研究机构（IARC）将它定为与致癌有关系的金属元素，故皮蛋在制作过程应从工艺改革入手，降低铅的用量。

⑧ 咸蛋的卫生要求。咸蛋的种类很多，有灰色咸蛋、黄泥咸蛋、盐水咸蛋等。主要要求所用泥灰过筛，盐水烧开杀菌，有些地方用咸肉卤高温消毒，冷却后将蛋放入腌制，其味更佳。

⑨ 糟蛋的卫生要求。糟蛋是将符合加工再制蛋的鲜鸭蛋洗净，击碎蛋壳而不使蛋衣破裂，

放入优质糯米酒糟中糟渍，经4～5个月糟制而成。糟蛋富含营养，钙含量为常规蛋的40倍，可作为健体营养食品。糟蛋又是我国传统的出口产品。酒糟应是无污染的。

⑩ 冰蛋和蛋粉的卫生要求。冰蛋是指将鲜蛋去壳、搅拌、过滤，在预冷器中使蛋液降温到4～10℃，再放入–20℃冷库中急冻，使蛋液降温到–1～–15℃以下，包装后再冷藏的蛋品。其中：巴氏消毒冰全鸡蛋系指鲜蛋经打蛋、过滤、巴氏低温消毒、冷冻制成的蛋制品；冰鸡蛋黄系指鲜蛋的蛋黄，经加工处理，冷冻制成的蛋制品；冰鸡蛋白系指鲜鸡蛋白经过加工处理，冷冻制成的蛋制品。

蛋粉是将蛋打开混匀后喷雾到90～95℃干燥小室内，使其急速脱水，干燥而成（可杀灭大部分细菌）。其中：巴氏消毒全鸡蛋粉系将鲜鸡蛋经打蛋、过滤、巴氏低温消毒、喷雾干燥制成的蛋制品；鸡蛋黄粉系将鲜鸡蛋黄经加工处理，喷雾干燥制成的蛋制品；鸡蛋白片系将鲜鸡蛋蛋白经加工处理、发酵、干燥制成的蛋制品。

4．乳品的卫生

乳品包括生鲜牛乳、酸牛乳、全脂乳粉、淡炼乳、奶油、干酪稀奶油和其他乳及乳制品。

（1）乳品的安全问题

1）乳与乳制品的生物性污染。

① 微生物污染。乳品的主要污染是微生物污染，包括一次污染（挤前污染）和二次污染（挤后污染）。除了常见腐败细菌的污染，还可能遭受致病菌或霉菌的污染，致使乳品腐败变质，甚至造成食物中毒的发生。

② 其他污染。当乳牛患有结核、布氏杆菌病、炭疽、口蹄疫、乳腺炎等人畜共患传染病时，致病菌可通过乳腺进入乳汁中，导致乳的病原菌污染。

2）乳与乳制品的化学性污染

动物在饲养中滥用各种抗生素、驱虫药和激素等兽药，饲料中的农药残留、在牛奶中加入豆浆、化肥、淀粉、食盐等掺假、掺杂物，都将影响牛奶的质量和消费安全。

（2）乳品的卫生管理　要保证乳品卫生，要求做到以下几点。

1）牛舍及牛体要保持清洁，防止污染乳汁。

2）开始挤出的第一、二把乳汁，产犊前15天的胎乳，产犊后7天的初乳，应用抗生素5天的乳汁及变质乳等均不得供食用或作为原料乳使用。

3）挤下的乳汁必须尽快冷却或及时加工，消毒乳、酸牛乳、奶油在发放前应置于10℃以下冷库保藏，防止变质。贮乳设备及容器应用不锈钢材料，贮运乳的容器每次用后要用清洗消毒后方可使用。

4）牛乳应经净化、消毒后方可出售，净化后的奶即可进行消毒。消毒的目的是杀灭致病菌和多数繁殖型微生物。生牛乳禁止上市。

① 巴氏消毒：牛奶最常用的消毒方法。各乳品厂因消毒设备、温度和时间不同而异。

低温长时间消毒法（LTLT）：将奶加热到62℃，保持30min。一般采用间歇式常压预热锅。

高温短时间杀菌法（HTST）：在75℃加热15s或90～95℃加热10～15s。一般是用片式热交换器或管式热交换器加热。

② 超高温瞬时杀菌法（UHT）：135℃，保持2s。这是加压式加热方法。

③ 煮沸消毒法：将奶直接加热煮沸，保持10min。方法简单但对奶的理化性质和营养成

分有影响，且煮沸时泡沫部分温度低而影响消毒效果。若泡沫层温度提高 3.5～4.2℃可保证消毒效果。

④ 蒸汽消毒法：瓶装生奶置于蒸汽箱或蒸笼中加热至蒸汽上升后维持 10min（此时奶温可达 95℃，营养损失也较少。在无巴氏消毒设备的边远地区或乡镇企业可以使用蒸笼法）。

5）乳汁中不得掺水，不得加入任何其他物质。各类乳制品所使用的食品添加剂应符合现行的《食品添加剂使用卫生标准》（GB 2760—2007）中所规定之条文。

6）为保证乳的卫生质量，包装必须严密完整，并须注明品名、厂名、生产日期、批号、保存期和食用方法。包装外食品标签必须与内容相符，严禁伪造、假冒的乳品。

7）挤奶员的个人卫生。

（3）卫生质量标准

1）巴氏杀菌乳。巴氏杀菌乳（pasteurized milk）是以牛乳或羊乳为原料，经巴氏杀菌制成的液体产品，有 3 类产品，其标准见表 11-8。

表 11-8　巴氏杀菌乳的标准（GB 19645—2010）

项　目		指　标
感官要求	色　泽	呈乳白色或微黄色
	滋味、气味	具有乳固有的香味，无异味
	组织状态	呈均匀一致液体，无凝块、无沉淀、无正常视力可见异物
理化指标	脂肪①（%）	≥3.1
	蛋白质（%）	牛乳≥2.9，羊乳≥2.8
	非脂乳固体（%）	≥8.1
	酸度/°T②	牛乳（12～18），羊乳（6～13）

① 仅适用于全脂巴氏杀菌乳。

② °T（Thomer degrees）代表吉尔涅尔度，为我国常用的乳与乳制品酸度（acidity）单位。中和 100mL 乳液，消耗 1mL 0.1mol/L 的氢氧化钠标准溶液即为 1°T。

2）灭菌乳。灭菌乳（Sterilized milk）是以牛乳（或羊乳）或复原乳为主料，不添加或添加辅料，经灭菌制成的液体产品，各项指标应符合 GB 25190—2010 规定。

3）乳制品。乳粉、奶油、炼乳和酸牛乳应分别符合 GB 19644—2010、GB 5415—2008、GB 13102—2010 和 GB 2746—1999 的规定。

复习思考

1. 几种常见的食品如粮豆类、蔬菜水果类、食用油脂、肉与肉制品、乳与乳制品、蛋与蛋制品、水产品可能存在的食品安全问题是什么？有哪些卫生要求？
2. 淡水鱼、海水鱼的感官指标分别是什么？
3. 防止油脂酸败的措施有哪些？
4. 良质肉、条件可食肉和废弃肉的处理办法分别是什么？
5. 蛋类腐败变质发生的感官变化有哪些？
6. 何谓注水肉？怎样鉴别注水肉和非注水肉？
7. 如何进行蔬菜品质判定？

技能应用

如何检测掺假牛奶

1）掺水的检测：将牛奶慢慢倒入碗中，看其流注的过程，掺水牛奶有细薄感，在碗的边缘流过有水样痕迹，同时牛奶的颜色不如正常的白，煮沸时间较长，煮沸时香味也淡。

2）掺米汤的检测：将牛奶倒入碗中，发现在碗壁上易形成液滴，且液滴隆起度较高，晃碗时，牛奶不易流动，煮沸时容易糊锅，煮沸时香味较淡；最好是取几毫升牛奶，滴入几滴碘酒，出现蓝色或紫色，说明掺有米汤。

3）掺淀粉的检测：将牛奶倒入碗中，发现牛奶不易流动，且煮沸时容易糊锅；也可用以上加碘酒的方法测试。

4）掺碳酸钙的检测：肉眼观察发现质地不均匀，品尝时有苦涩感。

知识拓展

河　　豚

河豚分布于世界各地，约有一百多种。河豚口小头圆，背部黑褐色，腹部白色，大的长达1m，重10kg左右，眼睛平时是蓝绿色，还可以随着光线的变化自动变色。身上的骨头不多，而且背鳍和腹鳍都很软，但长着两排利牙，能咬碎蛤蜊、牡蛎、海胆等带硬壳的食物。河豚大都是热带海鱼，只有少数几种生活在淡水中。河豚一旦遭受威胁，就会吞下水或空气使身体膨胀成多刺的圆球，天敌很难下嘴。

河豚肉含的毒较小，而卵巢、肝脏和血液都含有43‰的毒素。在中国，为了保障人们的生命安全，国家明文规定不准饭店供应河豚。而在日本吃河豚则有着悠久的历史，几乎成为其饮食文化重要的一部分。河豚加工是十分严格的，一名合格的河豚厨师至少要接受两年的严格培训，考试合格以后才能领取执照、开张营业。每条河豚的加工去毒需要经过30道工序，一个熟练厨师也要花20min才能完成。河豚一般是养在池里的，吃之前用网兜将河豚网出来，用小刀割去鱼鳍，切除鱼嘴，挖除鱼眼，剥去鱼皮，接着剖开鱼肚，取出鱼肠、肝脏、卵巢和肾等含剧毒的内脏，再把河豚的肉一小块一小块的放进清水中将上面的毒汁漂洗干净。洗净后的鱼块洁白如玉，晶莹剔透。接着，将其切成像纸一样薄的片，再将这些鱼片摆成菊花或仙鹤一样的图样。吃的时候夹起鱼片蘸着碟子里的酱油和辣椒放进嘴里慢慢地咀嚼。吃完鱼片后，再喝上一碗河豚汤，真是爽心可口。

河豚鱼肉虽然鲜美，但处理不当或者贪食太多则会让人一命呜呼。河豚毒素为神经毒素，其毒性比氰化钾要高近千倍。在日本，每年都有一些人因误食河豚毒而死。

与蛇毒、蜂毒和其他毒素一样，河豚毒素也有其有益的一面。从河豚肝脏中分离的提取物对多种肿瘤有抑制作用。人们已经将河豚肝脏蒸馏液制成河豚酸注射液，用于癌症临床及外科手术镇痛。

第十二章　食物中毒及其他食源性疾病

学习目标

1. 掌握食源性疾病的范畴，食物中毒概念、特点及控制措施。
2. 了解食源性疾病和食物中毒的发病机制。
3. 熟悉各种食物中毒的急救、预防措施，避免或减少食物中毒的发生，尽量减少食源性疾病对人类的危害。

一、食物中毒的概念、特点和分类

1. 食物中毒的概念

《食物中毒诊断标准及技术处理总则》（GB 14938—1994）规定：食物中毒是指摄入了含有生物性、化学性有毒有害物质的食品或者把有毒有害物质当做食品摄入后出现的非传染性（不属于传染病）的急性、亚急性疾病。食物中毒既不包括因暴饮暴食而引起的急性胃肠炎、食源性肠道传染病（如伤寒）和寄生虫病（如旋毛虫、猪囊尾蚴病），也不包括因一次大量或长期少量摄入某些有毒、有害物质而引起的以慢性毒害为主要特征（如致癌、致畸、致突变）的疾病。

2. 食物中毒的特点

食物中毒病因很复杂，常呈集体性暴发，其发病一般具有下列共同特点：

1）发病潜伏期短（一般在 24～48h），来势凶猛，短时间内可能有多数人发病。

2）中毒病人都有相似的临床表现，最常见的是以恶心、呕吐、腹痛、腹泻为主的急性胃肠炎，也有些以神经系统症状为主。

3）病人有共同饮食史。患者在相近的时间内都食用过同样食物，发病范围局限在食用该种污染食物的人群，一旦停止该食物的供应，发病立即停止。

4）人与人之间不直接传染，发病曲线在突然上升后呈突然下降趋势，一般无传染病流行时的余波。

3. 食物中毒的分类

一般多采用按致病原因将常见食物中毒进行以下分类：

（1）细菌性食物中毒　是指摄入含有细菌或细菌毒素的食品而引起的食物中毒。细菌性食物中毒是食物中毒中最多见的一类，发病率通常较高，但病死率较低。发病有明显的季节性，5～10 月份最多。

常见的细菌性食物中毒有沙门氏菌属食物中毒、变形杆菌属食物中毒、副溶血性弧菌食物中毒、致病性大肠菌属食物中毒、蜡样芽孢杆菌食物中毒、葡萄球菌肠毒素食物中毒、肉毒梭菌毒素中毒、其他细菌性食物中毒。

（2）真菌毒素和霉变食物中毒　是指摄入含有真菌及其毒素污染的食品而引起的食物中毒，如赤霉病变、霉变甘蔗中毒等。中毒主要由被真菌污染的食品引起，用一般烹调方法加热处理不能破坏食品中的真菌毒素。其发病率较高，死亡率也较高，发病的季节性及地区性均较明显，如霉变甘蔗中毒常见于初春的北方。

（3）有毒动植食物中毒　是指误食有毒动植物或摄入因加工、烹调不当未除去有毒成分的动植物食物而引起的中毒。其发病率较高，病死率因动植物种类而异。有毒动物中毒，如河豚、有毒贝类等引起的中毒；有毒植物中毒，如毒蕈、含氰苷果仁、木薯、四季豆等中毒等。

（4）化学性食物中毒　是指摄入化学性中毒食品而引起的食物中毒。其发病的季节性、地区性均不明显，但发病率和病死率均较高（如有机磷农药、鼠药、某些金属或类金属化合物、亚硝酸盐等引起的食物中毒）。

针对上述食物中毒病因分布、中毒食品种类分布及地区分布特点，安排食品卫生管理工作计划和制定针对性预防措施，对控制食物中毒有重要意义。

二、细菌性食物中毒

细菌性食物中毒是由于吃了含有大量细菌或细菌毒素的食物而引起的中毒，是食物中毒中最常见的一类。由活菌引起的食物中毒称感染型，由菌体产生的毒素引起的食物中毒称毒素型。有的食物中毒既有感染型，又有毒素型。

1. 基础知识

细菌性食物中毒发生的基本条件：在适宜的温度、水分、pH 及营养条件下，细菌急剧大量繁殖或产毒；进食前食物加热不充分，未能杀灭细菌或破坏其毒素。

根据国内外的统计，在各种食物中毒中，细菌性食物中毒占有较大的比重。细菌性食物中毒发病率较高，但病死率低。常见的细菌性食物中毒（如沙门氏菌、变形杆菌、金黄色葡萄球菌等细菌性食物中毒）的发病特点是病程短、恢复快、预后好、病死率低，但李斯特菌、小肠结肠炎耶尔森菌、肉毒梭菌、椰毒假单胞菌食物中毒的病死率依次增高，且病程长、病情重、恢复慢。

细菌性食物中毒全年皆可发生，但在夏秋季节发生较多，主要由于气温较高，微生物容易生长繁殖；而且在此时期内人体防御机能往往有所降低，易感性增高，因此最易发生。

引起细菌性食物中毒的食物主要为动物性食物，如肉、鱼、奶、蛋等及其制品；植物性食品如剩饭、糯米冰糕、豆制品、面类发酵食品也曾引起细菌性食物中毒。

2. 沙门氏菌属食物中毒

沙门氏菌属种类繁多，目前国际上已发现 2 300 多个血清型，我国有 255 个。其中引起食物中毒的主要有鼠伤寒沙门氏菌、猪霍乱沙门氏菌、肠炎沙门氏菌等。沙门氏菌进入肠道后大量繁殖，除使肠黏膜发炎外，大量活菌释放的内毒素同时引起机体中毒。

（1）流行病学特点　沙门氏菌是最常见的致病菌，在我国占食物中毒的第一位。猪、牛、羊等健康家畜，家禽和蛋类的带菌率较高，有宰前感染，也有宰后污染。肉类食品从畜禽的宰杀到烹调加工的各个环节中，都可受到污染。烹调后的熟肉，如果再次受到污染，并且在较高的温度下存放，食前又不再加热，发生中毒的可能性会更大。

沙门氏菌食物中毒，除主要发生的夏秋季节外，全年都可发生。引起中毒的食物主要为肉类、禽类、蛋类和乳类，豆制品和糕点有时也发生。

（2）病原学特点　沙门氏菌属是肠杆菌科中的一个重要菌属。对人类致病的沙门氏菌仅占少数。沙门氏菌既可感染动物也可感染人类，可引起动物的沙门氏菌病，并极易引起人类的食物中毒。致病性最强的是猪霍乱沙门氏菌，其次是鼠伤寒沙门氏菌和肠炎沙门氏菌。

沙门氏菌属在自然界的生活力较强，其生长繁殖的最适温度为 20～30℃，在普通水中可生存 2～3 星期，在粪便中可生存 1～2 个月，在冰冻土壤可过冬，在咸肉、鸡和鸭中也可存活很长时间。沙门氏菌属不耐热，55℃时 1h、60℃时 15～30min 或 100℃时数分钟即被杀死。水经氯化物处理 5min 可杀灭其中的沙门氏菌。此外，由于沙门氏菌属不分解蛋白质，不产生靛基质，污染食物后无感官性状的变化，故易引起食物中毒。

（3）中毒表现　沙门氏菌食物中毒潜伏期短，一般 4～48h，长者可达 72h，潜伏期越短，病情越重。中毒开始时表现为头痛、恶心、食欲不振，然后出现呕吐、腹泻、腹痛。腹泻一日可数次至十余次，主要为水样便，少数带有黏液或血。发烧，一般 38～40℃，轻者 3～4d 症状消失，重者可出现神经系统症状，还可出现尿少、无尿、呼吸困难等症状，如不及时抢救可导致死亡。按其临床特点分 5 种类型，其中胃肠炎型最为常见，其余为类霍乱型、类伤寒型、类感冒型和败血症型。

1）胃肠炎型。前驱症状有头痛、头晕、恶心、腹痛、寒战，以后出现呕吐、腹泻、发热。大便为黄色或黄绿色，带粘液和血。因呕吐、腹泻大量失水，一般急救处理是补充水分和电解质。对重症、发热和有并发症患者，可用抗生素治疗，一般 3～5d 可恢复，病死率在 1%左右，主要是儿童和老人或体弱者治疗不及时所致。

2）类霍乱型。起病急、高热、呕吐、腹泻次数较多，且有严重失水现象。

3）类伤寒型。胃肠炎症状较轻，但伴有高热并出现玫瑰疹。

4）类感冒型。头晕、头痛、发热、全身酸痛、关节痛、咽峡炎、腹痛、腹泻等。

5）败血症型。寒战、高热持续 1～2 星期，并发各种炎症，如肺炎、脑膜炎、心内膜炎、肾盂肾炎。败血症型主要由霍乱沙门氏菌引起。

（4）预防措施　针对细菌性食物中毒发生的 3 个环节，采取下列针对性预防措施。

1）防止沙门氏菌污染肉类食品。

① 加强对肉类食品生产企业的卫生监督及家畜、家禽屠宰前的兽医卫生检疫，并按有关规定处理。

② 加强对家畜、家禽屠宰后的肉尸和内脏进行检验，防止被沙门氏菌感染或污染的畜、禽肉进入市场。

③ 加强肉类食品在储藏、运输、加工、烹调或销售等各个环节的卫生管理，特别是要防止熟肉类制品被食品从业人员带菌者、带菌容器污染及与带菌的生食物发生交叉污染。

2）控制食品中沙门氏菌的繁殖。影响沙门氏菌繁殖的主要因素是温度和储存时间，食品低温储存是控制沙门氏菌繁殖的重要措施。沙门氏菌属繁殖的最适温度为 37℃，但在 20℃左右即能繁殖。因此食品必须低温储存。

3）杀灭病原菌。对可能带菌的食品，在食用前使用加热灭菌法是预防沙门氏菌食物中毒的关键措施，但必须达到有效温度。为此，经高温处理后可供食用的肉块，其重量应不超过 1kg，持续煮沸 2.5～3h，或应使肉块的深部温度至少达到 80℃，并持续 12min，即肉中心部位变为灰色且无血水。蛋类煮沸 8～10min，即可杀灭沙门氏菌。加工后的熟肉制品应在 10℃以下低温储存，较长时间放置须再次加热后食用。熟食品必须与生食品分别储存，防止交叉污染。

3．副溶血性弧菌食物中毒

目前副溶血性弧菌食物中毒占细菌性食物中毒的第三位，有的沿海城市可占第一位。

（1）流行病学特点

1）副溶血性弧菌食物中毒多发生在 6～9 月的高温季节，即海产品大量上市时。

2）中毒食品主要是海产品，其次为咸菜、熟肉类、禽肉、禽蛋类，约半数为腌制品。

3）中毒原因主要是烹调时未烧熟、煮透，或熟制品污染后未进行彻底加热。

（2）病原学特点　副溶血性弧菌主要存在于近岸海水、海底沉积物和鱼、贝类等海产品中。副溶血性弧菌能否被检出与海水的温度有关，只有温度上升到 19～20℃时，这种菌的数量才能达到可被检出的水平。副溶血性弧菌引起的食物中毒是我国沿海地区最常见的一种食物中毒。副溶血性弧菌在 30～37℃、pH 7.4～8.2、含盐 3%～4%培养基上和食物中生长良好。无盐条件下不生长，故也称为嗜盐菌。该菌不耐热，65℃加热 5min，或 90℃加热 1min，或以 1%食醋处理 5min，均可将其杀灭。该菌在淡水中生存期较短，海水中可生存 47d 以上。

（3）中毒表现　潜伏期短者为 3～5h，一般为 14～20h。主要症状为上腹部阵发时绞痛、腹泻，先水样便，有时脓血便，有时有呕吐。重症者脱水，少数病人可再现意识不清，病程为 2～4d，一般预后良好。

（4）预防措施　副溶血性弧菌食物中毒的预防亦要抓住防止污染、控制繁殖和杀灭病原菌三个主要环节，具体措施如下。

1）停止食用可疑中毒食品。

2）加工海产品，如鱼、虾、蟹、贝类一定要烧熟煮透，需 100℃加热 30min。海产品用盐渍也可有效地杀死细菌。

3）烹调或调制海产品生冷拼盘时可加适量食醋。

4）加工过程中生、熟用具要分开，食品宜在低温下储藏。对烹调后的鱼虾和肉类等熟食品，应放在 10℃以下存放，存放时间最好不超过两天。

4．葡萄球菌肠毒素食物中毒

葡萄球菌在空气、土壤、水、粪便、污水及食物中广泛存在，主要来源于动物及人的鼻腔、咽喉、皮肤、头发及化脓性病灶。葡萄球菌可产生多种毒素（A、B、C、D、E 型）和酶类。引起食物中毒的主要是能产生肠毒素的葡萄球菌，其中以金黄色葡萄球菌致病力最强。此菌耐热性不强，最适生长温度为 37℃，最适 pH 为 7.4，大约 50%以上的金黄色葡萄球菌菌株可在实验室条件下产生两种或两种以上的葡萄球菌肠毒素。食物中的肠毒素耐热性强，一般烹调温度不能将其破坏，218～248℃油温下经 30min 才能被破坏。

（1）流行病学特点

1）中毒全年皆可发生，但多见于夏秋季。

2）引起中毒的食物种类很多，主要是乳类及乳制品、肉类、剩饭等食品。

3）引起葡萄球菌肠毒素中毒的食品必须具备以下条件：食物被葡萄球菌污染；污染后的食品放置于适合产毒的温度下；有足够的潜伏期；食物的成分和性质适于细菌生长繁殖和产毒。被葡萄球菌污染后的食品在较高温度下保存时间过长，就能产生足以引起食物中毒的葡萄球菌肠毒素。肠毒素的形成与温度、食品受污染的程度、食品的种类及性状有密切的关系。一般来说，在37℃以下的条件下食物存放的温度越高，产生肠毒素需要的时间越短，在20～37℃下经4～8h即可产生毒素，而在5～6℃的温度下需经18d方可产生毒素；食物受金黄色葡萄球菌污染的程度越严重，繁殖越快亦越易形成毒素；此外，含蛋白质丰富，含水分较多，同时含一定淀粉的食物，如奶油糕点、冰淇淋、冰棒等或含油脂较多的食物，如油煎荷包蛋，受金黄色葡萄球菌污染后易形成毒素。

（2）病原学特点　葡萄球菌为革兰氏阳性厌氧菌。产生肠毒素的葡萄球菌有两种，即金黄色葡萄球菌和表皮葡萄球菌。金黄色葡萄球菌致病力最强，可引起化脓性病灶和败血症，其肠毒素能引起急性胃肠炎。葡萄球菌能在12～45℃下生长，最适生长温度为37℃，最适生长pH为7.4，但耐酸性较强，pH为4.5时也能生长，耐热性也较强，加热到80℃，经30min方能杀死，在干燥状态下，可生存数月之久。

葡萄球菌食物中毒，是由葡萄球菌在繁殖过程中分泌到菌细胞外的肠毒素引起，故仅摄入葡萄球菌并不会发生中毒。葡萄球菌产生的肠毒素是一种可溶性蛋白质，耐热性强。破坏食物中存在的肠毒素须加热至100℃，并持续2h。故在一般烹调温度下，食物中如有肠毒素存在，仍能引起食物中毒。

（3）中毒表现　金黄色葡萄球菌食物中毒潜伏期短，一般为2～5h，极少超过6h。起病急骤，有恶心、呕吐、中上腹痛和腹泻，以呕吐最为显著。呕吐物可呈胆汁性，或含血及黏液。剧烈吐泻可导致虚脱、肌痉挛及严重失水等现象。体温大多正常或略高。一般在数小时至1～2d内迅速恢复。儿童对肠毒素比成人更为敏感，故其发病率较成人高，病情也较成人重。

（4）预防措施

1）防止带菌人群对各种食物的污染，定期对食品加工人员、饮食从业人员、保育员进行健康检查，对患局部化脓性感染（疖疮、手指化脓）、上呼吸道感染（鼻窦炎、化脓性咽炎、口腔疾病等）者，应暂时调换其工作。

2）防止葡萄球菌对奶的污染，要定期对奶牛的乳房进行检查，患化脓性乳腺炎时其奶不能食用，健康奶牛的奶在挤出后，除应防止葡萄球菌污染外，亦应迅速冷却至10℃以下，防止在较高温度下，该菌的繁殖和毒素的形成，此外，奶制品应以消毒奶为原料。

3）患局部化脓性感染的畜、禽肉尸应按病畜、病禽肉处理，将病变部位除去后，按条件可食肉经高温处理以熟制品出售。

4）防止肠毒素的形成，在低温、通风良好条件下储存食物不仅可防止葡萄球菌生长繁殖，亦是防止毒素形成的重要条件。因此，食物应冷藏或置阴凉通风的地方，如剩饭在常温下存放应置阴凉通风的地方，其放置时间亦不应超过6h，在气温较高的夏、秋季节，食前还应彻底加热。

5．肉毒梭菌毒素食物中毒

肉毒梭菌主要存在于土壤、江河湖海的淤泥及人畜粪便中。食物中毒是由肉毒梭菌产生的外毒素（exotoxin）即肉毒毒素（botulinumtoxin）所致。肉毒毒素是一种神经毒素，是目前已知的化学毒物和生物毒物中毒性最强的一种，对人的致死量为 10^{-9}mg/kg 体重。

（1）流行病学特点

1）四季均可发生中毒，多发生在冬、春季节。

2）中毒食品与饮食习惯有关，主要为家庭自制的豆类制品（发酵豆、面酱、臭豆腐），其次为肉类和罐头食品。

3）中毒原因主要是被污染了肉毒毒素的食品在食用前未进行彻底的加热处理。

（2）病原学特点 肉毒梭菌系革兰氏阳性厌氧菌，在 20～25℃可形成椭圆形的芽孢。当 pH 低于 4.5 或大于 9.0 时，或当环境温度低于 15℃或高于 55℃时，所有菌株都受到抑制。肉毒梭菌芽孢不能繁殖，也不能产生毒素。食盐能抑制肉毒梭菌芽孢的形成和毒素的产生，但不能破坏已形成的毒素。提高食品中的酸度也能抑制肉毒梭菌的生长和毒素的形成。肉毒梭菌的芽孢抵抗力强，需经干热 180℃、5～15min，或高压蒸汽 121℃、30min，或湿热 100℃、5h 方可致死。肉毒梭菌在食盐浓度为 10%时不能生长，2.5%～3%时所产生的毒素可减少 98%。

（3）中毒表现 肉毒梭菌中毒是神经型食物中毒，其临床表现以运动神经麻痹的症状为主，以对称性颅神经损害的症状为特征，而胃肠道症状少见。潜伏期数小时至数天，一般为 12～48h，短者 6h，长者 8～10d，潜伏期越短，病死率越高。在我国，中毒潜伏期一般较长，因中毒食品往往为佐餐食品，一次食入量少可形成蓄积性中毒。临床表现特征为对称性脑神经受损的症状。早期表现为头痛、头晕、乏力、走路不稳，以后逐渐出现视力模糊、眼睑下垂、瞳孔散大等神经麻痹症状；重症患者则首先出现对光反射迟钝，逐渐发展为语言不清、吞咽困难、声音嘶哑等，严重时出现呼吸困难，呼吸衰竭而死亡。病死率为 30%～70%，多发生在中毒后的 4～8d。国内由于广泛采用多价抗肉毒毒素血清治疗该病，病死率已降至 10%以下。病人经治疗可于 4～10d 后恢复，一般无后遗症。

（4）预防措施

1）停止食用可疑中毒食品。

2）自制发酵酱类时，原料应清洁新鲜，腌前必须充分冷却，盐量要达到 14%以上，并提高发酵温度。要经常日晒，充分搅拌，使氧气供应充足。

3）不吃生酱。

4）肉毒梭菌毒素不耐热，加热 80℃时 30min 或 100℃时 10～20min，可使各型毒素破坏，所以对可疑食品进行彻底加热是破坏毒素、预防肉毒梭菌毒素中毒的可靠措施。

6．O157：H7 大肠杆菌食物中毒

O157：H7 大肠杆菌是致泻性大肠埃希菌中肠出血性大肠杆菌的一种最常见的血清型，可寄居于牛、猪、羊、鸡等家畜家禽的肠内，一旦侵入人的肠内，便依附肠壁，产生类志贺样毒素和肠溶血毒素，导致人类发生出血性结肠炎和溶血性尿毒综合征。我国早在 1987 年就从腹泻病人粪便中分离出 O157：H7 菌株，但一直未发生暴发流行。美国于 1982 年以后频频出现由 O157：H7 菌株引发的食物中毒。1996 年 5～8 月日本发生了迄今为止世界上最大规模的O157：H7暴发流行，9 000多名儿童感染，11名死亡。

（1）流行病学特点

1）流行地区以欧美等多见，并呈现一定的地域性，感染的流行与饮食习惯有关。病菌基本上是通过食品和饮品传播，且多以暴发形式流行，尤以食源性暴发更多见。

2）常见中毒食品和饮品是肉及肉制品、汉堡包、生牛奶、奶制品、蔬菜、鲜榨果汁、饮水等，传播途径以通过污染食物较为多见，直接传播较罕见。

3）中毒多发生在夏秋季，尤以6～9月更多见。人类对此菌普遍易感，其中小儿和老人更易感。

（2）病原学特点　该菌不耐高温，60℃时 20min 可灭活；耐酸不耐碱；对氯敏感。O157：H7毒力极强，很少量的病菌即可使人致病，对细胞破坏力极大，主要侵犯小肠远端和结肠，引起肠黏膜水肿出血，同时可引起肾脏、脾脏和大脑的病变。

（3）中毒表现

1）起病急骤，潜伏期为2～9d，最快仅5h。

2）中毒表现主要为突发性的腹部痉挛，有时为类似于阑尾炎的疼痛。有些病人仅为轻度腹泻，有些有水样便，继而转为血性腹泻，腹泻次数有时可达每天十余次，低热或不发热；许多病人同时有呼吸道症状。

3）严重者可造成溶血性尿毒综合征、血栓性血小板减少性紫癜、脑神经障碍等多器官损害，危及生命，老人和儿童患者死亡率较高。

（4）预防措施

1）停止食用可疑中毒食品。

2）不吃生的或加热不彻底的牛奶、肉等动物性食品。不吃不干净的水果、蔬菜。剩余饭菜食用前要彻底加热。防止食品生熟交叉污染。

3）养成良好的个人卫生习惯，饭前便后洗手。避免与患者密切接触，在接触时应特别注意个人卫生。

4）食品生产、加工企业尤其是餐饮业应严格保证食品的安全性。

5）大力提倡体育锻炼，提高身体素质，增强机体免疫力，以抵御细菌的侵袭。

三、有毒动植物中毒

1．河豚中毒

河豚常见的有星点东方河豚、豹纹东方豚、虫纹东方豚、弓斑东方豚等品种，分布于我国沿海大江河口，是一种肉味鲜美但含有剧毒的鱼类。

（1）中毒原因　河豚中毒多为误食而中毒，有的则因喜食河豚，但未将其毒素除净而引起中毒。

河豚中的有毒物质称为河豚毒素，可分为河豚素、河豚酸、河豚卵巢毒素、河豚肝脏毒素，其含量因品种、脏器、季节和环境而有差异。每年1～5月为河豚产卵期，6～10月产卵期过后，卵巢萎缩，毒性也减弱。其卵巢、肝、卵、血液含毒量多，其次为眼球、腮、皮、精巢和肠。一般认为鱼肉无毒，但海水中条纹东方豚和双斑东方豚的肌肉也含强毒。河豚，尤其是死了之后其血液、内脏等组织内的毒素可渗入肌肉，进食可致中毒。进食后，河豚毒素直接作用于胃肠道，可致局部刺激症状；毒素入血后，迅速产生对末梢神经，感觉、运动和中枢神经的麻痹作用。

河豚毒素属已知的小相对分子质量、毒性最强的非蛋白质的神经毒素，尤以河豚卵巢毒素最强。毒性为剧毒氰化钾的 1 000 倍。河豚毒素 0.5mg 能毒死一个体重 70kg 的人。该毒素为无色棱柱体，微溶于水，对热稳定，220℃以上分解，经盐腌、日晒和烧煮均不能被破坏，但在 pH7 以上和 pH3 以下不稳定。100℃加热 4h 或 120℃加热 20～60min 可使毒素全部破坏。

（2）中毒表现　潜伏期最短 15min，一般食后 0.5～4h 发病，多为 2h。潜伏期越短，中毒越重，治愈后情况也越差。

中毒表现以口唇和四肢发麻、针刺样感觉为首发症状，可有胃部不适，恶心呕吐，口渴，头昏，四肢无力，站立不稳，上睑下垂，张口结舌，言语、吞咽困难，肌肉软瘫，步履困难，共济失调和酒醉状。瞳孔先缩小后扩大，继之四肢发冷，脉搏微弱，发绀，血压下降，昏迷。呼吸浅、快、不规则，最终因呼吸麻痹、呼吸循环衰竭而死亡。

（3）预防措施

1）加强卫生宣传，使人们了解河豚有毒的部位并能识别，以防误食中毒。

2）加强市场管理，禁止出售鲜河豚。

2．鱼类引起的组胺中毒

组胺通常是细菌作用下组氨酸的脱羧产物，但在一些海洋鱼类中含量特别高，含组胺高的鱼类，主要是海产鱼中的青皮红肉鱼类，如金枪鱼、秋刀鱼、竹筴鱼、沙丁鱼、青鳞鱼、金线鱼、鲐鱼等。当鱼不新鲜或腐败时，鱼体中游离组氨酸经脱羧酶作用产生组胺。当组胺积蓄至一定量时，组胺引起毛细血管扩张和支气管收缩，导致一系列的临床症状，引起中毒。

（1）中毒原因　因食用不新鲜或腐败的青皮红肉鱼而引起中毒。腌制咸鱼时，如原料不新鲜或腌得不透，含组胺较多，食用后也可引起中毒。

（2）中毒症状　组胺中毒的特点是发病快、症状轻、恢复快、预后良好。潜伏期一般为 0.5～1h，短者只有 5min，长者 4h，表现为脸红、头晕、头痛、心跳加快、脉快、胸闷和呼吸窘迫等。部分病人出现眼结膜充血、瞳孔散大、视物模糊、脸发胀、唇水肿、口和舌及四肢发麻、恶心、呕吐、腹痛、荨麻疹、全身潮红、血压下降等症状。个别重症病人可引起死亡。

（3）预防措施

1）不吃腐败变质的鱼，特别是青皮红肉的鱼类。市售鲜鲐鱼等应冷藏或冷冻，要有较高的鲜度，其组胺含量应符合 GB 2733—2005 规定。

2）选购鲜鲐鱼等要特别注意其鲜度，如发现鱼眼变红、色泽不新鲜、鱼体无弹性时，则不得食用。选购后应及时烹调，如盐腌，应劈开鱼背并加 25%以上的食盐腌制。

3）食用鲜、咸鲐鱼时，烹调前应去内脏、洗净，切成两寸段，用水浸泡 4～6h，可使组胺量下降 44%，烹调时加入适量雪里蕻或红果，组胺可下降 65%，不宜油煎或油炸。

4）有过敏性疾患者，以不吃此类鱼为宜。

3. 贝类毒素中毒

在我国沿海地区如浙江、福建、广东等地时常发生因吃贝类海产品而中毒的事件。

（1）中毒原因　导致中毒的贝类主要有香螺、织纹螺、泥螺、荔枝螺、紫贻贝、加州贻贝、扇贝、长牡蛎、蛤仔、帘蛤等。其实，大多数贝类毒素是外源性的，即毒素不是贝类本身的产物，而是外来生物所产生的毒素被贝类摄取积累的结果。其主要原因与“赤潮”有关。“赤潮”即海水中出现变色的红斑，是某些单细胞微藻类在海水中迅速繁殖、大量集结而成，伴有海洋动物的死亡。贝类摄食有毒的藻类，其本身不中毒，而有富集和蓄积藻类毒素的能力，人们食用后引起食物中毒。贝类的有毒部位主要是贝肝脏、胰腺、中肠腺等。

贝类毒素主要有麻痹性贝类毒素，成分主要是石房蛤毒素及其衍生物、大田软海绵酸及其衍生物、软骨藻酸及其异构体、短裸甲藻毒素等。石房蛤毒素、大田软海绵酸对热稳定，通常的烹调方法不易被破坏。在同一海域的不同贝类可以含有相同的有毒成分，而同一种毒贝在不同的海域可以含有不同的有毒成分。

（2）中毒症状　贝类中毒的症状复杂，根据其中含毒成分的不同，中毒表现也各异，主要有：

1）麻痹型：唇、舌、手指麻木感，颈部麻痹，伴有发音障碍、流涎、头痛、口渴、呕吐等；四肢运动麻痹、步履蹒跚，严重者因呼吸肌麻痹而死亡。

2）腹泻型：腹泻和呕吐，病情轻，尚未有死亡的报道。

3）记忆丧失（遗忘）型：腹痛、腹泻、呕吐、流涎，同时出现记忆丧失、意识障碍、平衡失调、不能辨认家人及亲友等，部分病人记忆丧失可达 1 年多，严重者昏睡，重症者多为老人，伴有肾损害，可发生死亡。

4）神经毒素型：唇、舌、喉头及面部有麻木与刺痛感，肌肉疼痛、头晕等神经症状及消化道症状，病程可持续数日，少有死亡发生。

5）日光性皮炎型：初期面部和四肢的暴露部位出现红肿，并有灼热、疼痛、发痒、发胀、麻木等感觉；后期可出现淤血斑、水疱或血疱，破溃后引起感染，并可有发热、头痛、食欲不振。

我国发生的贝类中毒主要以麻痹型及日光性皮炎型为多见。患者如 24h 后仍存活，一般预后良好。

（3）预防措施　不食用发生赤潮海域的贝类；食用贝类时应除去内脏；食用贝类发生中毒时，应立即到医院就诊；停止食用并妥善保管好剩余的贝类，及时送有关部门检验。

4. 毒蕈中毒

毒蕈又称毒蘑菇，是指食后可引起中毒的蕈类。我国有可食蕈 300 余种，毒蕈 80 多种，其中含剧毒素的有 10 多种。常因误食而中毒，多散发于高温多雨季节，也曾发生过收购时验收不细混入毒蕈而引起中毒。毒蕈含有毒素的种类与多少因品种、地区、季节、生长条件的不同而异。毒蕈的有毒成分十分复杂，一种毒蕈可以含有几种毒素，而一种毒素又可存在于数种毒蕈之中。毒蕈中毒在全国各地均有发生，多发生在高温多雨的夏秋季节，以家庭散发为主，有时在一个地区连续发生多起，常常是由于误采毒蘑菇食用而中毒。

（1）毒素与中毒症状　毒素的形成和含量常受环境影响。中毒程度与毒蕈种类、进食量、加工烹调方法、个体体质和饮食习惯以及是否饮酒等有关。毒蕈几种有毒成分同时存在时，有的互相拮抗，有的互相协同，因而症状较为复杂。一般按临床表现将毒蕈中毒分为四型。

1）肠炎型。可能由类树脂物质、胍啶或毒蕈酸等毒素引起。潜伏期0.5～6h，表现为恶心、剧烈呕吐、腹痛、腹泻等。病程短，预后良好。

2）精神型。引起中毒的毒素有毒蝇碱、蟾蜍素和幻觉原等。潜伏期 6～12h。中毒症状除有胃肠炎外，主要有神经兴奋、精神错乱，也可有多汗、流涎、脉缓、瞳孔缩小等。病程短，无后遗症。

3）溶血毒型。由鹿蕈素、马鞍蕈毒等毒素引起，潜伏期6～12h，除急性胃肠炎症状外，可有贫血、黄疸、血尿、肝脾肿大等溶血症状。严重者可致死亡。

4）肾损害型。主要由毒伞七肽、毒伞十肽等引起。毒素耐热、耐干燥，一般烹调加工不能破坏。毒素损害肝细胞核和肝细胞内质网，对肾也有损害。潜伏期 6h 至数天，病程较长，临床经过可分为六期：潜伏期、胃肠炎期、假愈期、内脏损害期、精神症状期、恢复期。该型中毒病情凶险，如不及时治疗，病死率甚高。

（2）预防措施

1）停止食用并销毁毒蕈和用毒蕈制作的食品，加工盛放毒蕈食品的容器炊具也应洗刷干净。

2）毒蕈中毒的原因主要是误食。由于毒蕈难以鉴别，在中毒发生后应及时通过新闻媒体进行广泛宣传，教育当地群众不要采集野蘑菇食用，以免中毒再次发生。

3）关于毒蕈与食用蕈的鉴别，目前尚缺乏简单可靠的方法。一般认为毒蕈有如下一些特征可供参考：颜色奇异鲜艳，形态特殊，蕈盖有斑点、疣点，损伤后流浆、发黏，蕈柄上有蕈环、蕈托，气味难闻，不长蛆，不生虫，破碎后易变色，煮时能使银器变色、大蒜变黑等。

5．含氰苷类植物中毒

引起食物中毒的往往是一些核仁和木薯。苦杏仁中含有苦杏仁苷，木薯和亚麻籽中含有亚麻苦苷。此外苦桃仁、枇杷仁、李子仁、樱桃仁也都含有毒成分氰苷。氰苷可在酶或酸的作用下释放出氢氰酸。含氰苷类植物中毒以散发为主。

（1）有毒成分及中毒机理　果仁的有毒成分为氰苷，是一种含氰基的苷类，在酶和酸的作用下释放出氢氰酸，食入苦杏仁后，其所含的苦杏仁苷在口腔、食道、胃和肠中遇水，经苦杏仁酶的水解后释放出氢氰酸，苦杏仁在口内嚼碎与唾液混合能产生氢氰酸。氰离子与含铁的细胞色素氧化酶结合，妨碍正常呼吸，因组织缺氧，机体陷入窒息状态。氢氰酸还能作用于呼吸中枢和血管运动中枢，使之麻痹，最后导致死亡。

（2）中毒原因　苦杏仁中毒多发生于杏熟时期，多见于儿童因不了解苦杏仁有毒，生吃苦杏仁而中毒。木薯中毒是因为群众不了解木薯的毒性，生食或食用未煮熟的木薯，或喝洗木薯的水或煮木薯的汤而中毒。

（3）中毒症状　潜伏期短者 0.5h，长者 12h，一般多为 1～2h。苦杏仁中毒时，常见症状有口腔苦涩、流涎、头痛、头晕、恶心、呕吐、心悸、脉快、发绀并瞳孔放大，对光反射消失，牙关紧闭，全身阵发性痉挛，最后因呼吸麻痹或心跳停止而死亡。患者呼吸时可有苦杏仁味。

（4）预防措施

1）群众尤其是儿童不要生吃各种核仁，特别是苦杏仁、苦桃仁。用杏仁加工食品时，应反复用水浸泡、加热煮熟或炒透，去其毒性。

2）推广含氰苷低的木薯品种，并改良木薯种植方法，即在硝酸态氮较低的土地上种植。

3）木薯在食用前去皮，水洗薯肉，可以溶解氰苷除去部分毒素。在木薯加工中采用切片水浸晒干法（鲜薯去皮、切片、浸水3～6d、沥干、晒干），熟薯水浸法（去皮、切片、煮熟、浸水48h、沥干、蒸熟）和干片水浸法（干薯片水浸3d、沥干、蒸熟）等方法，去毒效果良好。

4）禁止生食木薯，不能喝煮木薯的汤，不得空腹吃木薯，一次不宜吃得太多。

6．发芽马铃薯中毒

（1）中毒原因　马铃薯（土豆）发芽后可产生较高的有毒生物碱——龙葵素（又称茄碱），食后可引起中毒。引起发芽马铃薯中毒的主要原因是由于马铃薯储藏不当，使其发芽或部分变黑绿色，烹调时又未能除去或破坏龙葵素，食后便发生中毒。

（2）中毒机制　龙葵素的毒作用主要表现在对胃肠道黏膜有较强刺激作用，对呼吸中枢有麻痹作用，可能引起脑水肿、充血，还能使红细胞溶解。

（3）中毒症状　潜伏期为数10min至数小时，先有咽喉抓痒感及灼烧感，上腹部灼烧感或疼痛，其后出现胃肠炎症状，剧烈呕吐、腹泻。此外，还可出现头晕、头痛、轻度意识障碍、呼吸困难。重者可因心脏衰竭、呼吸中枢麻痹死亡。

（4）预防措施　马铃薯应低温储藏，避免阳光照射，防止生芽；不吃生芽过多、黑绿色皮的马铃薯；生芽较少者，可剔除芽及芽基部，去皮后水浸30～60min，烹调时加些醋，以破坏残余的毒素。

7．四季豆中毒

四季豆又名刀豆、芸豆、扁豆等，是人们普遍食用的蔬菜。近年来曾发生多起因食用四季豆的方法不当而引起的食物中毒事件，大多在集体食堂发生，主要原因是锅小加工量大，翻炒不均，受热不匀，不易把四季豆烧透焖熟；有的厨师贪图四季豆颜色好看，没有把四季豆加热透而导致中毒。

（1）中毒原因及中毒机制　生的四季豆中含皂苷和血球凝集素，由于皂苷对人体消化道具有强烈的刺激性，可引起出血性炎症，并对红细胞有溶解作用。红细胞凝集素具有红细胞凝集作用。如果烹调时加热不彻底，豆类的毒素成分未被破坏，食用后会引起中毒。

（2）中毒症状　四季豆中毒的发病潜伏期为数十分钟至数小时，一般不超过5h，主要为恶心、呕吐、腹痛、腹泻等胃肠炎症状，同时伴有头痛、头晕、出冷汗等神经系统症状。有时四肢麻木、胃烧灼感、心慌和背痛等。病程一般为数小时或1～2d，预后良好。若中毒较深，则需送医院治疗。

（3）预防措施　正确烹调四季豆的方法是充分加热、彻底炒熟；判断方法是豆棍由支挺变为蔫弱，颜色由鲜绿色变为暗绿，吃起来没有豆腥味。集体食堂烹调四季豆最好先用水煮沸后再炒，以确保安全。

四、真菌毒素和霉变食物中毒

真菌产生的毒素称为真菌毒素，由真菌毒素引起的中毒称为真菌毒素中毒症。食物中的真菌及其毒素引起的食物中毒，其发病率和死亡率都较高，且有明显的季节性和地区性。

1．赤霉病麦中毒

（1）中毒原因　赤霉病麦是禾谷镰刀菌侵害麦类的结果。病麦麦粒呈灰红色，谷皮皱缩，胚芽发红，组织松散易碎，含粉量少。由于禾谷镰刀菌的寄生和繁殖，在病麦中产生了有毒的代谢物，即镰刀菌毒素。这类毒素有二十多种，主要有两大类，一类是具有致呕吐作用的毒素——单端孢霉烯族化合物，另一类是具有雌性激素作用的玉米赤霉烯酮。赤霉病麦中毒症状主要是由前者引起的，而与后者无关。当赤霉病麦检出率在3%～6%时，人食用后就容易发生急性的真菌性食物中毒。

（2）中毒表现　一般约在食后10～30min内，出现恶心、眩晕、腹痛、呕吐、乏力，少数伴有腹泻、流涎、头痛等，严重者呼吸、脉搏、体温及血压等轻度波动。

（3）预防措施

1）加强田间管理预防谷类感染赤霉病，推广抗赤霉病的谷物品种，收获时及时脱粒，晒干或烘干，仓储粮食要勤翻晒，注意通风，控制粮食水分在11%～13%。

2）尽量设法去除或减少粮食中的病麦粒或毒素，可以采用下列方法。

① 分离法：病麦比重低于好麦，故可用风选（风筛）和浮选的方法将病麦与好麦分离，浮选时还可以溶解除去部分毒素。

② 稀释法：用正常麦粒与病麦混合，将病麦稀释，降低病麦比例。病麦检出率降至1%以下才对人体健康无害。

③ 去皮法：病麦毒素集中于麦粒外层，如磨去一部分病麦外层，则可减轻其毒性。

④ 浸出法：利用清水或石灰水浸出去毒。

⑤ 发酵法：将病麦加盐发酵3天，去毒效果较好，可作饲料。此外，黑曲发酵等也有不同程度的减毒效果。

⑥ 采用可以破坏毒素的烹调方法，如制成油煎薄饼，则食后不致引起呕吐。

2．麦角中毒

麦角菌是禾本科植物的致病真菌。孢子落入禾本科植物（如麦）的雌蕊子房中繁殖发育，麦穗出现角化，即为麦角，呈长形，外表暗紫色。麦类收获时部分麦角混入粮谷中，人畜误食后可中毒。麦角中毒多发生于多雨季节，因收获后前几个月食用污染麦角的粮谷而引起。

（1）中毒原因　麦角的毒性物质主要是其中所含的生物碱。已分离并鉴定了化学结构的有5种：麦角胺、麦角新碱、麦角隐亭、麦角考宁和麦角日亭。麦角生物碱的毒性作用主要是使血管收缩，子宫收缩，损伤神经系统或为5-羟色胺拮抗剂、肾上腺素拮抗剂。

麦角的毒性非常稳定，可保持数年之久，在焙烤时其毒性也不能破坏。当人们食用了混杂有较大量的麦角谷物或面粉所做的食品后就可发生麦角中毒。长期少量进食麦角病谷，也可发生慢性中毒。

（2）中毒表现　麦角中毒可分为坏疽型、惊厥型及混合型。坏疽型主要表现为四肢疼痛、发绀、变凉、发黑、坏死；惊厥型主要表现神经系统症状，如感觉异常、肌肉痉挛、抽搐、严重者类似癫痫；二型皆可有头痛、无力、呕吐、腹泻、腹痛等。兼有二型症状者即为混合型。孕妇中毒可流产或早产，病情严重者可死亡。

（3）预防措施　预防措施主要是停止食用含麦角的粮谷。可用机械方法或25%盐水漂浮清除含麦角的粮谷。若含麦角的粮谷已磨成面粉，可用化学方法检验麦角生物碱。

3．霉变甘蔗中毒

由于储存环境条件不良，使甘蔗上微生物大量繁殖引起霉变。食用此种甘蔗后可引起中毒，发病者多为儿童，且病情常较严重，甚至可危及生命，常发于我国北方地区的初春季节。

（1）有毒成分及中毒机理　霉变甘蔗质软，瓤部比正常甘蔗色深，呈浅棕色，闻之有轻度霉味。从霉变甘蔗中可分离出真菌，称为甘蔗节菱孢霉。其毒素为3-硝基丙酸，是一种神经毒，主要损害中枢神经系统。

（2）中毒表现　潜伏期短，最短仅十几分钟，中毒症状最初为一时性消化道功能紊乱，恶心、呕吐、腹疼、腹泻、黑便，随后出现神经系统症状，如头昏、头疼、眼黑和复视。重者可出现阵发性抽搐，抽搐时四肢强直，屈曲内旋，手呈鸡爪状，眼球向上偏向凝视，瞳孔散大，继而进入昏迷。患者可死于呼吸衰竭，幸存者则留下严重的神经系统后遗症，导致终生残疾。

（3）预防措施　甘蔗必须成熟后收割，因不成熟的甘蔗容易霉变；甘蔗应随割随卖，不要存放；甘蔗在储存过程中应防止霉变，存放时间不要过长，并定期对甘蔗进行感官检查，已霉变的甘蔗禁止出售；加强预防甘蔗霉变中毒的教育工作，教育群众不买、不吃霉变甘蔗。

4．霉变甘薯中毒

霉变甘薯中毒主要发生在农村地区，甘薯在收获、运输和储存过程中擦伤、摔伤的薯体部分，易于被霉菌污染，储存于温度和湿度较高的条件下，霉菌生长繁殖并产生毒素，被人食用后引起霉菌性食物中毒。

（1）有毒成分　引起霉变甘薯中毒的毒素物质有甘薯宁、1-甘薯醇、4-甘薯醇。

（2）中毒症状　霉变甘薯中毒的潜伏期较长，一般在食后24h发病。轻度中毒者有头痛、头晕、恶心、呕吐、腹泻等，严重中毒者恶心，多次呕吐、腹泻，并有发热、肌肉颤抖、心悸、呼吸困难、视物模糊、瞳孔扩大，甚至可能休克、昏迷、瘫痪乃至死亡。

（3）预防措施　主要是防止甘薯被霉菌污染，在收获、运输和储存过程中防止薯体受伤，在储存过程中要保持较低的温度和湿度。要会识别并且不食用霉变甘薯，霉变甘薯的表面有圆形或不规则的黑褐色斑块，薯肉变硬，具有苦味、药味。霉变甘薯不论生吃、熟食或做成薯干食用均可造成中毒。只有轻微霉变的甘薯可去掉霉变部分的薯皮薯肉，浸泡煮熟后少量食用。

五、有毒化学物质食物中毒

有毒化学物质食物中毒包括金属、非金属、农药、亚硝酸盐和其他化学物质引起的食物中毒。毒物来源主要是污染、混入和误食，其发生虽属偶然，但后果较严重。

1．亚硝酸盐中毒

亚硝酸盐类食物中毒又称肠原性青紫病、发绀症、乌嘴病，是指食入含亚硝酸盐类植物中毒，亦有误把亚硝酸盐当食盐用的中毒报告。

（1）引起中毒的原因

1）储存过久的新鲜蔬菜、腐烂蔬菜及放置过久的煮熟蔬菜，此时原来菜内的硝酸盐在硝酸盐还原菌的作用下转化为亚硝酸盐。

2）刚腌不久的蔬菜（暴腌菜）含有大量亚硝酸盐，一般于腌后20d消失。

3）有些地区饮用水中含有较多的硝酸盐，当用该水煮粥或食物，再在不洁的锅内放置过夜后，则硝酸盐在细菌作用下还原为亚硝酸盐。

4）食用蔬菜（特别是叶菜）过多时，大量硝酸盐进入肠道，若肠道消化功能欠佳，则肠道内的细菌可将硝酸盐还原为亚硝酸盐。

5）腌肉制品加入过量硝酸盐和亚硝酸盐。

6）误将亚硝酸盐当食盐加入食品。

7）奶制品中含有枯草杆菌，可使硝酸盐还原为亚硝酸盐。

（2）中毒机理　亚硝酸盐为强氧化剂，进入人体后，可使血中低铁血红蛋白氧化成高铁血红蛋白，失去运氧的功能，致使组织缺氧，出现青紫而中毒。亚硝酸盐的中毒剂量为0.3～0.5g，致死剂量为1.0～3.0g。

（3）中毒表现　误食亚硝酸盐纯品引起的中毒潜伏期很短，一般仅为十多分钟；大量食用蔬菜等引起的中毒潜伏期一般为1～3h，甚至可长达20h。中毒的主要症状为肠原性青紫病。

（4）预防措施

1）蔬菜应妥善保存，防止腐烂，不吃腐烂的蔬菜。

2）煮熟的蔬菜不宜在高温下长时间存放。腌菜必须腌透，腌菜时所加盐的含量应达到12%以上，至少腌制半个月以上再行食用。但现腌的菜，最好马上就吃，不能存放过久，腌菜时选用新鲜菜。

3）不要在短时间内吃大量叶菜类蔬菜。在短时间内吃大量蔬菜时，先用开水焯5min，弃汤后再烹调。

4）肉制品中硝酸盐和亚硝酸盐用量要严格按国家卫生标准规定，不可多加。

5）苦井水勿用于煮粥，尤其勿存放过夜；不饮用过夜的温锅水。

6）防止错把亚硝酸盐当食盐或碱面用。

2．砷中毒

（1）中毒原因　砷的化合物一般都有剧毒。常见的为三氧化二砷（As_2O_3），俗称砒霜、白砒或信石等。三氧化二砷和一些砷化物如砷酸钙、亚砷酸钙、砷酸钠、亚砷酸钠、砷酸铅、甲基砷酸锌（稻脚青）等广泛用于杀灭农业害虫。这些砷化物毒性较高，人类接触机会也较多，所以极易引起中毒。

引起砷食物中毒的主要原因如下：

1）误食误用。例如，三氧化二砷为无臭、无味的白色粉末，易与淀粉、面碱、小苏打等混淆而误食中毒；或误食含砷农药拌种的粮食、误食含砷农药毒死的禽畜等。

2）食品加工时所使用的原料或添加剂中含砷量过高，如滥用含砷过高的色素，或使用含砷过高的盐酸、碱等加工助剂。

3）含砷杀虫剂混入食物也可引起中毒，如不按规定滥用含砷杀虫剂喷洒果树和蔬菜以致残留量过高或喷洒后不洗手直接进食。

4）用盛过砷的容器盛装粮食和其他食品；用碾磨过砷农药的工具加工粮食从而污染食品。

（2）砷的毒性及中毒机制　砷的成人经口中毒剂量以三氧化二砷计约为 5～50mg，致死量为 60～300mg。三价砷的毒性大于五价砷。三价砷为原浆毒，其毒性主要为表现在如下几方面。

1）砷在机体内可与细胞内酶的巯基结合而使其失去活性，从而影响组织细胞的新陈代谢引起细胞死亡。这种毒性作用如发生在神经细胞，则可引起神经系统病变。

2）砷对消化道有直接腐蚀作用，接触部位可产生急性炎症、溃疡、糜烂、出血甚至坏死。

3）砷可麻痹血管运动中枢和直接作用于毛细血管，使血管扩张、充血、血压下降。

4）砷中毒严重者可出现肝脏、心脏及脑等器官的缺氧性损害。

（3）中毒表现　潜伏期短，仅为十几分钟至数小时。患者口腔和咽喉有烧灼感，口渴及吞咽困难，口中有金属味。随后出现恶心，反复呕吐，甚至吐出黄绿色胆汁，重者呕血、腹泻，初为稀便，后呈米泔样便并混有血液。症状加重时全身衰竭、脱水、体温下降、虚脱、意识消失。肝肾损害可出现黄疸、蛋白尿、尿少等症状。重症患者出现神经系统症状，如头痛、狂躁、抽搐、昏迷等。抢救不及时可因呼吸中枢麻痹于发病 1～2d 内死亡。

（4）预防措施

1）对砷化合物必须严格保管，并标上“极毒”标志。

2）食品生产加工过程使用的某些化学物质如添加剂等必须符合卫生质量要求，其砷含量应符合国家食品卫生标准的要求。

3）要健全农药管理制度和领用手续，有专人和专库妥善保管。农药不准与粮食和其他食品混放、混运。含砷农药必须染成红色，贴上有毒标志，防止误用误食。已拌过农药的种子应及时处理或专人保管，严禁食用。凡因含砷农药中毒死亡的禽畜，必须销毁深埋，严禁食用。

4）盛装过含砷农药的容器和包装材料，不得再装任何食品。

5）严禁用加工食品的磨、碾子等工器具加工砷制剂。

6）饮雄黄酒（雄黄的主要成分为二硫化砷）应慎防砷中毒。

3．锌中毒

锌是人体所必需的微量元素，保证锌的营养素供给量对于促进人体的生长发育和维持健康具有重要意义。然而锌的供给量和中毒剂量相距很近，即安全带很窄。如人的锌供给量为 10～20mg/d，而中毒量为 80～400mg。

（1）中毒原因　锌普遍微量存在于各种食物中，微量的锌为人体的正常生理代谢所必需，但是大量摄入时则易引起中毒。由食品引起的锌中毒，主要原因是由于镀锌容器或工具的锌混入食品所致，其次是误食大量可溶性锌盐如氯化锌、硫化锌、硫酸锌、硬脂酸锌等。

锌不溶于水，易溶于酸性溶液中，一般有机酸（如柠檬酸、醋酸等）对锌的溶解度相当大。溶解后的锌以有机酸盐的形式移行入食品中，食用后即可引起中毒。

锌由容器移入食品中的数量（溶出量）与食品的性质（主要是酸度）、存放时间等因素有关。溶液酸度越高，则锌的溶出量亦越多。

曾有报道用镀锌容器盛煮酸性食品，因盛放较久而引起锌中毒。例如，用镀锌铁桶盛放酸梅汤等清凉饮料，饮用后即可引起中毒；也有因食用镀锌容器盛装的醋而引起中毒者；另外用镀锌器皿煮制海棠、苹果、山里红等，食后亦可引起中毒。

锌的中毒量为80～400mg，一次摄入80～100mg以上的锌盐即可引起急性中毒。

（2）中毒表现　锌中毒潜伏期很短，仅数分钟至1h。临床上主要表现为胃肠道刺激症状，如恶心、持续性呕吐、上腹部绞痛、口中烧灼感及麻辣感，伴有眩晕及全身不适，体温不升高，甚至降低。严重中毒者可因剧烈呕吐、腹泻而虚脱。病程短，几小时至1d可痊愈。

国内曾报告几起由于使用锌桶盛醋引起的锌中毒案例。

（3）预防措施

1）禁止使用镀锌容器和工具盛放、煮制，加工、运输和保存酸性食品，如果汁、果酱、番茄酱、酸牛奶、酸菜及食醋等。

2）妥善保管各种锌化物，防止误食中毒。

3）锌盐味觉阈值为15mg/L，饮水中锌含量达30mg/L有乳白样表现，达40mg/L有金属味，657～2 280mg/L可致呕吐，故发现食物有锌味应停止食用。

4. 甲醇中毒

甲醇又称木醇，是一种无色透明、易燃烧的液体，容易挥发，气味与乙醇相似，极易溶于水和体液，为工业酒精的主要成分之一。在工业上作为甲醛、塑料、胶片等的生产原料，并用于防冻剂及溶剂等，可经呼吸道、胃肠道和皮肤吸收而致中毒。

（1）中毒原因　假酒和劣质酒中含有高浓度的甲醇，饮用这类酒也可致中毒。

（2）发病机理　甲醇是一种强烈的神经和血管毒物，对人体的毒害作用是由甲醇本身及其代谢产物甲醛和甲酸引起的，可直接毒害中枢神经系统、损害视神经，造成视神经萎缩、视力减退，甚至双目失明。

（3）中毒表现　急性甲醇中毒后主要受损靶器官是中枢神经系统、视神经及视网膜。潜伏期一般多为8～36h；如同时摄入乙醇，潜伏期较长些。

1）中枢神经症状　患者常有头晕、头痛、眩晕、乏力、步态蹒跚、失眠、表情淡漠，意识混浊等。重者出现意识蒙眬、昏迷及癫痫样抽搐等。严重口服中毒者可有锥体外系损害的症状或帕金森综合征。头颅CT检查发现豆状核和皮质下中央白质对称性梗塞坏死。少数病例出现精神症状如多疑、恐惧、狂躁、幻觉、忧郁等。

2）眼部症状　最初表现眼前黑影、闪光感、视物模糊、眼球疼痛、畏光、复视等。严重者视力急剧下降，可造成持久性双目失明。检查可见瞳孔扩大或缩小，对光反应迟钝或消失，视盘水肿，周围视网膜充血、出血、水肿，晚期有视神经萎缩等。

（4）预防措施　加强食品卫生监督管理，必须把甲醇作为一种特殊有毒有害化学品实施严格管理，严禁其以任何方式流入食用品市场。

各酒类生产经营单位必须严把进货渠道，严禁用工业酒精勾兑白酒，严禁未取得卫生许可证非法生产、销售白酒；消费者不要饮用私自勾兑和来源不明的散装白酒，以防甲醇中毒。

5. 瘦肉精中毒

瘦肉精又称盐酸克伦特罗，是一种白色或类白色的结晶粉末，猪食用后在代谢过程中能够促进蛋白质合成，加速脂肪的转化和分解，提高猪肉的瘦肉率。

（1）中毒原因　瘦肉精属于 β-肾上腺素兴奋剂，用于治疗人和家畜的支气管哮喘。瘦肉精多数会沉积在动物的肺、肝、肾等内脏里，人食用含盐酸克伦特罗残留量高的肉制品和内脏后即可引起中毒。

（2）中毒表现　急性中毒会造成心悸、心率加快、面部潮红、口干、呕吐、腹痛、面颈、四肢肌肉颤动，手抖甚至不能站立，头晕、乏力；原有心律失常的患者更容易发生反应，如心动过速，室性期前收缩；如原有高血压、冠心病、甲状腺功能亢进者，上述症状更易发生；与糖皮质激素合用，可引起低血钾，从而导致心律失常。

（3）预防措施　应选择肉膘在 2cm 以上、颜色不太鲜红的猪肉。如果猪肉肉色较深或肉色鲜艳而松散，后臀肌肉饱满或脂肪非常薄（少于 0.8cm），脂肪与肌肉间的连接松散，用手提起肥肉部位，瘦肉有掉下来的感觉，则很可能含瘦肉精。由于瘦肉精需加热到 172℃以上才能分解，所以用一般的烧煮加热方法是不可能分解的。禁止在饲料中添加瘦肉精是控制该类食物中毒的根本措施。含瘦肉精的内脏也禁止销售。

6．有机磷农药中毒

农药种类繁多，全世界农药实际生产和使用的品种有 500 多种，我国有 80 多种。农药对防治作物的病、虫、杂草危害以及控制人畜传染病都起着重要的作用。但是广泛大量使用农药也造成对食品的污染。

由于农药使用、存放、运输、保管不当污染食物引起中毒的事例屡见不鲜，此外也有因误食而中毒的。1984 年我国停止使用有机氯农药以后，有机磷农药由于具有高效、易分解、低残留的优点，上升为最主要的一类农药，但有机磷农药有一定毒性，在生产和使用过程中如不注意防护，往往可发生食物中毒。由于误食引起的急性中毒，每年都有发生。因此，有机磷农药中毒在农药引起的食物中毒中也占有较大的比例。

（1）引起中毒的原因

1）误食农药拌过的种子或误把有机磷农药当做酱油或食用油而食用，或把盛装过农药的容器再盛装油、酒及其他食物等引起中毒。

2）喷洒农药不久的瓜果、蔬菜、未经安全间隔期即采摘食用，可造成中毒。

3）误食农药毒杀的家禽。

（2）毒性及中毒机制　有机磷农药有 100 多种，其毒性大小相差很大，一般可分三类：① 剧毒类，如甲拌磷（3911）、对硫磷（1605）、内吸磷（1059）；② 高毒类，如敌敌畏、甲基对硫磷、异丙磷；③ 低毒类，如美曲膦酯、乐果、杀螟松、马拉硫磷（4049）。

有机磷农药在酸性溶液中较稳定，在碱性溶液中易分解失去毒性，故绝大多数有机磷农药与碱性物质，如肥皂、碱水、苏打水接触时可被分解破坏，但美曲膦酯例外，其遇碱可生成毒性更大的敌敌畏。

有机磷农药进入人体后与体内胆碱酯酶迅速结合，形成磷酰化胆碱酯酶，使胆碱酯酶活性受到抑制，失去催化水解乙酰胆碱的能力，结果使大量乙酰胆碱在体内蓄积，导致以乙酰胆碱为传导介质的胆碱能神经处于过度兴奋状态，从而出现中毒症状。

（3）中毒表现　中毒的潜伏期一般在 2h 内，误服农药纯品者可立即发病。根据中毒症状的轻重可将急性中毒分为三度。

1）轻度中毒。表现为头疼、头晕、恶心、呕吐、多汗、流涎、胸闷无力、视力模糊等，瞳孔可能缩小，血中胆碱酯酶活力减少 30%～50%。

2）中度中毒。除轻度中毒症状外，出现肌束震颤、轻度呼吸困难、瞳孔明显缩小、血压升高、意识轻度障碍、血中胆碱酯酶活力减少 50%～70%。

3）重度中毒。出现瞳孔缩小如针尖大，呼吸极度困难，出现青紫、肺水肿、抽搐、昏迷、呼吸衰竭、大小便失禁等，少数病人出现脑水肿，血中胆碱酯酶活力减少 70%以上。

上述症状中以瞳孔缩小、肌束震颤、血压升高、肺水肿、多汗为主要特点。

需要特别注意的是某些有机磷农药，如马拉硫磷、美曲膦酯、对硫磷、伊皮恩、乐果、甲基对硫磷等有迟发性神经毒性，即在急性中毒后的第二周产生神经症状，主要表现为下肢软弱无力、运动失调及神经麻痹等。

（4）控制措施　有机磷农药如在蔬菜上市前不久施用，则会造成人体的急性中毒。对这类蔬菜应反复浸泡、洗涤，必要时可作快速定性试验加以检测。、

六、其他常见食物中毒

其他常见食物中毒见表 12-1。

表 12-1　其他常见食物中毒

序号	中毒名称	有毒成分	中毒症状	预防措施
1	有机汞农药中毒	有机汞	误食后，口咽和上腹部灼痛，流涎，齿龈黏膜灰白出血，恶心、呕吐、腹泻。严重者肾衰竭、水肿，最后因昏迷、呼吸困难死亡	严格执行农药管理使用制度，严禁食用有机汞农药拌过的粮种，谨防误食有机汞农药毒死的禽畜
2	有机氯农药中毒	有机氯	半小时至数小时发病，口腔黏膜腐蚀，咽部充血，恶心，呕吐，上腹痛，血压上升，心跳缓慢，肌肉抽搐。重者昏迷致死	加强农药保管，禁止在蔬菜、水果、茶叶上使用有机氯农药
3	有机硫农药中毒	有机硫	以恶心、呕吐、腹痛、腹泻等胃肠道症状为主，继之出现头痛、头晕、心悸、血压降低，甚至因心脏衰竭、呼吸麻痹而死	加强农药保管，防止误食；使用有机硫农药前后禁饮酒
4	锑中毒	锑剂、含锑染料、安全火柴头；食入用含锑器皿盛放的酸性食物或饮料	口服中毒者主要表现为胃肠道症状，如恶心、流涎、呕吐、腹痛、腹泻，开始排水样黏液便，以后粪便带血，并可有肝、肾损害的症状	制造搪瓷器皿应用不溶性偏锑酸钠，不用搪瓷器皿盛放或煮酸性食物，食品用搪瓷应经 40%醋酸煮沸后化验无锑释出，防止误食
5	钡盐中毒	氯化钡、碳酸钡等可溶性钡盐	潜伏期 0.5～48h，多在 1～4h，恶心、呕吐、心悸，以进行性向心性肌肉麻痹为特点，神志清醒，低血钾，最后因呼吸肌麻痹而死亡	含钡化合物必须妥善保存，防止误食；含钡较高的井盐，必须除钡后方能食用
6	氟化物中毒	含氟制剂	潜伏期 0.5～3h，有上腹灼痛及胃肠炎症状，头晕，全身酸痛、无力、手足抽搐、虚脱，可因呼吸衰竭而死亡	各种氟化物应严加保管，防止误食。使用有机氟农药时，应严格遵守农药使用的有关规定
7	磷化锌中毒	毒鼠药磷化锌	潜伏期 0.5 小时至数小时，喉头麻木、干渴、呼气及呕吐物有蒜臭味。1～2d 假缓解期后出现血尿、蛋白尿、黄疸、肝性脑病	注意灭鼠毒饵的使用和保管，避免误食和污染食物，不吃毒死的动物
8	酸败油中毒	小分子醛、酮类及羧酸等氧化物、过氧化物及其他分解产物环氧丙醛等	潜伏期 30min～12h，胃部不适，恶心、呕吐、腹痛、腹泻、无力、头痛、发热、喉疼，病程 1～4d，无死亡	加强保藏，使用抗氧化剂等避免油脂氧化酸败，不食用已酸败的油脂
9	有毒蜂蜜中毒	各种有毒花粉，如雷公藤花粉	潜伏期 1～5d，头晕、疲倦、肢体麻木、发烧、肝大、血尿，可因循环呼吸衰竭死亡	蜂蜜应经检验合格（生物碱及其有毒花粉鉴定）方能售卖，不吃有异味的蜂蜜

（续）

序　号	中毒名称	有毒成分	中毒症状	预防措施
10	鱼卵中毒（青海湖裸鲤、石斑鱼、鳇鱼、云南光唇鱼、鲶鱼及其他有毒鱼卵	鱼卵毒素	潜伏期短，恶心、呕吐、腹痛、腹泻。有的有口干、眩晕、脉快、胸闷等。重病例痉挛、抽搐昏迷而死亡，轻症者多	产卵季节鱼卵毒性大，应除净。加工、腌制时亦须除去鱼卵，普及有关知识
11	鱼肝中毒（如鲨鱼、鲅鱼、魟鱼、旗鱼、鲟鱼等）	大量维生素A急性中毒	头痛、皮肤潮红、恶心、呕吐、腹部不适、食欲缺乏，继之可有脱皮，一般可自愈	不过量食用可能含大量维生素A的动物肝脏
12	鱼胆中毒（青鱼、草鱼、白鲢鱼、鲈鱼、鲤鱼）	胆汁毒素	潜伏期2～7h，恶心、呕吐、腹痛、腹泻，随之肝肾损害，重度中毒者可因中毒性休克及昏迷而死亡	普及鱼胆有毒的知识，如须用鱼胆治病，须按医嘱切勿过量
13	雪卡毒素中毒	雪卡毒素（在某些毒鱼及软体动物内）	潜伏期数小时，主要症状为恶心、呕吐、感觉异常、运动失调、眩晕、肌无力等。多死于呼吸麻痹	不食用含毒鱼及某些软体动物的肉、内脏和生殖腺
14	甲状腺中毒	甲状腺素	潜伏期12～24h，头晕、头痛、狂躁、抽搐、心悸、胃肠炎症状、多汗、发热、脱发、脱皮、手震颤等	屠宰牲畜时，将甲状腺除净，以免误食
15	肾上腺中毒	肾上腺素	潜伏期短，主要表现为心窝部疼痛，恶心，呕吐，腹泻，头晕，手、舌发麻、心动过速，个别患者颜面苍白、瞳孔散大、恶寒等	屠宰牲畜时，将肾上腺除净，以免误食
16	鲜黄花菜中毒	秋水仙碱	潜伏期0.5～4h，恶心、呕吐、腹痛、腹泻、头昏、头疼、口渴、喉干	干制黄花菜无毒，鲜吃时加水浸泡或用开水烫，去汁煮熟、煮透
17	白果中毒	白果酸、白果二酚	潜伏期1～12h，除胃肠症状外，头痛、恐惧、惊叫、抽搐，重者意识丧失，1～2d内死亡	生白果去壳，加水煮熟或炒熟后再吃。熟白果也不能多吃，儿童尤应注意
18	大麻子（小麻子）油中毒	四氢大麻酚、大麻二酚、大麻酚	食后1～4h发病，头晕、口干、恶心、四肢麻木，重者兴奋异常，后转抑郁、昏睡	不食用大麻子油，其盛装容器应有明显标志，防止误食
19	桐油中毒	桐酸、异桐酸	食后1h，即出现剧烈呕吐、腹泻，毒素吸收入血液后，引起胃肠炎，并出现蛋白尿、管型尿及血尿	应与食用油分别存放，储油容器应有明显标志并严格分开，以免误食
20	粗制棉籽油中毒	游离棉酚	潜伏期数小时至数天，恶心、呕吐、腹胀、口干、无汗、乏力、心慌、皮肤烧灼感，重者头晕、嗜睡、下肢麻痹	加强宣教，不食用未经精炼加工的棉籽油，禁止出售与食用游离棉酚超过0.02%的棉籽油
21	毒麦	毒麦碱	潜伏期0.5～4h，头昏、恶心、呕吐、视力模糊、腹痛、抽搐、面红、畏寒、心率快	加强宣教，麦中不得混入毒麦
22	山黧豆中毒	β-草酰氨基丙氨酸	主要为神经系统损害、肌肉衰弱乏力、不可逆的上下肢瘫痪等	勿长期大量食用，在热水中长时间浸泡可以除去大部分毒物
23	苦瓠瓜中毒	可能为葫芦素	食后10min～2h，出现头昏、恶心、呕吐、腹胀腹泻	不吃苦瓠瓜
24	猫儿豆中毒	可能为苷类	头晕，恶心、呕吐，关节酸痛、手足麻木，腹痛、腹胀尿频、抽搐	加水煮熟取出，用清水浸泡3～5d，泡至无色再烹调食用

（续）

序　号	中毒名称	有毒成分	中毒症状	预防措施
25	山大茴（野茴香）中毒	未明	潜伏期 2～8h，恶心、呕吐、头痛，重者四肢麻木、惊厥、昏迷，最后因呼吸麻痹而死	熟悉山大茴与八角茴香的区别，不收购，不供销，不吃山大茴
26	苍耳中毒	苍耳苷、毒蛋白、生物碱	潜伏期 4h～5d。初现肠胃症状，继而头痛、昏迷、惊厥，严重黄疸、尿闭，最后呼吸麻痹死亡。	防止误食苍耳子、苍茸芽
27	曼陀罗中毒	莨菪碱等	食后 0.5～3h 发病，皮肤潮红、口干、头晕、血压升高、抽搐、痉挛、视力模糊，严重者昏迷、血压下降，最后死于呼吸衰竭	防止曼陀罗种子混入豆类及粮食中，制作豆制品时应仔细检查，彻底清除
28	毒芹中毒	毒芹碱	食后半小时出现口苦，口腔、咽喉、胃有烧灼感，头晕、头痛、恶心、呕吐、四肢麻痹，最后因呼吸麻痹而死	毒芹根的纵剖面有较密的片状分隔，而水芹则无。采摘水芹时要不误采毒芹

七、食物中毒的调查与处理

1．食物中毒的调查

食物中毒调查的目的主要是通过调查确定食物中毒的类型和中毒原因；为中毒后病人处理、食品处理和现场处理提供科学依据；总结经验教训，以利于加强食物中毒的预防。

（1）食物中毒类型调查　首先要确定疾病的发生是否是食物中毒，如果是食物中毒，就要确定属于何种类型的食物中毒，为此，要进行三方面的工作，即流行病学调查、临床诊断和实验室诊断。

1）流行病学调查的核心问题是了解发病与进食的关系。要调查发病者在发病前 24～48h 所进食的食物以及在同一场所进食而未发病者的进食食物，以初步确定可疑的有毒食品，并调查发病人数、发病时间及病程变化等情况，同时还要进行食品卫生质量、食堂厨房卫生状况等卫生学调查。

2）临床诊断要特别注意病人发病的潜伏期和特有的中毒表现。潜伏期对于判断中毒类型提供重要的线索和依据。患者的临床症状虽有某些共同之处，但也有一定的特点，如亚硝酸盐中毒时的青紫症，肉毒中毒特有的如眼睑下垂、吞咽困难等神经症状，砷中毒时咽喉烧灼感和米泔水样便等。

3）实验室诊断是验证流行病学调查和临床诊断结果的有效手段，为此要及时采集现场的可疑食品、餐具炊具涂拭样品及病人呕吐物、排泄物和血尿样品，并尽快地准确地进行实验室检验，提出检验报告。采样过程中要注意样品应具有批量代表性，如液态食品要经搅拌均匀后取样，散堆样品应分层定点采集后混匀，大包装样品按比例采样后混匀，小包装样品按生产日期或批号采样等。注意样品采集要有足够数量，如熟肉制品、冷荤制品等固体食品采样 500g，流质、半流质食品采样 300～600g，病人呕吐物或排泄物 10～15g，尿液 50～100mL、血液 5mL 等，如果只有残余食物或生物样品，亦应尽量多采集。要注意样品的代表性和可信性，为此必须严格遵守无菌操作规程，在采样后至送检前不得发生污染或变质，对用于微生物检验的样品和易腐坏食品应低温保存运送，于 4h 内送至化验室检验。实验室检验虽很重要，但不是确定食物中毒的唯一依据，因食物中毒的发生有时环节多，较为复杂，尤其是可疑食物常被有意或无意销毁，或餐具已被消毒等，故即使检验结果阴性，也不能完全排除是食物中毒，要综合流行病学调查、临床诊断及实验室检验进行全面分析，作出正确判断。

（2）有毒食品调查　有毒食品是指含有毒性物质，引起食物中毒的食品，包括细菌性、真菌性、动物性、植物性和化学性等有毒食品。在食物中毒调查中，调查并确定有毒食品是进行食物中毒的诊断和处理的极为重要的环节。确定可疑有毒食品的基本原则是进食该食品者发病，未进食者不发病。这里要注意进食过可疑有毒食品者的食物中毒罹患率并非100%，但进食者中的大多数人会发病，而未进食者均不会发病。如一时难以确定可疑有毒食品，应先确定造成中毒的可疑餐次，确定可疑餐次后，再确定该餐次中的可疑有毒食品。调查最早发病者的发病情况，是推断可疑餐次的重要线索。初步确定可疑有毒食品后，应迅即采集样品送检，以检验出有毒物质或微生物污染食品的情况。

（3）中毒原因调查　中毒原因调查是指对可疑有毒食品的来源、被污染的环节、运转的途径以及造成中毒的条件等情况的调查。中毒原因调查的结果，对进一步确定有毒食品的存在，处理剩余的有毒食品，总结食品被污染的原因和途径以及加强预防、防止类似情况发生都具有重要意义。

具体调查方法，一般是以发生中毒的单位为起点，按食品的来源途径进行追溯调查。如怀疑一起沙门氏菌食物中毒是由熟肉制品引起，而熟肉的细菌污染不是在中毒单位造成的，则应在供销部门、熟肉加工制造部门逐步调查，以确定污染的环节和情况；如已初步确定一起化学性食物中毒为亚硝酸盐引起，则应调查亚硝酸盐是怎样混入食物中的，是误食或容器污染，还是食物中的硝酸盐在一定条件下转变成亚硝酸盐的。经过细致深入地调查，一般可以查清中毒原因。

（4）中毒患者个案调查　中毒患者个案调查是对中毒者的一般情况、进食有毒食物情况、发病情况和症状表现、实验室检验结果和病程愈后等情况进行调查，一般采用调查表形式，并进行所有中毒者调查结果的汇总分析。此项调查的意义在于通过个案调查可以总结分析出一次食物中毒的全面情况，总结出具有规律性的现象以及经验教训，以利于上报和积累经验，加强该类食物中毒的预防。这项调查分析一般是在一起食物中毒的调查处理后期进行。

2．食物中毒的处理

食物中毒发生后，即面临对病人、单位、食品、现场和责任的处理问题，进行各项处理的目的是防止所造成的危害进一步扩大，也是为了预防今后类似食物中毒的发生，是一项技术性很强、政策性也很强的工作，处理原则包括以下四个方面。

（1）病人的处理　对病人要采取紧急处理，并及时报告当地卫生行政部门，具体的处理包括：

1）停止食用有毒食品。

2）采集病人的标本，以备送检。

2）对病人的急救治疗，主要包括急救（催吐、洗胃和灌肠）、对症治疗和特殊治疗。

（2）有毒食品的处理　有毒食品可能剩余很少，也可能很多，处理包括：

1）保护现场、封存有毒食品或疑似有毒食品。

2）追回已售出的有毒食品或疑似有毒食品。

3）对有毒食品进行无害化处理或销毁。

（3）中毒场所的处理　要根据不同的有毒食品，对中毒场所采取相应的消毒措施。处理主要包括：

1）接触过有毒食品的炊具、食具、容器和设备等，应予煮沸或蒸汽消毒，或用热碱水、0.2%～0.5%漂白粉溶液浸泡擦洗。

2）对病人的排泄物用20%石灰乳或漂白粉溶液消毒。

3）中毒环境现场，在必要时进行室内外彻底地卫生清理，以0.5%漂白粉溶液冲刷地面。属于化学性食物中毒，对包装有毒化学物质的容器应销毁或改作非食用用具。

（4）责任处理　食物中毒，尤其是造成重大人员伤残死亡的食物中毒，要进行严肃的法律责任处理。依据《中华人民共和国食品安全法》规定，造成人身、财产或者其他损害的，依法承担赔偿责任；生产不符合食品安全标准的食品或者销售明知是不符合食品安全标准的食品，消费者除要求赔偿损失外，还可以向生产者或者销售者要求支付价款十倍的赔偿金；构成犯罪的，依法追究刑事责任。

八、食源性寄生虫病

1．绦虫病和囊尾蚴病

绦虫病的病原体为绦虫。牛为无钩绦虫，猪为有钩绦虫。牛、羊、猪是绦虫的中间宿主，其幼虫在猪和牛的肌肉组织内形成囊尾蚴，故本病亦称囊尾蚴病。囊尾蚴多寄生在动物的舌肌、咬肌、臀肌、深腰肌和膈肌内，肉眼可见白色、绿豆大小、半透明的水泡状包囊，包囊一端为乳白色不透明之头节，受感染的猪一般称为米猪肉，牛囊虫须经放大才能看到。

（1）感染途径　人食用了未经煮熟的患有囊尾蚴病的猪肉，囊尾蚴可在人体肠壁发育为成虫（绦虫），使人患绦虫病。人患绦虫病后可长期排孕卵节片，猪食后又可得囊尾蚴病，造成人畜间相互感染。

（2）临床表现　囊尾蚴可使人得绦虫病，病人出现贫血、消瘦、腹痛、消化不良、腹泻等症状。它也可使人感染囊尾蚴病，囊尾蚴寄生在人体肌肉中，可出现酸痛、僵硬；寄生于脑内可出现神经症状，抽搐、癫痫、瘫痪甚至死亡；寄生于眼中会压迫眼球，出现视力下降，甚至失明。

（3）预防措施　建圈养猪，加强粪便无害化处理，控制人畜互相感染。注意个人卫生，生熟要分开，不吃生的或半生的猪肉及其制品。加强肉类检验，防止米猪肉上市。

（4）病畜肉的处理原则

1）凡在40cm^2肌肉上发现囊尾蚴少于3个可用冷冻或盐腌法处理。

盐腌时将肉切成重2.5kg以下，厚度不超过8cm，腌20d。

冷冻处理时使肉内部温度达到−10℃，然后在−12℃下10d或于−13℃存放4d。

2）肉在40cm^2面积内有4～5个囊尾蚴，应采用高温处理。

3）在40cm^2面积内有6～10个，作工业用或销毁。

4）为了检查上述处理后的病畜肉中囊尾蚴是否确被杀灭，可挑取各部位的囊尾蚴，在37℃加胆汁孵化，如在30～36min内囊虫头节由囊内伸出，表示仍有存活囊尾蚴，仍需观察12h才能作最后确定。

2．旋毛虫病

（1）感染途径　病原体为旋毛虫。旋毛虫是一种很细的线虫，国内多见于寄生猪、狗、狼、猫、熊、野猪、鼠及羊等体内的膈肌、舌肌和心肌。动物患病后无明显症状，宰杀后能发现钙化后的包裹或针尖大小的灰色小结节。旋毛虫病是人食用了未熟透、带有旋毛虫的病肉后而感染。

（2）临床表现　人因食未煮熟烧透的病畜肉，在7天左右幼虫在人体内可发育为成虫，成虫在肠黏膜内寄生并产生大量的新幼虫。幼虫钻入肠壁经血流向人体肌肉内移行，患者逐渐出现恶心、呕吐、腹痛、腹泻、高烧，眼睑、面部甚至全身水肿，局部或全身肌肉疼痛，皮肤出现皮疹等。其他常见的有结膜炎、急性动脉内膜炎、心肌炎、咳嗽、咯痰等症状。幼虫进入脑脊髓，还可引起头痛、头晕等脑膜炎样症状。

（3）预防措施　旋毛虫病有时能形成地方性流行病，在临床诊断和治疗上均较困难。因此必须加强肉品的兽医卫生检验而防止人类感染。加强卫生宣传教育，不吃未熟透的肉，特别是猪肉、狗肉及其他野生动物肉。

（4）肉品卫生检验方法及处理原则　猪宰后取两侧膈肌脚各一块，约20g重，肉眼观察后剪取米粒大小肉块24块，在低倍镜下观察，在24个切片中发现旋毛虫不超过5个，肉可经高温处理后食用，超过5个者不能食用。脂肪和内脏因无旋毛虫寄生可食用。

3．中华分支睾吸虫病

中华分支睾吸虫简称华支睾吸虫，俗称肝吸虫病，是由后睾科支睾属的中华分支睾吸虫寄生于人、猪、狗、猫等的肝脏、胆管和胆囊中而引起的一种重要的人畜共患吸虫病。

（1）感染途径　中华分支睾吸虫在发育过程中需两个中间宿主，第一个中间宿主为淡水螺，第二中间宿主为淡水鱼和虾。成虫寄生于人、猪、狗、猫等胆管和胆囊中，所产的卵随胆汁进入肠道，再随粪便排出体外。进入有第一中间宿主的水中被淡水螺吞食后，在螺的体内孵出毛蚴，进入螺的淋巴系统，发育为胞蚴、雷蚴和尾蚴。尾蚴离开螺体（这一过程大约需100d左右），在水中游动，如遇到第二中间宿主淡水鱼和虾，即钻入其肌肉内形成囊蚴。终末宿主食入含有囊蚴的生的或未煮熟的鱼肉和虾后，经胃到十二指肠，在胃肠的作用下，幼虫破囊而出，从胆管开口处进入肝胆管，在肝胆管内约经1个月发育为成虫。

感染动物（猪、狗）胆囊肿大，胆管变粗，胆汁浓稠呈草绿色，胆管和胆囊内有很多虫体和虫卵，肝表面结缔组织增生，有时引起肝变化或脂肪变性；胆管发炎，管壁结缔组织增生，虫体多时可阻塞胆管、肝硬化，有时见坏死灶。

（2）临床表现　人受感染多无症状，可稍有食欲缺乏、腹胀、轻度腹泻、疲乏、肝大等。重者可有慢性胆管炎及胆囊炎症状。极少数可出现消瘦、黄疸、腹水等肝硬化的表现。在儿童时期严重感染可致营养不良和发育障碍。

（3）预防措施　禁止犬、猫进入猪舍，在流行区域内的犬、猫要定期进行粪检。发现病猪立即治疗，粪便进行发酵处理，同时不用生鱼虾或未煮熟的鱼虾喂猪。为免感染禁止在鱼塘附近放牧，并消灭沟塘中的淡水螺。改进烹调方法和改变饮食习惯，注意分开使用切生、熟食物的菜刀、砧板及器皿。

4．肺吸虫病

（1）感染途径　肺吸虫病是肺吸虫（又称卫氏并殖吸虫）寄生于人肺脏内的一种寄生虫病。肺吸虫的发育过程经过两个中间宿主，第一中间宿主为淡水螺类如川卷螺，第二中间宿主为淡水蟹（溪蟹）或喇蛄（螯虾），终末宿主是人及其他肉食哺乳动物。

人体感染肺吸虫的主要方式是生食或半生食含囊蚴的溪蟹或喇蛄。此外，可因活囊蚴污染食具、手和饮水而造成感染，或者食用感染肺吸虫病的动物肉而感染。

（2）临床表现　肺吸虫病常见症状有食欲缺乏、乏力、消瘦、低热、荨麻疹等。因虫体所侵害的部位不同，其对局部组织的破坏而造成的特征性病灶，即肺吸虫囊肿的表现也不同。如成虫寄生在肺脏，则咳嗽、胸痛、咳血痰或铁锈色痰（痰中带虫卵）为主要症状。

（3）预防措施　加强卫生宣传教育，做好饮食、饮水卫生，不生食或半生食溪蟹、喇蛄等，不喝生水。加强粪便管理，以免虫卵污染水源。

5．姜片吸虫（肠吸虫）病

（1）感染途径　姜片吸虫简称姜片虫，其成虫寄生于人的小肠壁引起疾病。人类因生吃了已带有姜片虫囊蚴的菱角、荸荠、茭白等水生植物后被感染。

（2）临床表现　轻者食欲缺乏；长期反复感染的儿童可出现发育障碍和智能减退，有可能成为侏儒症；有人感染后可出现消瘦、贫血、水肿、腹痛等症状，严重的可出现腹水；当虫体寄生过多时引起肠道的损害，甚至造成机械性堵塞。

（3）预防措施　开展健康教育，尽量不生吃菱角、荸荠等水生植物，如需生吃必须彻底清洗干净或用沸水漂烫，不喝河塘内生水。加强粪便无害化管理。

6．隐孢子虫病

（1）感染途径　隐孢子虫病是一种全球性的人兽共患病，其病原体为一种寄生原虫，即隐孢子虫。寄生于人体的隐孢子虫主要是微小隐孢子虫，隐孢子病是造成腹泻的重要原因之一。隐孢子虫病人的粪便和呕吐物中含大量的卵囊是主要的传染源，人与人的相互接触是重要的传播途径。隐孢子虫主要卵囊经口感染，也可通过呼吸道感染。

（2）临床表现　隐孢子虫病的临床症状和严重程度与病人的免疫功能及营养水平状况有关。免疫功能正常的人感染后，主要表现为急性水样腹泻，一般无脓血，量大，常伴有腹痛、腹胀、恶心、呕吐、食欲减退或厌食、口渴和发热等症状。免疫缺陷者感染后症状严重，常见为霍乱样水泻等症状，该病为艾滋病患者主要致死病因之一。

（3）预防措施　预防本病应防止病人或病畜的粪便污染食物和水源。注意个人卫生，增强人体免疫力，保护免疫功能缺陷或低下者，避免与病人或病畜接触。

7．蛔虫病

（1）感染途径　蛔虫病是最常见的肠道寄生虫病。传染源是蛔虫病患者和感染者。蛔虫是一种大型线虫，形似蚯蚓，呈淡红色。寄生于人体小肠内并产卵，卵随粪便排出，在适宜的条件下，约经两周发育成为成熟虫卵。虫卵污染泥土、水或食物，进口吞入，即在肠内孵出幼虫。幼虫钻入肠黏膜，经淋巴管或微血管移行到肝脏，再经右心到肺，穿破肺部微血管到肺泡，由支气管、气管逆行至咽喉，然后再被咽下到达小肠，发育成为成虫。从吞食感染性虫卵到发育成为成虫产卵，约需两个月。蛔虫寿命为一年左右。

蛔虫病是儿童尤其是农村儿童最常见的寄生虫病。人常因生食被蛔虫卵污染的根茎类、瓜果类食物造成感染。

（2）临床表现　肠蛔虫病患者可有脐周阵发性腹痛、恶心、呕吐、食欲差。有的食欲正常却体格消瘦。有的还有腹泻，大便中带不消化食物并排出蛔虫。有的还有低热，皮肤发风疹块，爱哭闹，不活泼，烦躁不安，晚上睡眠易惊醒、磨牙。久而久之，营养状况大受影响，体弱多病。

肠内蛔虫一般处于安静状态，但受到各种刺激（如高热、消化不良、驱虫不当等）后易使蛔虫骚动及钻孔，可引起严重的并发症。常见的有蛔虫进入肝、胆可引起肝脓肿和黄疸及剧烈腹痛，严重的造成肠梗阻。当幼虫移行经肺部时可出现阵发性咳嗽、气喘。

（3）预防措施　应采取综合性措施，开展卫生宣传教育，要养成良好的个人卫生习惯，不饮生水，不吃不洁净食物，不随地大小便，饭前便后要洗手，小孩不要玩泥土等。改善环境卫生，加强粪便管理，以达到彻底杀死虫卵的目的。

九、食源性传染病

1. 炭疽病

（1）感染途径　炭疽病是由炭疽杆菌引起的急性、烈性传染病。炭疽杆菌对人畜危害极大，马、牛、羊等家畜易为感染。人可通过皮肤接触感染，或吸入炭疽杆菌芽孢，也可由被污染的食品感染。

急性炭疽（电击型）的牲畜，突然发病摇晃倒地，丧失知觉，天然孔出血，尸僵不全，呼吸困难，血液凝固不全，呈暗黑色沥青样。

（2）临床表现　炭疽杆菌侵入人体后潜伏期一般为3～5d，根据感染炭疽杆菌的途径其临床症状可分为肺炭疽、皮肤炭疽和肠炭疽三种类型。猪感染炭疽后，表现为慢性局部炭疽，病变在颈部颌下，喉与肠系淋巴结，剖面呈砖红色、肿胀、质硬。宰前一般无症状。

（3）预防措施　炭疽病是一种难以根除的自然疫源性疾病，一旦发生畜疫，其污染场所就变成了长期的芽孢滋生地，形成疫源地。而对疫源地的消毒，至今仍是世界性的难题。到目前，人们还没有对付炭疽感染的有效办法。

（4）病畜处理　牲畜发现炭疽疫情后，必须在6h内对病畜进行隔离，并进行消毒处理。病畜一律不准屠宰解体，应密封化制处理，否则，解剖后在空气中数小时即可形成芽孢。

2. 布氏杆菌病

（1）感染途径　由布氏杆菌属细菌所致的人和动物的传染病，称为布氏杆菌病。羊、牛、猪、骆驼、马、犬都是人类生病的传染源，以患病羊对人威胁最大。布氏杆菌病主要在畜间传播，也传染给人。病畜为传染源，人患病主要由畜传染，人与人之间传染机会极少。经消化道、呼吸道、生殖器官、眼结膜和损伤皮肤都可感染。布氏杆菌病已不是以往认为只是发生在牧区和山区，而在城市和农村也有发生。

（2）临床表现　家畜感染布氏杆菌表现轻微，有的几乎不显任何症状，个别表现为关节炎，公畜多发睾丸炎，母畜多流产。人感染布氏杆菌的病情复杂，表现为乏力、全身软弱、食欲缺乏、失眠、咳嗽、有白色痰，可听到肺部干鸣，多呈波浪热，也有稽留热、不规则热或不发热。盗汗或大汗，睾丸肿大，一个或多个关节发生无红肿热的疼痛，肌肉酸痛，应用一般镇痛药不能缓解，由于关节和肌肉疼痛难忍，即使不发烧也不能劳动，故该病又被称作"懒汉病"。病灶发生在生殖器官，影响生育，严重者可引起死亡。

（3）预防措施　家畜患病应全部淘汰，检出带菌畜，消灭传染源，增强抗病力，是控制布氏杆菌病的有效措施。经常与家畜接触者，应具备一定防病知识，既要防止布氏杆菌在畜间传播，又要防止病畜传染给人。特别是在接产或处理流产时要谨慎，为防止细菌感染，在接产时，暴露的皮肤应涂擦凡士林，戴眼镜、口罩、胶皮手套和穿胶靴等。处理完毕，应立即严格消毒，胎衣等物要深埋。现场要用2%氢氧化钠消毒，用具、工作服等可用3%来苏儿水浸泡消毒。为更安全，最好预先接种布氏杆菌疫苗，增强免疫力。

感染布氏杆菌病畜的肉品及内脏均应进行高温处理或盐腌等无害化处理后再食用。生殖器官及乳房必须废弃。

3．痢疾

痢疾，古称肠辟、滞下，为急性肠道传染病之一。痢疾一年四季均可发生，但以夏、秋季发病率高。

（1）感染途径　痢疾病人和带菌者是传染源，轻型、慢性痢疾和健康带菌者易被忽视。传播途径以粪、口感染为主，卫生习惯不良的小儿易患本病。小儿慢性痢疾多具潜隐性、非典型性和迁延性，不易被发现，故易在小儿群体中流行。人被感染后免疫力不持久，可以再发。受寒、疲劳、饮食不当、营养缺乏、肠菌群失调等因素皆可降低对本病的抵抗力。

（2）细菌性痢疾的主要传播途径

1）食物型传播：近年来食物型暴发较以往多见。痢疾杆菌在蔬菜、瓜果、腌菜中能生存 1～2 周，并可在葡萄、黄瓜、凉粉、番茄等食品上繁殖，所以食用生冷食物及不洁瓜果可引起痢疾发生。带菌的厨师和用痢疾杆菌污染食品做凉拌冷食等，常可引起痢疾暴发。

2）水型传播。痢疾杆菌污染水源可引起暴发流行。若病人与带菌者的粪便处理不当，水源保护不好，被粪便污染的天然水、井水、自来水未经消毒饮用，常是引起痢疾暴发的根源。

3）日常生活接触型传播。主要通过污染的手而传播，这种生活接触是非流行季节中散发病例的主要传播途径。如桌椅、玩具、门把、公共汽车扶手等，均可被痢疾杆菌污染，若用手接触上述污染品后，即可带菌，如果马上去抓食品，或小孩有吸吮手指的习惯，就会把细菌送入口中而致病。

（3）临床表现　表现为腹痛、腹泻、里急后重、排脓血便，伴全身中毒等症状。婴儿对感染反应不强，起病较缓，大便最初多呈消化不良样稀便，病程易迁延。3 岁以上患儿起病急，以发热、腹泻、腹痛为主要症状，可发生惊厥、呕吐。志贺氏或福氏菌感染者病情较重，易出现中毒型痢疾，多见于 3～7 岁儿童。人工喂养儿体质较弱，易出现并发症。

（4）预防措施　为了预防痢疾，应做到以下几点：搞好环境卫生，加强厕所及粪便管理，消灭苍蝇滋生地，发动群众消灭苍蝇；加强饮食卫生及水源管理，尤其对个体及饮食摊贩做好卫生监督检查工作；对集体单位及托幼机构的炊事员、保育员应定期检查大便，作细菌培养；加强卫生教育，人人做到饭前便后洗手，不饮生水，不吃变质和腐烂食物，不吃被苍蝇沾过的食物；不要暴饮暴食，以免胃肠道抵抗力降低。

4．疯牛病

医学上称疯牛病为牛脑海绵状病，简称 BSE。

（1）感染途径　疯牛病可能通过摄入患疯牛病的牛肉传染给人类，在人类中被称之为变异型或新变异型克雅氏病（CJD）。

（2）临床表现　BSE 的潜伏期长短不同，一般在 2～30 年之间。4 岁左右的成年牛好发。病牛脑组织呈海绵状病变，出现步态不稳、平衡失调、搔痒、烦躁不安等症状，病程一般为 14～90d。

克雅氏病是一种罕见的主要发生在 50～70 岁之间的可传播的脑病。受感染的人可以有睡眠紊乱、个性改变、共济失调、失语症、视觉丧失、肌肉萎缩、肌阵挛、进行性痴呆等症状，并且会在发病的一年内死亡。该病的病理学特征包括以小脑和大脑皮层为主的海绵样变性和蛋白质病毒的出现。

（3）预防措施　禁止从有疯牛病和羊瘙痒病的国家进口牛、羊及其加工制品，包括牛血清、血清蛋白、动物饲料、内脏、脂肪、骨及激素类等。严格禁止使用有可疑病的动物作为原料，使用严格的加工处理方法，包括蒸汽高温、高压消毒。

在从事研究和诊断工作时，要注意安全防护。实验用具一般要用 1mol/L 的氢氧化钠处理 1h，清洗后高温高压消毒 1h；带有致病因子的溶液、血液要用 10%的漂白粉溶液处理 2h 以上。

5．人感染高致病性禽流感

禽流感（简称 AI）是指由禽流感病毒引起的一种人、禽（家禽和野禽）共患的急性传染病。根据禽流感致病性的不同，可以将禽流感分为高致病性禽流感、低致病性禽流感和无致病性禽流感。

（1）感染途径　禽流感多是由 A 型病毒引起，一般由高致病性 H_5 和 H_7 两种亚型引起。由 H_5N_1 血清型引起的禽流感称高致病性禽流感，发病率和死亡率都很高，危害巨大，我国将其列为一类动物疫病。

禽流感的传染源主要是感染了病毒的鸡、鸭。人类直接接触感染病毒的家禽及其粪便可能会受到感染。此外，通过飞沫及接触呼吸道分泌物也可传播。到目前尚没有证据表明禽流感病毒可以在人类之间的传播。禽流感病毒不耐热，100℃加热 1min 或 60～70℃加热 2～10min 就可将其灭活，对紫外线照射及汞、氯等常用消毒液也很敏感。

（2）临床表现　禽流感病毒感染后可以表现为轻度的呼吸道症状、消化道症状，死亡率较低；或表现为较严重的全身性、出血性、败血性症状，死亡率较高。这种症状上的不同，主要是由禽流感的毒型决定的。

人类患禽流感后，早期症状与其他流感非常相似，主要表现为高热（大多持续在 39℃以上）、咳嗽、咽痛、头痛、全身不适，部分患者可有消化道症状，一些患者胸部 X 线可有单侧或双侧肺炎表现，严重时可出现多种器官衰竭，以致死亡。

（3）预防措施　流行病学调查证明禽流感为水平传播，切断它的传播途径，就可控制该病的流行蔓延。预防高致病性禽流感应保持良好的个人卫生习惯，勤洗手，保持室内空气流通；注意饮食卫生，进食禽肉、蛋类要彻底煮熟，加工、保存食物时要注意生、熟分开；公众特别是儿童尽量避免密切接触家禽和野禽（如鸡、鹅、鸭，鸟等）；接触禽类及其蛋类、粪便后，用皂液和流水洗手。

禽流感疫情发生后，要采取有力的防控措施，必须对疫区周围5km范围内的所有易感禽类实施疫苗紧急免疫接种；将疫点及其周围3km的家禽全部扑杀、深埋，其污染物作好无害化处理；同时在疫区周围应建立免疫隔离带，控制疫情蔓延。这样可尽快扑灭疫情，消灭传染源，减少经济损失。

6．口蹄疫

口蹄疫是偶蹄动物（两瓣蹄子的兽类）由口蹄疫病毒引起的一种高度接触性人畜共患急性传染病，多见于牛、羊、猪。病原体为口蹄疫病毒，病畜的唾液、粪尿、肉和奶汁中含有口蹄疫病毒。

（1）感染途径　人曾因接触口蹄疫病畜及其污染的毛皮，或误食病畜的奶、肉品等途径而感染。人一旦受到口蹄疫病毒传染，经过 2～18d 的潜伏期突然发病，发烧，口腔干热，唇、齿龈、舌边、颊部、咽部潮红，出现水疱；皮肤水疱见于手指尖、手掌、脚趾；同时伴有头痛、恶心、呕吐或腹泻；患者数天痊愈，预后良好；有时可并发心肌炎。患者对人基本无传染性，但可把病毒传染给牲畜动物，再度引起畜间口蹄疫流行。

（2）临床表现　病畜的主要症状是口角流涎呈线状，口腔黏膜、齿龈舌面和鼻翼边缘出现水泡，由谷粒大逐渐增大到豌豆大，水泡破裂后形成烂斑。蹄叉、蹄冠也发生水泡，同时伴有发烧、食欲缺乏等症状，患病动物体重大幅下降，这是口蹄疫的典型症状。

肉部鉴定时，如口蹄部位有病灶，胃肠有时呈出血性炎症，牛、羊的胃黏膜有时出现水泡，偶尔可继发化脓感染。心脏脂肪变性、呈花纹状斑纹，心包上有出血点。

（3）预防措施　凡患口蹄疫的同群牲畜应立即屠宰。加强屠宰前兽医检疫，体温增高的病畜其肉部、内脏及副产品应高温处理；体温正常的病畜体，去骨排酸（即在 0～6℃时 48h 或 6℃以上 36h，或 10～12℃时 24h 无害化处理）后可食用。

十、其他常见食源性传染病、寄生虫病

其他常见食源性传染病、寄生虫病见表 12-2。

表 12-2　其他常见食源性传染病、寄生虫病

名　称	概　述	病畜肉改变	病畜处理
鼻疽	由鼻疽假单孢菌引起的多发生在马、骡和驴的一种急性传染病，人类感染途径为消化道、呼吸道和损伤的皮肤黏膜	病畜患皮肤鼻疽则在皮肤上形成黄豆大小结节，有时沿淋巴管排列呈串 患畜为肺鼻疽时，肺部有浅灰色呈玻璃样的结节，周围有红色充血带。患畜肉尸鉴定时，鼻中隔有边缘整齐而圆滑、稍隆起的溃疡灶或呈星云状瘢痕，喉头和气管也有粟粒状小结节和高低不平、边缘不齐的溃疡，肺、肝和脾有粟粒至豌豆大结节	鼻疽病畜的肉尸、内脏及皮毛、骨等全部工业用或销毁
猪丹毒	由丹青杆菌引起的多发生在猪的一种急性传染病，人类感染途径为消化道，损伤皮肤，吸血昆虫传播	宰后见皮肤上出现稍隆起的红斑，呈大小不等的方形、菱形或圆形疹块，指压褪色。全身淋巴结肿大，充血、剖面多汁。脾脏、肾肿大，胃底及幽门部和小肠黏膜呈出血性炎症	一旦发现本病，应即时隔离重病猪并作治疗，全群紧急免疫接种。注意环境和粪便的消毒。对于病猪的尸体应作烧毁或其他无害化处理，杜绝散播

（续）

名　称	概　述	病畜肉改变	病 畜 处 理
猪水泡病	由滤过性病毒引起的多发生在猪的一种急性传染病，人类感染途径为接触性传染病	蹄、口腔、鼻端、乳头等处发生水泡	病畜应急速宰杀，其同群的猪也应全部宰完，病畜肉尸内脏、头、蹄、血液和骨骼等经高温处理后出场。毛皮须经消毒后才能出场，病害胃肠内容物及屠宰场所须用 3%～4%粗制 NaOH 溶液消毒，工作服用蒸汽或煮沸消毒
结核病	由结核杆菌引起的多发生在牛、羊和猪等家畜的一种急性传染病，人类感染途径为接触性传染病	全身消瘦、咳嗽、呼吸音粗糙，有啰音、贫血，颌下及体表淋巴结肿大变硬	患全身结核肉部消瘦者销毁，肉部不消瘦病变部位割下销毁，其余部分高温处理后食用
弓形体病	由弓形虫引起的多发生在人、狗、猪、兔、鸡、鸭等人畜共患病，多发生在呼吸道、肠道、皮肤黏膜	解剖可见肠系膜淋巴结肿大，呈桃红色，刀切有脆感；肺充血水肿，肝脏细胞肿胀，质地变硬，小叶有散在性细小的黄色坏死点，肾、脾肿大，肉部一般放血不全。淋巴结新鲜切面作涂片可见到裂殖型弓形体原虫，呈半月形散在于细胞之间，其长度与红细胞直径相当，核为紫红色	家畜流产的胎儿及其一切排泄物，包括流产现场均须严格处置；对死于本病和可疑的畜尸按《病害动物和病害动物产品生物安全处理规程》（GB 16548—2006）处理，防止污染环境。不准用上述物品喂猫及其他肉食动物

复习思考

1. 食物产生毒性的原因有哪些？
2. 食物中毒的特征有哪些？
3. 食物中毒的流行病学特点是什么？
4. 食物中毒的分布特点是什么？
5. 细菌性食物中毒的流行病学特点和诊断原则是什么？
6. 细菌性食物中毒的处理原则是什么？
7. 食物中毒发生时食品加工、餐饮企业的处理及应对措施有哪些？

技能应用

辨认毒蘑菇

中国卫生部曾发布 2004 年第五次食品卫生预警公告——警惕毒蘑菇中毒。卫生部提醒公众勿采摘、购买和食用野蘑菇。国内曾发生多起毒蘑菇中毒事件。

野生食用蘑菇是大自然赐给人类的美味佳肴，它营养丰富、味道鲜美、肉质细嫩，自古以来就被人们视为食用佳品。盛夏季节，雷雨过后，林间田野就会长出各式各样的野生蘑菇。现代研究证明，食用蘑菇含高蛋白、低脂肪、多营养，对保持人体健康和提高人体免疫力都很有帮助，但野生蘑菇有毒的和无毒的难以辨认，野蘑菇中有毒者达 100 多种，这其中又有近 10 种含剧毒。这些毒蘑菇的外观与无毒蘑菇相似，在野外杂生情况下极易混认，有的毒蘑菇毒性虽小，但进食过多仍可发生严重中毒。

中毒后的主要症状为恶心、呕吐、腹痛、腹泻等胃肠道症状，严重的可导致抽搐、痉挛、昏迷，甚至出现幻觉、溶血症状和肝脏损伤等严重症状，死亡率很高。那么，怎样才能正确对毒蘑菇进行鉴别呢？下列几种鉴别方法可供大家参考。

1）对照法：借助适合于当地使用的彩色蘑菇图册，逐一辨认当地食用菌或毒蘑菇是一个很好的方法。

2）看形状：毒蘑菇一般比较黏滑，菌盖上常沾些杂物或生长一些像补丁状的斑块。菌柄上常有菌环（像穿了超短裙一样）。无毒蘑菇很少有菌环。

3）观颜色：毒蘑多呈金黄、粉红、白、黑、绿。无毒蘑菇多为咖啡、淡紫或灰红色。

4）闻气味：毒蘑菇有马铃薯或萝卜味。无毒蘑菇为苦杏或水果味。

5）看分泌物：将采摘的新鲜野蘑菇撕断菌杆，无毒的分泌物清亮如水，个别为白色，菌面撕断不变色；有毒的分泌物稠浓，呈赤褐色，撕断后在空气中易变色。

如果没有把握确定蘑菇是无毒的，千万不要食用；如果不慎误食了有毒蘑菇，应及时采取催吐、洗胃、导泻等有效措施进行处理，并及时送医院诊治。

知识拓展

组 胺 中 毒

吃鱼引起的组胺中毒，实际上是食用了含有一定数量组胺的鱼而引起的过敏性食物中毒。可引发此类中毒的鱼主是青皮红肉的海产鱼类，如鲐鱼、青鱼、秋刀鱼、鲣鱼、沙丁鱼、竹筴鱼、金枪鱼等。

1．组胺的来源

上文提到的这些鱼体内含有较多的组氨酸，当鱼体不新鲜或腐败时，污染于鱼体的细菌，如组胺无色杆菌等会产生脱羧酶，使组氨酸脱羧生成组胺和类组胺物质——秋刀鱼素。这些物质可引起毛细血管扩张和支气管收缩，导致一系列临床症状。腌制咸鱼时，如原料不新鲜或腌得不透，鱼体内也会含较多的组胺，人食用后就可能中毒。

2．组胺中毒的特点

组胺中毒与人的过敏体质有关。中毒特点为发病快、症状轻、恢复快，少有死亡。组胺中毒的潜伏期一般为0.5～1h，短者只有5min，长者可达4h。临床表现为皮肤潮红、结膜充血，似醉酒样；患者还有头晕、头痛、心跳加快、胸闷和呼吸急促、血压下降等症状，有时还会出现荨麻疹，个别患者会出现哮喘，患者一般体温不高。中毒者多于1～2d内恢复。

3．发生中毒的急救方法

首先应催吐、导泻，以排出体内毒物。抗组胺药能使中毒症状迅速消失，可口服苯海拉明、氯苯那敏，或静脉注射10%葡萄糖酸钙，同时口服维生素C。

4．如何预防组胺中毒

1）加强鱼类食品卫生管理主要是防止鱼类腐败变质。在鱼类产、储、运、销各环节应进行冷冻、冷藏，尤其是远洋捕鱼更应注意冷藏。对在产、运过程中受过严重污染或脱冰受热的鲐鱼、鲣鱼等须作组胺含量检测，凡1g鱼肉中组胺含量超过4mg的不得上市销售，应改作盐腌加工，使组胺含量降至允许量以下才能上市。对体型较厚的鱼腌制加工时，应劈开背部以利盐分渗入，使蛋白较快凝固，用盐量不应低于25%。

2）注意鱼的鲜度和质量。市场供应的鲜鱼应采用冷藏货柜或加冰保鲜，凡青皮红肉鱼类应保证较高的鲜度，严禁销售变质鱼类。消费者选购青皮红肉鱼类时要到正规市场且有冷藏设施的柜台购买，同时要仔细观察鱼的新鲜度，如果发现鱼眼变红、色泽不新鲜、鱼体无弹性时，不要购买。

3）对容易产生大量组胺的鱼去毒。食用鲜、咸的青皮红肉类鱼时，烹调前应去内脏、洗净，切段后用水浸泡几小时，然后充分加热，宜采用烧煮、清蒸等方法。可适量放些雪里红或红果，烹调时放醋，可以使组胺含量下降65%以上。

4）易感人群避免食用。过敏体质的人要避免食用青皮红肉的海产鱼类。

第十三章　餐饮企业的卫生管理

学习目标

1. 了解食品卫生安全法制管理的意义和措施。
2. 能灵活运用各方面知识和技巧，保证厨房食品卫生安全。

一、食品卫生安全法制管理

人类的生存离不开食品，一个正常人每天大约需要吃掉1～1.2kg的食品，但是随着食品一同进入人体的有毒物质，可引起人类的多种疾病，因此，保证食品的卫生质量，保护消费者的健康，是每一个烹饪工作者的责任和义务。

1. 食品卫生管理的意义

我国自2009年6月1日起实施《中华人民共和国食品安全法》(以下简称《食品安全法》)。因为只有通过有效的食品卫生管理，才可以提高食品卫生质量，保证食品的安全性。其意义体现在以下几方面：

1）延长食品的储存时间。

2）改善食品形象，增进食品的公众可接受性。

3）改善企业与顾客的关系。

4）减少公众健康危险。

5）增加媒体和检查人员对食品合格的信任。

6）降低食品的回收率。

7）提高员工的组织纪律性。

2. 食品卫生管理中的卫生监督及职责

广义的食品卫生管理，应该涵盖食品卫生监督，也可以说食品卫生监督是广义食品卫生管理的一个组成部分，即以监督形式进行卫生行政管理，具体操作是由防疫站或者卫生监督检查所等食品卫生监督机构来完成，而食品监督员则具体执行食品卫生监督任务，即行使监督权。

食品卫生监督机构的职责是：

1）进入生产经营场所实施现场检查。

2）对生产经营的食品进行抽样检验。

3）查阅、复制有关合同、票据、账簿以及其他有关资料。

4）查封、扣押有证据证明不符合食品安全标准的食品，违法使用的食品原料、食品添加剂、食品相关产品，以及用于违法生产经营或者被污染的工具、设备。

5）查封违法从事食品生产经营活动的场所。

上述五项任务是法律赋予的职责。食品卫生监督机构代表国家对食品、食品添加剂、食品容器、包装材料和食品工具、设备及其产生经营有关的场所、设施和有关环境，进行卫生监督和管理。

3．食品卫生安全法制管理

（1）逐步建立完善的食品卫生法规体系　食品卫生法规不仅仅作用于食品生产企业，它对餐饮企业同样重要。所以，进一步贯彻落实《食品安全法》的处罚条例、实施细则和行政法规是有必要的，从而建立起一整套食品卫生法规体系，使食品卫生监督管理工作更加规范化、制度化、科学化。逐步制定餐饮企业的卫生规范，对餐饮管理的卫生管理工作及企业卫生设施实行综合管理，运用法规确保食品的安全卫生，从生产过程中保证食品卫生质量。

（2）加强餐饮企业的自身卫生管理　大多数卫生不合格的菜品都是由于餐饮企业放松其自身管理而造成的。所以，为了保证菜品的卫生质量，首先要加强餐饮企业内部的自身卫生管理。餐饮企业必须把食品卫生管理作为企业管理的重要内容。加强自身管理和监督，改善卫生条件，是食品卫生工作的重要基础。餐饮企业应健全卫生管理和卫生检验制度，在不断更新菜肴花色品种的同时，把好食品卫生关。

（3）搞好食品卫生法制教育　餐饮企业在追求效益的同时，更应该重视食品卫生管理。其主要措施是通过食品卫生法制教育和食品卫生知识的普及工作，使餐饮企业内部各主管部门重视食品卫生工作，搞好其自身卫生管理和检验，同时还要发挥消费者的监督作用。

二、烹饪原料的卫生管理

1．烹饪原料采购的卫生管理

（1）采购的目的　采购是餐饮管理的一个重要内容，尤其是烹饪原料的采购，如果购入的原料质量低劣，与采购计划规格不符、不卫生或霉烂、腐败变质，轻则无法保证菜品质量，重则可引起食物中毒，破坏酒店的信誉和声望，从而降低企业竞争力。

采购是进行餐饮生产活动前的一项必不可少的准备餐饮经济活动的起点。加强对采购工作的管理，在适时、适量、适质、适价、经济合理方面多下工夫，可以降低成本费用，加速资金周转，节约资金占用，提高饭店的经济效益。

总之，采购的主要目的是从合适的供应商处，以合适的价格收购到符合质量和数量要求的物资。目标是保持质量和价值，并最大限度地节约资金投入。

（2）采购人员应具有的素质

1）应具备相应的经营能力和技术能力。优秀的采购人员应具备相应的经营能力、技术能力和一些其他方面的能力。其中，经营能力是指采购员能了解企业现有的地位，企业的短期计划和长远目标。只有具备这些知识才能根据管理的整体计划实施采购活动。技术能力之所以必要，是因为它可以使采购员的工作更有效率。同时，采购员的技术专长也有赖于他对饭店的质量、卫生、成本标准及哪一类的产品才适合上述需要的了解程度。

2）采购员应具备良好的交际能力和职业道德标准。诚实和讲信用是两个重要的基本素质。采购员经常会遇到各种诱惑，如给回扣或私下送佣金等。所以要精心挑选和不断教育采购员形成廉洁和诚实的品格。也可以视其表现定期奖励，这样会对采购员有刺激作用，但是在卫生、质量或成本方面决不能含糊。

3）采购员应具备的业务素质。

① 要了解餐饮经营生产。首先要熟悉菜单，其次熟悉厨房的加工、切配和烹调的各个环节，要懂得各种原料的损耗情况，加工的难易程度以及烹调的特点，能根据需要和市场行情制定当天和近期的采购计划。

② 熟悉业务。了解各类食品原料的名称、特性、品质、产地和价格，掌握什么季节采购什么产品，什么产品容易存放，什么不耐储存，这些知识对原料的选择和采购数量的决策有很大作用。

③ 及时了解市场行情，熟练地掌握各种食品的销售渠道，熟悉各批发商和零售商，积极组织货源，保证适时、适量、适质、适价地完成采购任务。

④ 严格执行食品卫生法规和安全制度，做到生熟分开，荤素分开，轻装轻卸，防止失落、破坏和污染。

⑤ 熟悉财务制度，遵守职业道德，不假公济私，徇私舞弊。

⑥ 提货时要严格验收，票物相符。

（3）采购规格表制度　采购规格表是根据菜单的要求对采购的食品原料规定详细的质量要求，应包括品名、产地、外观、色泽、新鲜度等内容，采购规格要求实例见表 13-1。

表 13-1　采购规格要求实例

品　名	产　地	部 位 形 状	色泽与外观	气味与味道	发　货
比目鱼	上海	整条椭圆形，长约为宽的 2 倍	鱼肉硬而有弹性，鱼肉呈白色，色泽明亮而清晰。鱼鳃应无黏液，色泽粉红色，鱼鳞紧贴鱼身	无带氨的腐败味	订货后次日交货，县域交货
葡萄	新疆一级品	中等和大椭圆形或圆形	紫红色，无可见斑点或皮伤	酸甜适中	每日订货，次日交货
啤酒	青岛	易拉罐	淡黄色液体，崂山泉水酿制，原麦汁浓度 12° P，酒精≥3.7%（质量/分数）	略带苦味	订货后三日交货

其主要作用有以下几点：

1）统一标准，有效避免采购员和供应商之间对原料质量发生分歧的可能性。

2）一劳永逸，避免了每次都要对供应单位提出各种原料的质量要求。

3）可以将采购规格分发给若干个供应商，招标选择最低价格。

4）可以作为验收的质量标准以便严格控制原料的质量。

2．验收的卫生管理

（1）验收的重要性　验收的作用是对采购的原料进行检察，对它们的质量和数量加以评价，对价格予以检查，然后决定是收下还是拒收。

（2）验收员应具备的素质

1）具有健康的体魄，讲究清洁卫生。

2）具有对食品质量和卫生状况的判断力。

3）具有相关的产品知识。

总之，一位合格的验收员应知道验收中发现了问题应该如何处理，并且向发货人当面指出问题并监督其改正。可以说验收这一关比采购更重要，一旦验收者在发货清单上签了字，原料在法律上就算被接收，与发货人不再有关系，所以酒店在选择验收员时应仔细挑选、慎重任用，同时建议应对验收人员进行相应的岗前培训。

（3）验收员应具备的素质　验收人员在验收货物时除了准确地核对数量外，还要对原料的质量负责，真正落实“三不收”原则：原料已经损坏不收，食品原料和调料不卫生不收，味道不正不收。

1）肉类及家畜的验收要点。

① 所购入的整体家畜肉应有卫生、防疫及完税合格印戳，病畜肉、死畜肉、腐败变质畜肉及注水肉及未达到宰杀标准的肉一律拒收。

② 家畜越老，味道越差，应认真识别，如脂肪、肌肉颜色越重则年龄越老，皮肤皱纹越多则年龄越老。

2）鲜蛋及蛋制品的验收要点。

① 蛋壳清洁完好无损，抚摸时略感粗糙，具有鲜蛋正常的光泽，手摇无声，入水下沉者为鲜蛋。同样大小的蛋，分量重者略新鲜。

② 用灯光检验，鲜蛋全蛋透光不见或略见蛋黄暗影，气室小，内部无霉斑、结块等。

③ 咸蛋（包括盐腌的鸡、鸭、鹅蛋）的蛋白纯正、无斑点、较嫩；蛋黄为橙色，松沙出油，咸淡适口，无异味。

④ 松花蛋的蛋清弹性大，色泽为茶褐色并有松枝花纹。检验时通常用手将蛋向高处抛起，落入手掌后有振动感为佳；蛋黄外围墨绿色或蓝黑色，中心为橘黄色，无咸味，辣味较淡。

3）蔬菜与水果的验收要点。

① 大小均匀，发育充分，形状完整。

② 色泽鲜美结构紧密，无异味。

③ 无损伤、无病虫害、无干疤、水锈、枯萎等现象。

④ 不收腐烂、变质果蔬。

⑤ 不收未成熟或过度成熟的果蔬。

4）罐头食品及罐装饮料验收要点。

① 必须要在有效储存期内。

② 包装外形不整或开裂漏汁者不收。

③ 过期、变质有异味者应拒收。

5）酒类验收要点。酒的种类很多，但其主要成分都是酒精和水，而酒的风味主要取决于含量很少的醛、酸、醇、酯、糖和部分香料等。至于各类酒水的理化检验国家均有明确规定。由于饭店所采购的酒类以瓶装居多，故验收应以感官检验为主。验收时应主要注意两点：第一，应认真鉴别真伪，明确商标和其他标记，检查保险瓶盖是否完整无缺；第二，对高级名酒要逐瓶检查，普通酒逐箱抽查即可。

3．储存的卫生管理

食品的储存卫生管理是餐饮业卫生管理的重要组成部分。厨房内食品大多数耐储性差，容易发生虫蛀、腐烂及霉变等现象，造成浪费。食品储存的基本要求在于防止食品的腐败变质，消灭或控制微生物的生长繁殖，抑制组织酶的活动，减少营养损失，保持食品的固有性状，延长食品可供食用的期限。

烹饪原料大多为动、植物性组织，当储存条件不良时，烹饪原料易发生物理、化学、生物学等方面的变化，引起原料腐败变质见表13-2。因此，加强储存的卫生管理是有必要的。

表13-2　原料储存不当引起的品质变化

变化的类别	变化的特点	品质变化现象举例
物理变化	只改变外表形态，无新物质生成，严重时可丧失食用价值	挥发、溶化、渗漏、干裂、玷污、变形、破损
化学变化	既改变物质的外表，又改变营养成分，并形成新的有毒物质	氧化、分解、聚合、老化、锈蚀、变味、变色、沉淀
生物学变化	受虫害或微生物侵蚀而发生的变化	虫蛀、鼠咬、霉变、细菌性腐败
生物化学变化	固有酶作用，外界温度、湿度、日光、风、空气作用后发生的变化	潮解、皱缩、自溶，同时给害虫、微生物创造滋生繁殖的条件

烹饪原料的储存设备分为常温储存室、冷藏库和冰箱、冷柜，它们是烹饪原料储存的主要场所，是食品生产经营企业不可缺少的组成部分。储存设备卫生情况的好坏直接影响到烹饪原料的卫生质量。

（1）储存室的卫生要求

1）清洁卫生：储存室要清洁、通风、防潮、防湿、防霉，并经常打扫卫生，消灭储存室内的鼠害、虫害。

2）合理堆码：储存室内的所有烹饪原料应摆放在离墙至少5cm，离地面15cm的地方，分类存放，并摆放整齐，这样做的目的是有助于通风。

3）分类存放，分开储存：烹饪原料储存时应分类存放。要考虑到各类原料的相互影响，原料、半成品、成品分开储存；有特殊气味的原料如海产品与容易吸收气味的原料如面粉等分开储存；食品与非食品分开储存，长时间放置的原料要与短期储存的原料分开储存。

4）温度与时间的控制：食品储存室应把时间与温度的组合关系排好，一般把储存温度控制在10～21℃。

5）防止污染：食品储存室应远离污染源，以防止食品受到污染，储存室方向应朝北，并设置防光窗帘，以防光线直射加速食品腐败变质。

（2）冷藏库的卫生要求　冷藏库储存原料应以新鲜为主，这类原料易腐败变质，应加以妥善保管，以延长其保藏期限。

1）应本着先进先用的原则：食品进冷藏库前必须认真检查，只有新鲜的没有受污染的食品才能入库；入库食品要按日期分批存放；取用时按照先进先用原则进行，以防食品超过冷藏期限。

2）食品检验：平日里应做好卫生质量检查工作，定期对冷藏库进行检查，及时发现并处理有变质征兆的食品。

3）注意温度的控制：冷藏库内的温度要保持恒定，不能忽高忽低，库内温度变化幅度最好在正负1℃；冷库门不能频繁开启，以免温度波动过大；对冷库要定期除霜。

4）防止污染：用人造冰来保藏食品要保证人造冰用水符合饮用水的卫生标准；用天然冰保藏食品时，冰融化后的水滴不能与食品接触；若使用有制冷剂的机械冷藏设备时，要防止制冷剂污染食品。

5）注意个人卫生：冷藏库存取货物应由专人负责；操作人员须穿工装、专用鞋，以免污染食品；冷藏库内严禁存放与食品无关的其他杂物，以防止食品污染和发生差错。

（3）冰箱、冷柜的卫生要求　冰箱、冷柜仅能阻止食品表面或内部的细菌繁殖，而不能杀死细菌，所以只能用于食品的短期储存。

1）要学会控制温度，根据食品的性质确定冷藏温度的高低，以减少原料中营养素在冷藏期间的损失，抑制微生物的生长繁殖。

2）要本着合理存放、先进先用的原则。

3）避免交叉污染，注意生熟原料分开，先存放原料与后存放原料分开；热的食品要凉透后才能放入冰箱或冷柜；动物性原料应初加工后再放入冰箱、冷柜储存。

4）注意清洁，定期对冰箱、冷柜进行冲刷。特别是夏季，气温较高，最好每半个月用热碱水冲刷一次，以去除油污，杀灭低温下生长的霉菌，另外还要定期除霜，最好一个月除霜一次。

4．烹饪工作者的个人卫生管理

良好的个人卫生对菜品的安全是至关重要的，因为很多食物中毒都是由于员工的不良操作引起的。手是传播病原体到食物上的最常见媒介。因此，进行生产操作时，手应尽量保持清洁。

（1）烹饪工作者个人健康的要求　由于烹饪工作者的服务对象是人，所以，烹饪工作者们必须先取得体检合格证后才可以参加工作。凡是体检确认患有以下疾病者均不能从事烹饪生产工作：肝炎（尤其是病毒性肝炎和携带者），肺结核，伤寒，痢疾，化脓性，渗出性或脱屑性皮肤病，以及其他有碍于食品卫生的疾病。

（2）烹饪操作的卫生要求　烹饪从业人员在上岗期间，必须保持良好的个人卫生，做到勤洗澡、勤理发、勤换工装、勤剪指甲养成良好的卫生习惯，防止污染食品。

1）着装的要求。烹饪专业从业人员在工作期间的着装是有具体要求的：① 进入厨房前应穿戴整洁、统一的工装。工装应盖住内衣，头发不要漏于帽外。② 每天更换工装，保持工装整洁。③ 进入厨房前不准浓妆艳抹、染指甲、喷香水等，不准佩戴手表及任何种类的首饰。④ 袖口、领口要扣严，不得穿戴工装到加工区以外的地方，尤其不要穿工装上厕所。

2）手及刀具的卫生。烹饪工作者双手及刀具必须保持良好的卫生状态，如出现以下任意一种情况必须彻底洗手或清洗刀具：① 开始工作前。② 上厕所后。③ 处理任何剩下的动物性原料之后。④ 处理被污染的原材料、废料、垃圾之后。⑤ 清洗设备或接触不洁用具后。⑥ 用手抠耳、挖鼻或用手捂嘴咳嗽后。⑦ 接触其他有可能被污染的器具或物品后。⑧ 工作中应勤洗手、勤冲洗刀具，至少每1～2h洗手一次，每次用过刀后认真冲洗一次。

5．鼠害、虫害的控制

厨房在必要时应进行除虫灭害，要采取有效措施防止鼠类、蚊虫、苍蝇及其他有害昆虫的聚集和滋生。对已经发生的场所应采取紧急措施加以控制和消灭，防止蔓延和对食品的污染。

（1）鼠害的控制

1）厨房内的硬件要求。厨房内要保持排水系统畅通，排水口要安装网罩，厨房内所有下水口均应设有铁网（规格为1cm）以防老鼠钻入。

2）毒饵的选择。① 对鼠类适口性好；② 对鼠类有选择性毒力；③ 操作安全，使用方便；④ 作用缓慢；⑤ 二次中毒危险性小；⑥ 对人体安全；⑦ 没有积蓄毒性；⑧ 在环境中很快降解；⑨ 有解毒药。

3）其他灭鼠器具。除了使用灭鼠药以外，还可以在酒店的走廊内、库房内使用黏鼠板，间隔最大不超过 8cm，对于低于 8cm 的墙壁也要放置一个黏鼠板。

（2）虫害的控制　厨房内所有门窗及外界开口通道均应安装纱门、纱窗等防虫设施，并保证风幕能够正常工作，以防止昆虫进入。另外，要保证灭蝇灯的正常工作，灭蝇灯应保持 24h 开启，同时应定期清洁，避免死虫堆积。

（3）灭鼠、灭虫药品的管理　灭鼠药、灭虫药必须远离食品单独存放，并加锁储存，确保只有特定人员才能接触到。应确保所有杀虫剂均有标签。粘鼠板虽然不是灭鼠药，但也要远离食品，杀虫剂空瓶必须及时处理掉，若保留需标明“只可用于杀虫剂”等字样。食品原料与非食品原料不得同库存放。

复习思考

1. 简述食品卫生管理的意义。
2. 说明“采购规格表”的构成。
3. 原料储存不当引起的品质变化有哪些？变化特点如何？
4. 保管员应怎样保管好各类食品？
5. 简述烹饪从业人员的着装要求。
6. 药物灭鼠、毒饵的选择应注意什么？

技能应用

制定卫生管理工作计划

制定企业卫生管理计划，包括确定卫生责任人、确定卫生责任人的工作任务和建立岗位卫生责任制度。

1．卫生责任人的确定

在确定或招聘卫生责任人时，卫生管理员或经理应了解这一职位上工作应具有的卫生素养或职业技能，称职的人应具有什么个人品质，是否有能力完成，怎样使他履行好这一工作岗位的各种职责。

2．卫生责任人工作任务的确定

要研究确定这一工作岗位应负的责任，卫生工作任务和职责范围，解决在这一岗位“做什么”的问题。要对工作按照何事、何时、何地、何由、如何做等方面细致划分，并确定完成任务的标准。为了使卫生责任人能胜任相关的卫生工作，卫生管理员或经理除了公开工作任务外，还可使用培训教学手段，考核责任人对工作任务理解程度来贯彻相关要求。

3．岗位卫生责任制度

许多现代餐饮业，围绕食物的烹饪加工，都制定了详细的卫生制度，再将卫生制度成册，构成企业卫生管理规范。

知识拓展

HACCP 及认证

危害分析与关键控制点（Hazard Analysis and Critical Control Point），简称 HACCP，是生产（加工）安全食品的一种控制手段；对原料、关键生产工序及影响产品安全的人为因素进行分析，确定加工过程中的关键环节，建立、完善监控程序和监控标准，采取规范的纠正措施。运用这一方法对食品生产加工过程中可能造成食品污染的各种危害因素进行系统和全面地分析，从而确定能有效预防、减轻及消除危害的每一个加工环节（称之为“关键控制点”），进而在关键控制点对危害因素进行控制，并对控制效果进行监控和纠偏。它是一种用于保护食品防止受到生物性、化学性、物理性危害的有效管理工具。传统的质量控制往往只注重于对最终产品的检验，而这并不能达到消除食源性疾患的目的。HACCP 管理方法是一个系统的方法，它覆盖了食品从原料到餐桌的加工全过程，对食品生产加工过程的各种因素进行连续系统地分析，是迄今以来人们在实践中总结的最有效的保障食品安全的管理方法。

实施 HACCP 体系有以下优越性。

1）强调识别并预防食品污染的风险，克服食品安全控制方面传统方法（通过检测，而不是预防食物安全问题）的限制，有完整的科学依据。

2）由于保存了公司符合食品安全法的长时间记录，而不是在某一天的符合程度，使政府部门的调查员效率更高，结果更有效，有助于法规方面的权威人士开展调查工作。

3）使可能的、合理的潜在危害得到识别，即使以前未经历过类似的失效问题。因而，对新操作工有特殊的用处。

4）有更充分的允许变化的弹性。例如，在设备设计方面的改进，在与产品相关的加工程序和技术开发方面的提高等。

5）与质量管理体系更能协调一致。有助于提高食品企业在全球市场上的竞争力，提高食品安全的信誉度，促进贸易发展。

参考文献

[1] 汪志君．食品卫生与安全[M]．北京：高等教育出版社，2004．
[2] 陈春明．中国膳食营养指导[M]．北京：华夏出版社，2000．
[3] 陈炳卿．营养与食品卫生学[M]．北京：人民卫生出版社，2000．
[4] 卢一．烹饪营养学[M]．成都：四川人民出版社，2003．
[5] 王尔茂．食品营养与卫生[M]．北京：科学出版社，2004．
[6] 吴坤．营养与食品卫生学[M]．北京：人民卫生出版社，2003．
[7] 葛可佑．中国营养师培训教材[M]．北京：人民卫生出版社，2005．
[8] 蔡东联．实用营养学[M]．北京：人民卫生出版社，2005．
[9] 刘志诚，于守洋．营养与食品卫生学[M]．北京：人民卫生出版社，1988．
[10] 高言诚．营养学[M]．北京：北京体育大学出版社，2006．
[11] 史贤明．食品安全与卫生学[M]．北京：中国农业出版社，2003．
[12] 蒋云升．烹饪卫生学[M]．北京：中国轻工业出版社，2000．
[13] 王红梅．营养与食品卫生学[M]．2 版．上海：上海交通大学出版社，2002．
[14] 陈炳卿，刘志诚，王茂起．现代食品卫生学[M]．北京：人民卫生出版社，2001．